"十四五"职业教育国家规划教材

国家新闻出版署出版融合发展（北编大出版社）重点实验室
重点课题"教育出版融合发展的理论与实践研究"优秀成果

新形态教材
入眼 · 入脑 · 入手
易教 · 乐学

幼儿卫生与保育

融媒体版

YOU'ER WEISHENG YU BAOYU

中高职一体化课程改革（教育类专业）配套教材编写委员会

主　　任：朱永祥

编　　委：程江平　崔　陵　于丽娟　陈晓燕　方卫飞

主　　编：陈晓燕

执行主编：朱敏英　方卫飞

执行副主编：赵钰子　章彩华　钱玉君

参　　编：汪彩萍

北京师范大学出版集团
BEIJING NORMAL UNIVERSITY PUBLISHING GROUP
北京师范大学出版社

图书在版编目（CIP）数据

幼儿卫生与保育 / 陈晓燕主编 .—北京：北京师范大学出版社，2021.12（2025.8 重印）

ISBN 978-7-303-27716-2

Ⅰ.①幼… Ⅱ.①陈… Ⅲ.①幼儿—卫生保健 Ⅳ.①R174

中国版本图书馆 CIP 数据核字（2021）第 269883 号

出版发行：北京师范大学出版社 https://www.bnupg.com
北京市西城区新街口外大街 12-3 号
邮政编码：100088
印　　刷：保定市中画美凯印刷有限公司
经　　销：全国新华书店
开　　本：889 mm × 1194 mm　1/16
印　　张：15.5
字　　数：288千字
版　　次：2021年12月第1版
印　　次：2025年8月第7次印刷
定　　价：39.80元

策划编辑：姚贵平　　责任编辑：李锋娟
装帧设计：焦　丽　　美术编辑：焦　丽
责任校对：陈　民　　责任印制：赵　龙

前言

PREFACE

党的二十大报告指出，“完善人才战略布局，坚持各方面人才一起抓，建设规模宏大、结构合理、素质优良的人才队伍”。加快建设国家战略人才力量，既要努力培养更多“大师、战略科学家、一流科技领军人才和创新团队、青年科技人才”，也要努力造就更多“卓越工程师、大国工匠、高技能人才”。幼儿园教师、保育人员是人才培养的基础。学前教育是国民教育体系的重要组成部分，关系孩子的身心健康和终身发展，关系国家和民族的未来。职业院校是培养幼儿教师、保育人员的重要阵地。加快构建现代职业教育体系，培养更多高素质技术技能人才，建设教育强国，办好人民满意的教育，已成为国家战略。

2018 年 1 月，中共中央、国务院颁布了《关于全面深化新时代教师队伍建设改革的意见》，指出“创新幼儿园教师培养模式，前移培养起点，大力培养初中毕业起点的五年制专科层次幼儿园教师。优化幼儿园教师培养课程体系，突出保教融合”。2018 年 11 月和 2019 年 2 月，中共中央、国务院又分别颁布了《关于学前教育深化改革规范发展的若干意见》和《国家职业教育改革实施方案》，重申将学前教育中高职贯通培养纳入具体指导意见。

在此背景下，浙江省教育科学研究院启动了“学前教育中高职一体化”课程改革项目，组织国家“双高”建设单位金华职业技术学院和省级重点职业学校杭州市人民职业学校优秀教师携手全省中高职学前教育专业教师为同学们量身打造了本教材。

本教材以习近平总书记“培根铸魂，启智增慧”重要指示为指导，以学前教育专业课程改革为基础，以中高职衔接专业标准为依据，以培养学生实践能力和持续发展能力为重点，立足学前教育“三教”改革新形势，力求成为以岗位工作任务为载体，以学生学习为中心，着力反映学前教育新理念，体现立德树人根本任务和新时代高素质技术技能人才需求的，适用性强、质量高的新形态教材。

本教材的编写设计，突出岗位任务引领和学生的主体地位，紧紧围绕增进和维护幼儿身心健康的工作目标，牢牢把握职业教育产教融合、学训互动的教育特点，体现新思想，倡导新方法，丰富新资源，努力把抽象、复杂的专业知识转化为学生能学、能做的学习型任务，使其在“知行”的实践过程中，形成职业思想，树立正确的儿童观、教育观，不断拓展专业知识和实践能力。

本教材体例较为新颖，力求体现创新性、实用性和系统性；对接幼儿园卫生保育工作，设置了7个主题31个学习任务，将专业知识和岗位实践有机结合。每个学习任务都设有“学习情境描述”和“学习任务单”，让同学们在起始就了解学习内容的工作背景、学习目标和岗位运用；“学习驿站”提供了翔实的学习资料和流程式的实践指导，既概括了基础知识和学习要点，又便于同学们结合岗位任务更好地理解所学，将知识与技能、理论与实践融合；教师亦可根据学校实际，借助幼儿园案例，或利用校内实训室，或结合幼儿园保育见习活动，强化学生的职业认同和技能培养；结尾的“学习效果检测”则是对所学内容的反思与巩固，可促进学生分析问题、解决问题能力的发展。此外，每个学习任务还设置了“相关链接”和“学以致用”，以扩展学生的阅读视野和知识面，指导学生在幼儿园岗位实践或复杂工作环境中灵活应用所学知识或技能。

教材内容设置为两个学期共64课时，具体分配如下。幼儿解剖生理特点与卫生14课时，幼儿生长发育规律与评价4课时，幼儿园生活制度与各环节保育14课时，幼儿营养与膳食配制8课时，幼儿安全与意外伤害救护8课时，幼儿常见疾病预防与护理10课时，幼儿园健康管理制度6课时。同学们在学习教材内容时，应注意发挥相关资源的学习功用，积极配合教师做好课前课后、线下线上的学习延展，通过自主学习、交流研讨、操作体验和反思总结等，在厘清知识脉络的基础上，掌握幼儿园教育教学中各项卫生保育工作的要求及要点。另外，要培养终身学习习惯，主动学习国际国内先进幼儿教育理念，更新幼儿卫生与保育知识，不断提高应对实际工作的综合能力。

本教材由浙江省教育厅职成教教研室组织编写，由陈晓燕担任主编，由杭州市人民职业学校朱敏英、金华职业技术学院方卫飞担任执行主编，另有杭州市人民职业学校、宁波外事学校、温州市职业中等专业学校的三位老师参与了编写工作，其中专题一由赵钰子编写，专题二、专题四、专题五由章彩华编写，专题三由钱玉君编写，专题六、专题七由朱敏英编写，方卫飞拟序并统稿，朱敏英审阅、修改并定稿，杭州市凤栖幼儿园的汪彩萍副园长提供了第一手的相关资料。宁波蒙润教育也为编写组提供了不少帮助，在此表示感谢。

本教材内容较广，编写中参阅了大量的文献资料，虽在参考文献中尽力列出了相关资料名称和作者姓名，但时间仓促，难免挂一漏万，在此，对所有本教材引用过的文献资料的作者深表感谢。由于编者水平所限，本书难免存在疏漏之处，敬请有关专家和读者批评指正，也欢迎同学们在学习过程中提出你们的想法和建议，发邮件至 yaoguiping@126.com，以便再版时修正完善。

编　者

致同学

A Letter to a Schoolmate

亲爱的同学们，当你们翻开这本书时，可能已立志成为一名幼儿教育工作者了。对于幼儿的世界，你们可能还有很多未知需要了解，希望学习这门课程后，你们能更好地读懂幼儿，读懂他们与成人的不同和需要，并学会引导和帮助他们健康、快乐地成长。

一、幼师入门宝典——幼儿卫生与保育

（一）什么是幼儿卫生与保育

这里的“卫生”取保护身体、增进健康之意，“保育”则取保护身体、养育生命之意。

幼儿卫生与保育是根据3～6岁幼儿的生理特点及生长发育规律，促进幼儿健康发展的一门学科。

那么，什么是健康呢？1989年，世界卫生组织对健康做了定义：健康不仅是没有疾病，还包括心理健康、社会适应良好和道德健康。即一个人只有在身体、心理、社会适应和道德品质各个方面都完善，才算是完全健康的人。

保育工作是幼儿园各项工作顺利进行的基础，幼儿园教师和保育员要为幼儿的生存、发展创设有利的环境，提供合适的物质、精神条件，给予幼儿精心的照顾，促进其身体和心理健康发展。

（二）学习《幼儿卫生与保育》的意义

《幼儿园工作规程》指出：幼儿园的任务是贯彻国家的教育方针，按照保育与教育相结合的原则，遵循幼儿身心发展特点和规律，实施德、智、体、美等方面全面发展的教育，促进幼儿身心和谐发展。可见，保育工作是幼儿园的重要工作之一，是幼儿园正常运转的必要条件。学习《幼儿卫生与保育》具有非常重要的意义。

1. 有利于了解幼儿身体发育的年龄特征

幼儿正处在身心发育的重要时期，身体各系统、各器官的发育成熟速度不同。在这一时期，幼儿身体各部分机能尚未完全发育，对外界的适应能力和自我保护能力较弱，因此，教师需要了解幼儿不同年龄阶段的生理特征及保育要点，尊重、理解、包容幼儿的特殊性，而不是

将他们简单地视作小大人。

2. 有助于更加科学合理地开展保教活动

幼儿园的保育和教育工作不是孤立进行的。保育和教育二者交融，“保中有教，教中有保”，彼此联系，互相促进。在幼儿园各项活动中，教师需要将保教知识融会贯通，合理应用，以妥善处理各种问题。

3. 有利于幼儿健康成长

保护幼儿生命安全是幼儿园工作的首要任务，增强幼儿体质、促进幼儿身心健康发展是幼儿园工作的重要目标。细致的保育工作不仅可以保证幼儿的身体健康，还能将养成教育落到实处，从小培养幼儿形成良好的生活习惯。

（三）《幼儿卫生与保育》的基本内容

本教材既有对幼儿生理特点和发育规律认知的知识讲解，也有对幼儿园日常保育工作实践技能的训练指导。主要内容包括幼儿解剖生理特点与卫生、幼儿生长发育规律与评价、幼儿园生活制度与各环节保育、幼儿营养与膳食配制、幼儿安全与意外伤害救护、幼儿常见疾病预防与护理、幼儿园健康管理制度七个专题。

二、保育工作必备条件——专业化

保育工作看似简单，其实有较高的专业要求，要成为一名合格的保教工作人员（包括幼儿园教师和保育员），需要具备以下几个条件。

（一）专业道德

师德是教师从业的基础与根本，教师这一职业需要爱心、责任与奉献。现代教育应以尊重为前提，尊重幼儿的特点，尊重每个孩子的个体差异，以宽容、亲和、友好的姿态对待幼儿，使幼儿在园中产生强烈的归属感和安全感。3～6 岁是幼儿个性形成的重要时期，教师亲切的态度、细心的呵护、精心的照料会给幼儿的心灵以爱的滋养，这对幼儿的生命成长具有极其重要的价值。

（二）专业理念

传统的保育工作往往只注重对幼儿身体的照护，但随着时代的发展、社会的进步、人们对健康定义的扩展，保育内容被赋予了更多的内涵。保育不仅要关注幼儿身体的发展，还要重视幼儿的心理健康，这对幼儿园保育工作提出了更高要求。一名专业的幼儿教师，必须具备敬业精神和崇高的职业理想，树立正确的儿童观、教育观，对幼儿园保教工作有正确的理解，以幼儿为中心促进幼儿发展，维护幼儿身心健康。

（三）专业知识

保教工作是一项育人的工作，它的性质决定了所有的工作要尽力做到科学、合理，从细微处着手，聚沙成塔、积水成渊方有成效。工作中有任何疏忽或纰漏，对于幼儿都可能造成无法挽回的影响。为此，保教工作人员在上岗前必须具备相关的专业理论和技能，了解幼儿的身心发展规律，在工作中采用科学合理的方法开展保教工作，确保保教工作的质量。

（四）专业技能

幼儿卫生与保育是一门理论与实践密切结合的学科。单纯的理论知识不能满足岗位需求，因此，除了刻苦学习书本知识，平时还应多进行实操练习，在实践过程中不断地反思，提高适岗能力和保教专业技能。

三、几点学习建议

（一）认真学习理论知识，夯实基础

幼儿保育工作的科学开展，必须以科学的理论知识为支撑。全面了解幼儿的解剖生理特点及生长发育规律，才能在实际工作中有意识地防止和消除影响幼儿健康的各种不利因素。

（二）全面提高实践能力，重在应用

理论联系实际是学好本学科的关键。要在掌握学科基本知识的基础上，进行实操训练，并结合幼儿园见习、实习活动丰富感性认知，积累实践经验，以提高运用理论知识解决实际问题的能力。

（三）开阔视野丰富资源，终身学习

随着时代的发展和社会的进步，人们的生活水平不断提高，健康育儿的方式不断革新，学习手段日益多元化。因此，幼教工作者要自觉跟上社会发展形势，主动学习国际国内先进幼儿教育理念，不断更新幼儿卫生与保育知识，更好地为幼儿服务。

最后，预祝同学们学有所获！准备好了吗？带着好奇心开始对幼儿世界的探秘之旅吧！

目录

CONTENTS

专题一 幼儿解剖生理特点与卫生……1

学习任务 1.1 认识幼儿运动系统……2

一、幼儿运动系统的特点……3

二、幼儿运动系统的卫生保健……4

学习任务 1.2 认识幼儿消化系统……7

一、幼儿消化系统的特点……8

二、幼儿消化系统的卫生保健……9

学习任务 1.3 认识幼儿循环系统……12

一、幼儿循环系统的特点……13

二、幼儿循环系统的卫生保健……14

学习任务 1.4 认识幼儿呼吸系统……17

一、幼儿呼吸系统的特点……18

二、幼儿呼吸系统的卫生保健……19

学习任务 1.5 认识幼儿神经系统……22

一、幼儿神经系统的特点……23

二、幼儿神经系统的卫生保健……24

学习任务 1.6 认识幼儿排泄系统……27

一、幼儿排泄系统的特点……28

二、幼儿排泄系统的卫生保健……29

学习任务 1.7 认识幼儿内分泌系统……32

一、幼儿内分泌系统的特点……33

二、幼儿内分泌系统的卫生保健……33

学习任务 1.8 认识幼儿生殖系统……36

一、幼儿生殖系统的特点……37

二、幼儿生殖系统的卫生保健……37

学习任务 1.9 认识幼儿感觉器官……39

一、幼儿感觉器官的特点……40

二、幼儿感觉器官的卫生保健……41

专题二 幼儿生长发育规律与评价……44

学习任务 2.1 探讨幼儿生长发育的规律……45

一、生长和发育的关系……46

二、幼儿生长发育的规律……47

学习任务 2.2 寻找影响幼儿生长发育的因素……51

一、遗传因素……52

二、环境因素……53

学习任务 2.3 学会进行幼儿生长发育评价……57

一、生长发育的评价指标……58

二、生长发育的评价标准……60

三、生长发育的评价方法……61

专题三 幼儿园生活制度与各环节保育……67

学习任务 3.1 幼儿园生活制度编制……68

一、幼儿园生活制度的制定……69

二、作息时间表的执行……70

学习任务 3.2 幼儿入园、离园的组织与保育……74

一、入园……75

二、离园……77

学习任务 3.3 幼儿进餐、饮水的组织与保育……80

一、进餐……81

二、饮水……84

学习任务 3.4 幼儿盥洗、如厕的组织与保育……87

一、盥洗……88

二、如厕……90

学习任务 3.5 幼儿午睡的组织与保育……95

一、睡眠前的准备工作……96

二、睡眠中的保育要点……98

三、起床后的整理和活动……98

学习任务 3.6 幼儿教育活动的卫生保育……102

一、一般性卫生要求……103

二、具体活动的保育要点……105

学习任务 3.7　户外活动、游戏活动的卫生保育……109

一、户外活动……110

二、游戏活动……112

专题四　幼儿营养与膳食配制……117

学习任务 4.1　幼儿营养需求……118

一、人体营养与能量代谢……119

二、幼儿所需营养素……121

学习任务 4.2　幼儿膳食配制与饮食卫生指导……136

一、幼儿膳食配制……137

二、幼儿饮食卫生指导……139

学习任务 4.3　幼儿膳食调查与营养评价……143

一、膳食调查……144

二、营养评价……146

专题五　幼儿安全与意外伤害救护……151

学习任务 5.1　幼儿安全教育与防护……152

一、幼儿园意外伤害发生的原因……153

二、幼儿园安全管理……154

学习任务 5.2　幼儿常见意外伤害及其处理……160

一、常见意外伤害及其处理……161

二、常用急救技术……170

专题六　幼儿常见疾病预防与护理……175

学习任务 6.1　幼儿常见传染病防护……176

一、认识传染病……177

二、幼儿常见传染病……179

学习任务 6.2　幼儿常见病防护……185

一、呼吸系统常见疾病……186

二、消化系统常见疾病……187

三、常见营养性疾病……189

四、五官常见疾病……191

学习任务 6.3 常用的护理技术……195

一、测体温……196

二、发热的护理……197

三、口服给药……198

四、耳内给药……198

五、鼻腔给药……198

六、眼部给药……199

七、便秘的护理……199

八、呕吐的护理……200

学习任务 6.4 特殊体质幼儿的照护……203

一、肥胖儿的照护……204

二、体弱儿的照护……207

专题七 幼儿园健康管理制度……211

学习任务 7.1 健康检查制度……212

一、幼儿的健康检查制度……213

二、工作人员的健康检查……215

学习任务 7.2 卫生与消毒制度……219

一、幼儿园卫生制度……220

二、幼儿园消毒制度……221

学习任务 7.3 疾病防控制度……226

一、传染病防控制度……227

二、疫情防控应急预案和现场处置……228

三、常见病预防管理制度……229

综合云测试……233

参考文献……235

专题一

幼儿解剖生理特点与卫生

作为未来的幼儿园教师，你们一定非常想尽己所能地理解幼儿、保护幼儿。怎样才能做到这些呢？就让我们从认识幼儿的身体机能开始吧！“幼儿解剖生理特点与卫生”这一专题，以人体八大系统为主线，主要包含认识幼儿运动系统、认识幼儿消化系统、认识幼儿循环系统、认识幼儿呼吸系统、认识幼儿神经系统、认识幼儿排泄系统、认识幼儿内分泌系统、认识幼儿生殖系统、认识幼儿感觉器官九个任务。

学习导航

幼儿解剖生理特点与卫生

- 认识幼儿运动系统
  - 幼儿运动系统的特点
  - 幼儿运动系统的卫生保健
- 认识幼儿消化系统
  - 幼儿消化系统的特点
  - 幼儿消化系统的卫生保健
- 认识幼儿循环系统
  - 幼儿循环系统的特点
  - 幼儿循环系统的卫生保健
- 认识幼儿呼吸系统
  - 幼儿呼吸系统的特点
  - 幼儿呼吸系统的卫生保健
- 认识幼儿神经系统
  - 幼儿神经系统的特点
  - 幼儿神经系统的卫生保健
- 认识幼儿排泄系统
  - 幼儿排泄系统的特点
  - 幼儿排泄系统的卫生保健
- 认识幼儿内分泌系统
  - 幼儿内分泌系统的特点
  - 幼儿内分泌系统的卫生保健
- 认识幼儿生殖系统
  - 幼儿生殖系统的特点
  - 幼儿生殖系统的卫生保健
- 认识幼儿感觉器官
  - 幼儿感觉器官的特点
  - 幼儿感觉器官的卫生保健

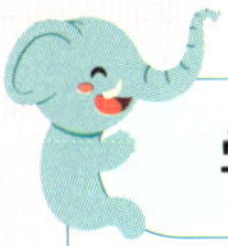

学习初体验

学习初体验：请课前通过互联网搜索视频《幼儿园的宝宝们》并观看。

学习交流：幼儿与成人的身体结构一样吗？他们有哪些与成人不同的生理特点呢？

学习任务 1.1

认识幼儿运动系统

学习任务单

学习目标	1. 能说出运动系统的组成、功能。 2. 掌握幼儿运动系统的特点。 3. 熟悉幼儿运动系统的卫生保健基本知识。 4. 懂得幼儿运动系统有其自身的特点，在组织幼儿户外活动和体育活动时要尊重幼儿的特殊性和个体差异。	
学习时数	2 课时	
学习方法建议	课前预习：通过查阅相关资料，了解运动系统的组成和功能。 课上学习：观看视频，发现幼儿运动系统的特点，找出视频中的小朋友在体育活动中不恰当的行为，讨论在一日活动中如何做好幼儿运动系统的卫生保健工作。 课后练习：课后及时复习，并在此基础上合书独立完成“学习效果检测题”，以巩固基础知识。	
学习运用	将在本任务中学习的幼儿运动系统的特点和卫生保健知识，与幼儿一日生活相联系，在保育工作中加深对幼儿运动系统特点的理解和认知，并在一日活动中创造条件促进幼儿健康成长。	
学习收获		同学填
学习反思		同学填

学习情境描述

花朵幼儿园又迎来了一年一度的运动会，园长组织老师们进行头脑风暴，设计今年的活动项目。刚刚幼师毕业到幼儿园工作的新教师王倩提出：“我们的运动会要鼓励孩子们展现团队精神，我提议组织学生进行拔河比赛。”园长立刻否定了王倩的提议，王倩想不通，这么好的提议园长为何不采纳？亲爱的同学们，你们知道园长是怎么考虑的吗？

情境问题

人的运动系统由哪些部分组成？每一部分都有哪些作用呢？你能尝试通过自行查阅资料完成以下表格吗？

运动系统基本常识	
骨	1. 骨由______、______、______构成。 2. 成人骨共______块。 3.______是主要的造血器官。
骨连结（关节）	4. 骨连结分为__________和__________两种。 5. 关节由______、______、______组成。 6. 关节面由______和______组成。
骨骼肌	7.______是运动系统的动力部分。 8. 每一块肌肉可分为______和______两部分。 9. 成人骨骼肌约占体重的______。

运动系统

学习驿站

一、幼儿运动系统的特点

幼儿所做的各种运动都是在神经系统支配下由运动系统完成的。运动系统包括骨骼、肌肉和骨连结，有保护、支持和运动等功能。

想一想

为什么要教育孩子从小“站有站相，坐有坐相”？

（一）骨骼柔软易变形

婴幼儿骨骼含骨胶原蛋白等有机物多，无机物较少，因此，其骨骼柔软，弹性大，可塑性强，不易骨折，但受压后容易弯曲变形。幼儿发生骨折，会如植物的青嫩枝条，折而不断，这被称为“青枝骨折”。幼儿的骨化是一个渐进的过程，幼儿期对钙、磷、维生素 D 的需求较多，如不能正常吸收，会影响幼儿的正常生长发育，甚至形成佝偻病。

考证指南

幼儿骨骼的特点是幼儿教师资格证考试中比较常见的考点。

幼儿的骨髓全部是红色的，因此被称为红骨髓，红骨髓具有造血功能。约从 6 岁起，红骨髓逐渐变为黄骨髓，黄骨髓没有造血功能。但成人如患贫血症或在大量失血时，黄骨髓会暂时恢复造血功能。

1. 腕骨未完全骨化

新生儿的 8 块腕骨全部为软骨，7 岁左右腕骨骨化比较明显，10～14 岁骨化完成。因此，不要让幼儿拎重物，也不宜让幼儿长时间写字、画画等。

2. 脊柱生理弯曲未定型

新生儿时期，脊柱几乎是直的，弯曲随着动作发育逐渐形成。婴幼儿在抬

学习笔记

头时出现颈曲，会坐时出现胸曲，学走路时出现腰曲。7 岁前形成的弯曲还不是很固定，7 岁后随着韧带的发育完善，弯曲才固定下来。到 18 岁或更晚，脊柱才最后定型。

3. 骨盆尚未长成

成人的骨盆由髋骨、骶骨和尾骨围合而成，而幼儿的骨盆与成人不同，幼儿的髋骨由若干软骨连接而成，还没有形成一个整体，一般到 25 岁才能形成完整的骨骼。因此，要尽量避免儿童从较高的地方跳到较硬的地面上，以免骨盆受伤，也不宜让幼儿穿高跟鞋。

（二）关节发育不全

幼儿的关节窝较浅，关节附近的韧带较松，关节的灵活性、柔韧性较好，而牢固性较差，因此，在外力作用下容易发生关节脱臼。

（三）骨骼肌易疲劳

幼儿的骨骼肌比较柔软，耐力不足，容易疲劳或受损伤。但幼儿的新陈代谢较成人旺盛，肌肉疲劳后恢复得比成人快。幼儿的大肌肉群发育较早，小肌肉群发育较晚，对于一些精细动作较难掌握，3～4 岁的幼儿很难完成系鞋带、绘画等动作。

情境问题

幼儿的运动系统与成人相比有哪些不同？在幼儿园一日生活中，保教人员应该如何注意幼儿运动系统的卫生保健呢？

核心概念

青枝骨折是指幼儿的骨骼中含有机物较多，在外力作用下发生骨折时往往出现折而不断的情况。

二、幼儿运动系统的卫生保健

（一）培养幼儿坐、立、走的正确姿势，防止脊柱畸形

培养幼儿坐、立、走的正确姿势以及良好的体态，不仅是为了外表美观，更是为了避免因体态不良而引发身心疾病，如脊柱侧弯会使胸廓发育畸形，从而引发心、肺疾病。

正确的坐姿：两脚平放于地面，背部挺直，不耸肩，身子坐正，小腿与大腿呈直角。

正确的站姿：头正，双目平视，双臂放松并自然垂于体侧，挺胸，收腹，立腰，双腿并拢站直，脚跟靠拢，脚尖分开呈 60° 左右。

（二）合理组织一日活动

幼儿一日活动的安排要动静交替，以免造成疲劳。在锻炼大肌肉群的同时，也应注意小肌肉群的锻炼。合理安排体育锻炼和户外活动，促进新陈代谢，锻炼肌肉，刺激骨骼生长。让幼儿经常进行日光浴，这有利于维生素D的合成，预防佝偻病。

（三）幼儿的衣着要宽松适度

幼儿的衣服以纯棉、宽松舒适为宜，过紧或过肥的衣服都不利于幼儿运动。鞋子要选择合适的尺码，鞋子过小不利于足弓的正常发育，鞋底要有1～1.5厘米的厚度，鞋头不宜过窄。不要让幼儿长时间走路，更不要让幼儿过度负重走路，以免造成扁平足。

学习笔记

相关链接

不同年龄段幼儿动作发展目标（选自《3-6岁儿童学习与发展指南》）

目标1　具有一定的平衡能力，动作协调、灵敏

3～4岁	4～5岁	5～6岁
1. 能沿地面直线或在较窄的低矮物体上走一段距离。 2. 能双脚灵活交替上下楼梯。 3. 能身体平稳地双脚连续向前跳。 4. 分散跑时能躲避他人的碰撞。 5. 能双手向上抛球。	1. 能在较窄的低矮物体上平稳地走一段距离。 2. 能以匍匐、膝盖悬空等多种方式钻爬。 3. 能助跑跨跳过一定距离，或助跑跨跳过一定高度的物体。 4. 能与他人玩追逐、躲闪跑的游戏。 5. 能连续自抛自接球。	1. 能在斜坡、荡桥和有一定间隔的物体上较平稳地行走。 2. 能以手脚并用的方式安全地爬攀登架、网等。 3. 能连续跳绳。 4. 能躲避他人滚过来的球或扔过来的沙包。 5. 能连续拍球。

学以致用

如何预防幼儿“八字脚”

所谓“八字脚”，就是人们在走路时两脚分开像“八”字。孩子若小时候形成“八字脚”，成年后就很难纠正，因此，要经常注意孩子的走路姿势，若发现走姿不良，应及时纠正。

形成原因

1. 过早学站立、走步。
2. 穿皮鞋或穿过硬的鞋子。
3. 体内缺钙。

预防方法

1. 不过早训练孩子走路。
2. 为幼儿选择柔软合脚的鞋子。
3. 促进钙吸收。

学习效果检测

专题一学习任务 1.1
云测试

一、单项选择题

1. 幼儿不宜过早学习写字。这是因为（　　）。

A. 小肌肉群发育晚　　B. 脊柱生理弯曲未固定

C. 腕骨未完全骨化　　D. 肌肉易疲劳

2. 不宜让幼儿拎重物。这是因为（　　）。

A. 大肌肉群发育早，小肌肉群发育晚　　B. 腕骨要到 10 岁甚至更晚才骨化完成

C. 骨头的韧性强、硬度小、易变形　　D. 脊柱生理弯曲尚未定型

3. 不要用力牵拉幼儿的手臂，以免脱臼。这是因为（　　）。

A. 骨韧性强　　B. 骨硬度小

C. 肌肉比较容易疲劳　　D. 关节周围韧带不够结实

4. 不能让幼儿从高处往坚硬的地面上跳，是因为这样容易发生（　　）。

A. 脱臼　　B. 青枝骨折　　C. 脑震荡　　D. 骨盆变形

5. 幼儿会跳、会跑，但是穿鞋子却很困难。这是因为（　　）。

A. 小肌肉群发育晚　　B. 脊柱生理弯曲未固定

C. 腕骨尚未完全发育，手劲小　　D. 腕关节韧带不够结实

二、简答题

1. 幼儿骨骼有什么特点？

2. 幼儿骨骼肌有什么特点？

3. 幼儿运动系统的卫生保健有什么要求？

三、实践题

党的二十大报告指出，全面贯彻党的教育方针，落实立德树人根本任务，培养德智体美劳全面发展的社会主义建设者和接班人。请你设计一个适合幼儿的运动或游戏项目，并说明此项运动有助于促进幼儿运动系统哪些方面的发展。

学习任务 1.2 认识幼儿消化系统

学习任务单

学习目标	1. 能复述人体消化系统的组成、功能。 2. 掌握幼儿消化系统的特点。 3. 熟悉幼儿消化系统的卫生保健基本知识。 4. 能体会幼儿一日三餐的正确保育工作对于幼儿健康成长的重要价值。	
学习时数	2 课时	
学习方法建议	课前预习：通过查阅相关资料，填写“情境问题 1”中表格内容。 课上学习：了解、搜集幼儿消化系统方面容易出现的典型问题，通过听讲和讨论，掌握幼儿消化系统保育的相关知识。 课后练习：课后及时复习，并在此基础上合书独立完成“学习效果检测题”，以巩固基础知识。	
学习运用	将在本任务中学习的幼儿消化系统的特点和卫生保健知识，与幼儿日常饮食用餐相联系，加深对幼儿消化系统特点的理解，并在一日活动中创造条件促进幼儿健康成长。	
学习收获		同学填
学习反思		同学填

学习情境描述

甜甜 5 岁了，有几颗龋齿，妈妈想带甜甜到医院检查一下，总是遭到外婆的反对。外婆说，乳牙迟早都要换，健不健康不要紧。但妈妈还是很担心，怕乳牙长不好会影响以后的恒牙。同学们，你们觉得妈妈的担心有道理吗？

消化系统

情境问题

人的消化系统由哪些部分组成？每一部分都有哪些作用呢？你能尝试通过自行查阅资料完成以下表格吗？

消化系统基本常识	
消化系统	1. 消化系统由________和________组成。 2. 消化系统的基本生理功能是____、____、____食物和____营养、____废物。
消化管	3. 消化管主要包括口腔、______、食管、______、小肠、大肠、____等。 4. 消化腺主要有____、____、____、____、____等。 5. 乳牙有____颗。 6. 食管连接______和____。 7. ____是消化道中最长的部分。
消化腺	8. 消化腺由________和________组成。 9. 人体的三对唾液腺分别是____、______、______。 10. 肝脏可以分泌____，以促进脂肪的消化和吸收。 11. 胰腺能分泌____，其内含碱性物质，能中和胃酸。

学习笔记

想一想

经常吃汤泡饭对幼儿有什么影响？

学习驿站

一、幼儿消化系统的特点

幼儿维持机体的生命活动需要大量的养分，食物中所含的养分不能被人体直接吸收，必须通过消化系统的“加工”，才能进入血液，被身体各个器官和组织使用。

（一）牙齿

乳牙一般在出生后6～8个月开始萌出，2～3岁时20颗乳牙出齐。恒牙并非在乳牙出齐后才开始发育，事实上，在乳牙萌出的过程中，恒牙已经开始发育。6～7岁时，乳牙开始脱落，逐渐换上恒牙。

乳牙牙釉质薄，牙本质松脆，容易发生龋齿。乳牙存在时间虽短，但对幼儿非常重要，可以帮助幼儿咀嚼食物，可以促进颌面部的正常发育，有助于恒牙的健康，有助于口齿伶俐。因此，成人要重视对幼儿乳牙的保护。

（二）唾液腺

3～6个月时唾液腺发育完善，但是1岁内的婴儿因口腔容积小，唾液分泌量大，唾液往往流到口腔外面。这种口中唾液不自觉从口内流出的现象叫作“小儿流涎”。对于正常儿童，这种现象在 1 岁左右会逐渐消失。

学习笔记

（三）胃

婴幼儿的胃大部分呈水平位，3 岁以后逐渐接近成人水平。幼儿的胃容量较小，食物通过胃（胃排空）的时间比成人短，胃分泌功能比成人差。

幼儿胃壁肌肉较薄，延展性和蠕动能力较差，且胃液分泌量少，因此，幼儿的消化能力较弱，应根据不同年龄幼儿的胃容量选择食物和确定每餐间隔。

（四）肠

幼儿肠的总长度相对较长，一般为身长的 5～7 倍，肠黏膜发育较好，且有丰富的血管和淋巴管，因此，幼儿肠的吸收能力比消化能力强。此外，幼儿肠的内径较宽，分布在肠壁上的绒毛数几乎和成人相等。

幼儿肠道发育不完善，容易发生肠套叠、脱肛等疾病。幼儿肠壁肌肉组织和弹性组织发育较差，肠的蠕动能力比成人弱，食物通过较慢，容易发生便秘。

（五）肝脏

幼儿肝脏与体重比相对于成人更大，但肝小叶和肝细胞发育不健全，胆囊小，分泌的胆汁较少，所以脂肪吸收能力差。幼儿糖原贮存也较少，受饿时容易发生低血糖。幼儿肝脏的解毒功能差，抵抗力弱，容易感染，因此幼儿用药剂量比成人小。

（六）胰腺

婴幼儿已有胰腺，但很不成熟。胰腺位于胃的后面，能分泌胰液帮助食物消化。幼儿期，胰腺分泌的消化液接近成人水平，但胰液及消化酶的分泌较少，对淀粉类和脂肪类食物的消化能力较弱，容易消化不良。

核心概念

小儿流涎：1 岁前婴儿口中唾液不自觉从口内流出的现象。

情境问题

幼儿的消化系统还没发育成熟，吃饭后、运动后常常会有一些小朋友喊肚子痛。在幼儿园一日生活中，我们应该如何注意幼儿消化系统的卫生保健呢？

二、幼儿消化系统的卫生保健

（一）注意用牙卫生

1. 定期检查牙齿，预防龋齿

乳牙钙化程度低，耐酸性能差，比恒牙更易发生龋齿。细菌最喜欢糖，而

学习笔记

幼儿喜欢的糖类食品、碳酸饮料、果汁等都富含糖。所以，要勤检查牙齿，至少每4个月检查一次，若发现龋齿，及时采取措施防止龋齿扩展。

2. 养成饭后漱口、早晚刷牙的卫生习惯

幼儿从出牙开始即应在成人指导下养成早晚刷牙的习惯。有的牙科医生会建议通过在牙齿表面涂氟的方式预防龋齿，但摄取氟过量，会引起骨骼及甲状腺方面的问题。

（二）养成良好的饮食习惯

相对而言，儿童的肠道相对较长，肠道蠕动比成人弱，因此，要培养幼儿细嚼慢咽的习惯，吃饭时不要催促幼儿。不给幼儿吃汤泡饭，让幼儿少吃零食，养成不挑食的好习惯。避免幼儿饭前大量喝水，尽量不喝甜味饮料。

（三）饭前饭后不做剧烈运动

教育幼儿饭后不可做剧烈运动。食物刚入胃中不能马上消化，做剧烈运动会引起腹痛。运动时血液循环速度加快，肠胃消化速度会减慢，引起消化不良。饭前应安排幼儿进行较安静的活动。饭后不宜立即午睡，以免胃积食，午饭后休息或散步二三十分钟再午睡。

（四）养成良好的排便习惯

培养幼儿定时排便的习惯。通常幼儿在进餐中和进餐后会有排便的感觉，可让幼儿在饭后10分钟左右上厕所。幼儿排便时要专心致志，不要玩玩具，尽量缩短排便时间。不要让幼儿憋便，要让幼儿多吃蔬菜、水果、粗粮，多喝白开水，防止便秘。

相关链接

七步洗手法儿歌

自来水，清又清，洗洗小手讲卫生。
饭前便后要洗手，细菌不会跟着走。
手心合上搓一搓，
双手重叠蹭一蹭，
手指交叉比高低，
两手轻握跳个舞，
指尖指尖轻轻揉，
拇指在中扭一扭，
手腕手腕转一转，
做个整洁好宝宝。

学以致用

为什么不宜给幼儿吃汤泡饭

很多幼儿吃饭比较慢或比较挑食，但是妈妈发现孩子吃汤泡饭的时候吃得又快又多，于是经常给孩子吃汤泡饭。其实，这种做法是很不科学的。

汤泡饭的营养价值不高，过量的汤水会冲淡胃液，影响胃对营养物质的吸收，长此以往会导致孩子营养不良。

学习效果检测

专题一学习任务 1.2
云测试

一、单项选择题

1. 在下列消化系统的功能中，幼儿较成人强的是（　　）。

A. 胃的消化功能　　B. 肠的吸收功能　　C. 肝的解毒功能　　D. 牙齿的咀嚼功能

2. 成人要培养幼儿良好的排便习惯。幼儿排便时间一般为（　　）。

A. 5～10 分钟　　B. 15 分钟　　C. 20 分钟　　D. 25 分钟

3. 儿童长第一颗磨牙的时间一般在（　　）。

A. 4 岁　　B. 5 岁　　C. 6 岁　　D. 7 岁

4. 幼儿的乳牙共 20 颗，（　　）出齐。

A. 半岁左右　　B. 1 岁左右　　C. 2.5 岁左右　　D. 4 岁左右

5. 为幼儿提供的食物要比成人的细软一些，这主要是因为幼儿（　　）。

A. 乳牙未全部萌出　　B. 消化能力较弱

C. 吸收能力较强　　D. 胃的容量较小

二、简答题

1. 幼儿的胃有什么特点？

2. 为什么饭前饭后不宜做剧烈运动？

3. 在消化系统卫生方面，应培养幼儿哪些良好的卫生习惯？

学习任务 1.3 认识幼儿循环系统

学习任务单

学习目标	1. 能说出人体循环系统的组成、功能。 2. 能列举幼儿循环系统的特点。 3. 能结合实际讲出幼儿循环系统的卫生保健基本知识。 4. 热爱并尊重幼儿，树立科学儿童观。	
学习时数	2 课时	
学习方法建议	课前预习：通过查阅相关资料，了解人体循环系统的组成和功能，填写“情境问题 1”中表格内容。 课上学习：通过典型案例的分析了解幼儿循环系统的特点，通过听讲和讨论，学习幼儿循环系统保健的相关知识。 课后练习：在保育见习时，能根据幼儿循环系统的特点，做好幼儿户外活动和体育活动时的保育工作。	
学习运用	利用在本任务中学习的幼儿循环系统的特点和卫生保健知识，在幼儿一日生活中，能有意识地保护幼儿循环系统。	
学习收获		同学填
学习反思		同学填

学习情境描述

圆圆拉肚子几天没好，妈妈就带她去儿童医院做了个检查。抽血化验结果显示，拉肚子问题倒不大，只是还有一个问题——贫血。圆圆的妈妈感到很意外，孩子平时三餐营养搭配均衡，为什么会贫血呢？

情境问题

人的循环系统由哪些部分组成？每一部分都有哪些作用呢？你能尝试通过自行查阅资料完成以下表格吗？

循环系统基本常识	
概述	1. 循环系统包括__________系统和______系统。 2.__________是血液循环系统的辅助部分。
血液循环系统	3. 血液由______和________两个部分组成。 4.__________的主要成分是血红蛋白。 5.__________能吞噬细菌，防御疾病，保护人体。 6. 血小板的作用是__________________________。 7.______是血液循环的动力器官。 8. 血管包括______、______和__________。
淋巴系统	9. 淋巴的主要器官是________和________。

循环系统

学习笔记

学习驿站

一、幼儿循环系统的特点

幼儿全身器官、组织和细胞的运行都需要氧气和营养物质，同时，幼儿新陈代谢后的产物也需要不断地排出体外，这些主要是通过循环系统来完成的。

（一）血液循环系统

1. 血液

幼儿的血液总量占体重比例相对比成人高，血液中血浆含水分较多，含凝血物质纤维蛋白原和无机盐类较少，因此，出血时凝血较慢。

幼儿血液中红细胞含血红蛋白较多，且具有较强的携氧能力，有利于幼儿的新陈代谢，能满足幼儿生长发育的需要。

幼儿血液中白细胞的数量接近成人，但防御和保护机能较差的淋巴细胞较多，而对机体防御和保护机能较强的中性粒细胞较少。因此，幼儿时期对疾病的抵抗能力较差，传染病的发病率高于成人。

想一想

幼儿出血后为什么需要较长的时间才能止住？

2. 心脏

幼儿心脏的体积相对比成人大，但心肌纤维薄弱，心腔小，心排血量少，而新陈代谢旺盛，为满足身体组织的需要，只有通过加快心率来补偿。幼儿年龄越小，心率越快。幼儿神经系统发育不健全，因而心脏收缩的节律不稳定，

学习笔记

10 岁左右趋于稳定。表 1-1 为 0～14 岁儿童呼吸、脉搏正常值。

表 1-1　0～14 岁儿童呼吸、脉搏正常值

年龄	呼吸 /（次 / 分）	脉搏 /（次 / 分）	呼吸：脉搏
新生儿	40～45	120～140	1 ：3
< 1 岁	30～40	110～130	1 ：3～4
2～3 岁	25～30	100～120	1 ：3～4
4～7 岁	20～25	80～100	1 ：4
8～14 岁	18～20	70～90	1 ：4

3. 血管

幼儿动脉血管的内径相对较粗，毛细血管网较密，血管比成人短，血液在体内循环周期短。幼儿血管壁薄，也较柔弱，但弹性较差，加之心脏收缩力较弱，因而年龄越小，血压越低。幼儿收缩压一般为 86～98mmHg，舒张压一般为 58～63mmHg。

（二）淋巴系统

幼儿淋巴结尚未发育成熟，因此屏障作用较差。细菌在淋巴结中不能及时被吞噬和消灭，就容易引起淋巴结肿大。幼儿园应在晨检时注意观察幼儿的扁桃体，如发现问题，应提醒家长及时带幼儿就医。

二、幼儿循环系统的卫生保健

1. 合理搭配营养

幼儿生长发育迅速，需要补充的造血原料也相对较多，而血红细胞的合成需要铁，缺铁可导致缺铁性贫血，猪肝、瘦肉、大豆等食物中含有丰富的铁。

情境问题

瑶瑶经常感冒，医生说经常进行体育锻炼可以增强体质。于是，妈妈要求瑶瑶每天跑步 800 米，可爸爸觉得这个强度瑶瑶吃不消。对此，你有什么建议？

2. 合理组织体育锻炼和户外活动

适度锻炼有利于增强幼儿心脏的功能，使心肌粗壮结实，提高心肌工作能

力及血管壁的收缩能力。但体育锻炼的强度和时间要因人而异，避免运动量过大或要求憋气的活动，以免引起幼儿身体疲劳，表现为恶心、心慌、面色苍白，甚至晕厥。此外，幼儿一日活动的安排要注意动静交替、劳逸结合，以保护幼儿的心脏功能。

学习笔记

3. 衣着舒适保持血液畅通

幼儿的衣服过小、过紧会影响血液循环，从而减缓血液中氧气和养料的供给，因此，为幼儿准备的衣物应宽松舒适。

4. 注意淋巴疾病

幼儿免疫力低下，很容易患淋巴结炎。如果幼儿出现某部位淋巴结处红肿、发热、疼痛，应及时就医，以免延误病情。

相关链接

幼儿贫血

贫血，是指红细胞数量减少，或血红蛋白含量减少。一般表现为面色苍白、口唇颜色淡、头发稀少、睡眠不安稳、手脚发凉、没精神。

幼儿贫血通常有以下几种原因：①先天储铁不足；②生长发育快而铁供应不足；③对铁的吸收不好；④铁元素流失过多；⑤挑食。

预防幼儿贫血，应尽量调整饮食，而非选用营养保健品。虽然含铁的食物有很多，但是有些食物中的铁并不容易被人体吸收，如菠菜中的铁与草酸结合后不易被吸收。因此，应为幼儿选择含铁多且利于幼儿吸收的食物，如动物肝脏、蛋黄、奶制品、瘦肉等。每周最好让幼儿吃 1 ～ 2 次动物肝脏、鸭血这类食物，以保证幼儿有充足的铁供给。

学以致用

如何保护幼儿的“小”心脏

心脏是人体的发动机，健康的心脏可以让身体各器官有足够的营养物质和氧气来运行。那么，我们该如何保护好幼儿的“小”心脏呢？

1. 注意饮食健康

不要给孩子吃不卫生、缺乏营养的食品，日常饮食要注重营养合理搭配，以天然、新鲜食物为主，少吃深加工食品。

2. 勤于锻炼身体

运动可以使孩子的心肌增厚，提高心脏的收缩力，从而使心排血量增大，减少胆固醇、脂肪等代谢物质的沉积，增强血管弹性。

3. 教给幼儿保护心脏的小常识

让孩子知道心脏的重要性，养成良好的生活习惯，保护心脏。如要经常运动锻炼身体，但不能过度疲劳造成心脏负担；要保证充足的睡眠；不挑食，不偏食，给身体以足够的养料等。

学习效果检测

专题一学习任务 1.3
云测试

一、单项选择题

1. 下列选项中，符合婴幼儿心率特点的是（　　）。

A. 年龄越小，心率越快　　B. 年龄越小，心率越慢

C. 时常忽快忽慢　　D. 时常停止

2. 缺铁的儿童可以补充下列哪种食物（　　）。

A. 乳类食物　　B. 番茄　　C. 猪肝　　D. 胡萝卜

3. 幼儿血液中有吞噬细菌作用的（　　）较少，所以抗病能力差，易感染疾病。

A. 红细胞　　B. 白细胞　　C. 血红蛋白　　D. 胶原蛋白

4. 幼儿处于生长发育阶段，所以要穿（　　）。

A. 紧身的衣服　　B. 宽松适度的衣服和鞋子

C. 宽大的衣服　　D. 高跟鞋

5. 血细胞中具有运输功能的是（　　）。

A. 白细胞　　B. 红细胞　　C. 血小板　　D. 血浆

二、简答题

1. 幼儿的心脏有什么特点？

2. 幼儿的血管有什么特点？

3. 组织幼儿参加体育锻炼对心脏有什么好处？应注意哪些问题？

三、实践题

党的二十大报告指出，加强企业主导的产学研深度融合，强化目标导向。在幼儿园进行一日活动的见习中，留心观察教师采取哪些措施促进幼儿循环系统健康发育。

学习任务 1.4
认识幼儿呼吸系统

学习任务单

学习目标	1. 能说出人体呼吸系统的组成、功能。 2. 能列举幼儿呼吸系统的特点。 3. 能根据幼儿呼吸系统的特点，小组合作探索如何做好幼儿呼吸系统的卫生保健工作。 4. 能认同幼儿呼吸系统保育的内涵及作用。	
学习时数	2 课时	
学习方法建议	课前预习：通过查阅相关资料，了解人体呼吸系统的组成和功能。 课上学习：观看微课后，讨论幼儿呼吸系统与成人相比有何异同；思考在一日生活保育中，教师为保护好幼儿的呼吸系统需要注意哪些问题。 课后练习：课后及时复习，并在此基础上合书独立完成“学习效果检测题”，以巩固基础知识。	
学习运用	学习幼儿呼吸系统的特点和卫生保健知识，更好地指导幼儿一日生活保育工作，并结合幼儿呼吸系统的特点有效组织幼儿进行户外活动和体育锻炼。	
学习收获		同学填
学习反思		同学填

学习情境描述

每到冬季，茜茜的妈妈都特别焦虑，因为茜茜太容易感冒了，时不时要去医院。妈妈想不通，平时自己非常注意对茜茜的保暖，总是很早就让她穿上棉服，而且因为怕她感冒，很少带她去户外或让她做剧烈运动，为什么孩子还是会经常感冒呢？

呼吸系统

情境问题

人的呼吸系统由哪些部分组成？每一部分都有哪些作用呢？你能尝试通过自行查阅资料完成以下表格吗？

呼吸系统基本常识	
呼吸道	1.________、________和________称为上呼吸道。 2.________和________称为下呼吸道。 3.______是呼吸道与消化道的共同通道。 4.________能阻挡、吸附灰尘和细菌，__________对吸入的空气有湿润和加温的作用。 5.______既是呼吸道的一部分，也是发音器官。 6. 喉腔前上部的____________可防止食物进入气管。 7. 气管和支气管管壁里覆盖有_______的黏膜，能分泌黏液，粘住空气里的灰尘和细菌。
肺	8. 外界气体和肺泡内的气体交换是通过__________实现的。 9. 呼吸运动包括________和_______两个过程。 10._____是气体交换的场所。

学习笔记

学习驿站

一、幼儿呼吸系统的特点

幼儿需要不断地吸入新鲜空气，通过肺泡内的气体交换，使身体得到氧气并排出二氧化碳，这是通过呼吸系统实现的。呼吸系统由鼻、咽、喉、气管、支气管和肺组成。

（一）鼻

幼儿鼻腔短小、狭窄，还没长鼻毛，黏膜柔嫩，容易患上呼吸道感染。鼻泪管很短，一旦鼻部发炎，很容易影响眼部，引起泪囊炎、结膜炎。

想一想

幼儿应该怎样正确地擤鼻涕呢？

情境问题

最近，跳跳的妈妈很难过，因为跳跳的耳朵不知为什么开始流脓，被医生诊断为中耳炎。幼儿为什么容易患中耳炎？

（二）咽

幼儿咽部相对狭小、垂直，咽鼓管短粗、平直，容易患中耳炎。咽鼓管的开口平时是关闭的，但如果幼儿擤鼻涕时过于用力，咽鼓管就会打开，鼻腔内的细菌就会进入中耳，从而引起中耳炎。

（三）喉

幼儿喉腔特别狭小，发生炎症时容易产生喉阻塞，甚至呼吸困难。幼儿喉部黏膜下组织疏松，发生炎症时容易充血、肿胀。幼儿的神经系统对会厌软骨的调节能力较差，因此在吞咽时，食物容易呛入气管。幼儿的声带肌肉娇嫩，长时间发声容易疲劳，声音变得嘶哑。

（四）气管与支气管

幼儿气管、支气管管腔较窄，软骨柔软，气管黏膜血管比较多，分泌黏液少，纤毛功能相对成人比较弱，所以容易发生呼吸道感染。一旦感染，则易发生充血、水肿，导致呼吸不畅。幼儿左侧支气管细长，右侧支气管短粗，异物较易进入右支气管。

（五）肺

幼儿肺组织发育尚不完善，胸腔狭窄，肺泡数量少，容易感染。幼儿新陈代谢旺盛，对氧气的需求量比成人多，但肺的容量很小，每次呼吸带来的氧气少，只能通过加快呼吸频率来满足机体对氧气的需求。因此，幼儿年龄越小，呼吸频率越快。

二、幼儿呼吸系统的卫生保健

（一）养成良好的呼吸卫生习惯

第一，养成用鼻呼吸的习惯，发挥鼻腔的保护作用。若发现幼儿睡眠时张口呼吸、打鼾，可能是增殖腺肥大的表现，应及时就医检查。

第二，教育幼儿不要用手指挖鼻孔，如鼻腔堵塞，要用正确的方法擤鼻涕。

（二）保持室内空气清新

不要在幼儿活动的房间内抽烟，活动室要经常开窗通风。新鲜的空气含有充足的氧气，有利于幼儿呼吸系统的健康。

（三）经常组织户外活动

户外空气新鲜，含氧量高，幼儿可以获得充足的氧气。户外活动和体育锻炼可以增强呼吸肌的力量，增加肺活量；还可以提高呼吸系统对疾病的抵抗力。

学习笔记

考证指南

各系统的特点和保健要点非常重要，与后面的保育方法是相互联系的。

学习笔记

（四）严防异物落入呼吸道

教育幼儿吃饭时不说笑打闹，离开饭桌前要将口中食物全部咽下。晨检时要检查幼儿口袋，避免幼儿将小玩具和零食带入活动室，防止幼儿在玩耍时食用零食，此时食物极易进入呼吸道。

（五）保护幼儿声带

应注意培养幼儿良好的说话和唱歌习惯，不以过高或过低的音调说话、唱歌，发音时间不宜过长，以免造成幼儿声带疲劳。幼儿若咽部有炎症，应减少发声，保护声带。幼儿唱歌前可对活动室进行湿性扫除，保持空气新鲜湿润，避免尘土飞扬。

相关链接

如何保护幼儿呼吸道

幼儿呼吸系统发育不完全，很容易感冒，从而引起呼吸道感染。冬季是幼儿呼吸道疾病多发季节，成人应帮助幼儿做好预防和保护工作。

1. 注意饮食调理，均衡营养；饮食以清淡为宜，不宜吃生冷刺激性食物。
2. 穿衣要合理，根据天气情况和幼儿活动情况及时增减衣物。
3. 多开窗通风，保持室内空气流通。
4. 少去室内公共场所，避免交叉感染。
5. 适当进行体育锻炼。

对于反复呼吸道感染的孩子，应加强护理。在传染病流行的季节，要做好预防工作；在孩子患病期间，要密切观察孩子的情况，如精神状态较差，应将其带到保健室并马上通知家长送医。

学以致用

教给幼儿擤鼻涕的正确方法

幼儿免疫力低下，容易患感冒。感冒时鼻涕分泌量会增多，如不及时清理，容易造成呼吸不畅或鼻塞。在生活中有些幼儿鼻涕经常挂在脸上，有的随便用手或衣袖擦一下，非常不卫生。如何教会幼儿擤鼻涕呢？

第一步：用纸巾或手绢盖住一侧鼻孔。

第二步：按住盖住的一侧鼻翼轻轻地擤。

第三步：用同样的方法擤另一侧鼻涕。

注意：擤鼻涕时要避免过于用力，以免将细菌挤到中耳或鼻窦里，引发相关疾病。用卫生纸擤鼻涕时，卫生纸要多用几层，以免鼻涕沾到手上。

学习效果检测

专题一学习任务 1.4
云测试

一、单项选择题

1. 婴幼儿呼吸方式的特点是（ ）。

A. 以胸式呼吸为主　　B. 以腹式呼吸为主

C. 胸式呼吸和腹式呼吸两种方式并重　　D. 既不属于胸式呼吸，也不属于腹式呼吸

2. 婴幼儿呼吸频率的特点是（ ）。

A. 年龄越小，呼吸越快　　B. 年龄越小，呼吸越慢

C. 时常忽快忽慢　　D. 时常停止呼吸

3. 幼儿咽鼓管比较短，并且呈水平位，故幼儿易患（ ）。

A. 泪囊炎　　B. 中耳炎　　C. 结膜炎　　D. 咽喉炎

4. 预防呼吸道传染病最有效的方法之一是（ ）。

A. 开窗通风　　B. 打预防针　　C. 勤洗手　　D. 锻炼身体

5. 异物较易进入幼儿（ ）侧支气管。

A. 前　　B. 后　　C. 左　　D. 右

二、简答题

1. 幼儿的声带有什么特点？

2. 幼儿的鼻有什么特点？

3. 怎样保护幼儿的声带？

三、实践题

到幼儿园进行一日活动见习，注意教给孩子擤鼻涕的正确方法。

学习任务 1.5 认识幼儿神经系统

学习任务单

学习目标	1. 能复述人体神经系统的组成、功能。 2. 掌握幼儿神经系统的特点。 3. 熟悉幼儿神经系统的卫生保健基本知识。 4. 能体会幼儿教师科学开展一日活动的重要性。	
学习时数	1 课时	
学习方法建议	课前预习：在进行保育见习时，认真观察并记录幼儿的午睡情况，尤其是一些午睡“特殊”儿童。 课上学习：讨论各组观察到的幼儿午睡的特点，交流幼儿教师如何对待午睡“特殊”儿童。 课后练习：课后及时复习，并在此基础上合上书独立完成“学习效果检测题”，以巩固基础知识。	
学习运用	在幼儿一日生活组织中自觉遵循、应用在本任务中学习的幼儿神经系统的特点和卫生保健知识，通过有动有静、劳逸结合的科学安排，更好地促进幼儿的脑开发和神经系统发育。	
学习收获		同学填
学习反思		同学填

学习情境描述

茜茜在幼儿园从来不午睡，其他小朋友睡午觉的时候她都是一个人在活动室玩儿。王倩老师尝试过几次哄她入睡，可是都没成功。王倩通过茜茜的妈妈了解到，茜茜每天晚上都要十一二点睡觉，早晨快九点才起床，到了幼儿园没多久就要吃午饭、睡午觉了。到了该睡午觉时，孩子却没有困意。这样的睡眠状况会对茜茜有影响吗？

情境问题

人的神经系统由哪些部分组成？每一部分都有哪些作用呢？你能尝试通过自行查阅资料完成以下表格吗？

神经系统基本常识
1. 神经系统的主要功能是______________________。 2. 人体的神经系统分为____________和____________两部分，前者包括__________、__________。 3. 周围神经系统从其走向分布来看可分为____________和____________。 4. 躯体神经系统包括______对脑神经和______对脊神经。

神经系统

想一想

为什么幼儿玩疯的时候，不论父母怎样提醒，都很难安静下来？

学习驿站

一、幼儿神经系统的特点

神经系统对生理功能活动的调节起主导作用，使机体各器官、系统各司其职，成为一个整体。

（一）脑发育非常快

幼儿神经系统的发育，重要的是脑的发育。新生儿脑的重量约为 350 克，约占体重的 8%，3 岁时约为 1000 克，6 岁时约为 1250 克，8 岁时基本与成人相似，脑机能也逐渐完善起来，为建立各种条件反射提供了生理基础。

（二）神经系统发育不均衡

新生儿脊髓和延髓已基本发育成熟，但小脑的发育相对较晚，皮质发育尚不成熟，3～6 岁小脑发育逐渐成熟。3 岁时走路和跑步等动作都已经比较稳健，5～6 岁时能协调地进行跑、跳、上下台阶等动作。

婴幼儿时期神经纤维髓鞘化程度低，刺激传导速度较慢，表现为兴奋容易扩散，对刺激的反应易泛化，注意力不易集中。

（三）容易兴奋，容易疲劳

幼儿高级神经活动的特点是：抑制过程不够完善，兴奋强于抑制。因此，幼儿好动不好静，易激动，注意力不易集中，容易受外界刺激的影响，精力高度集中或高度兴奋时很容易疲劳。随着年龄的增长，幼儿大脑皮质的功能日趋完善，兴奋过程和抑制过程会同步加强。

学习笔记

学习笔记

二、幼儿神经系统的卫生保健

情境问题

甜甜的睡眠对家里人来说是个老大难问题。有的时候她可以很早入睡，可更多时候她到了晚上非常精神，十一二点也不睡，父母很担心这样会影响她的健康。那么，该如何调整甜甜的睡眠时间呢？

（一）保证合理的营养

幼儿期是脑细胞发育的高峰时期，需要充足的营养供给，如优质蛋白质、脂肪、无机盐等。缺乏必需的营养物质，会给脑的发育带来不良影响，表现为注意力不集中、记忆力减退等。

此外，中枢神经系统主要依靠葡萄糖获得能量，幼儿在饥饿时会导致血糖过低，造成脑功能活动紊乱。因此，要保证幼儿按时进餐，防止低血糖的发生。

（二）保证充足的睡眠

睡眠可以使神经系统得到充分的休息，缓解大脑皮质的疲劳。睡眠时脑垂体分泌的生长激素多于清醒时的分泌量，因此，睡眠与幼儿的生长发育紧密相关。长时间睡眠不足的幼儿，身体及智力的发育都会受到影响。因此，幼儿园要培养幼儿按时午睡的习惯。虽然每个人对睡眠时间的需求存在个体差异，但总的来说，幼儿年龄越小，身体越弱，需要的睡眠时间越长（表 1–2）。

表 1-2　睡眠时间参照表

年龄段	适宜睡眠时间
新生儿	18 ~ 20 小时
2 ~ 3 个月	16 ~ 18 小时
5 ~ 9 个月	15 ~ 16 小时
1 岁	14 ~ 15 小时
2 ~ 3 岁	12 ~ 13 小时
4 ~ 5 岁	11 ~ 12 小时
7 ~ 13 岁	9 ~ 10 小时

（三）制定合理的生活制度，注意用脑卫生

学习笔记

根据各年龄段幼儿的特点合理安排幼儿的一日生活，做到动静结合。集体活动时间不宜过长，内容与形式要灵活多变，保证一天中有足够的自由活动和游戏时间。

（四）创造轻松愉悦的精神环境

幼儿园要创造轻松、快乐的精神环境，使幼儿在园中精神愉悦、心情舒畅。精神过于压抑会抑制脑垂体的分泌活动，影响幼儿正常的生长发育，甚至会影响幼儿的心理健康。因此，幼儿园保教人员要努力为幼儿创造舒适的环境，教育幼儿时不损伤其自尊心，不体罚或变相体罚幼儿。对有缺陷的幼儿，要更加关心关爱，耐心细致地照顾他们。

（五）保持室内空气新鲜

成人脑的耗氧量约占全身耗氧量的 1/4，而幼儿脑的耗氧量约占全身耗氧量的 1/2，因此，幼儿园应经常开窗通风，确保幼儿生活的环境空气新鲜，新鲜的空气中含氧气多，能满足幼儿对氧气的需求。

（六）积极开展体育锻炼

适合幼儿年龄特点的体育锻炼能促进大脑的发育。为使大脑两半球均衡发展，体育活动的动作要多样化，让两手同时得到锻炼。我国儿童以右利手为主，因此，教师应有意识地安排一些活动来锻炼左手，以更好地促进大脑两半球的发育。

相关链接

托儿所幼儿园卫生保健工作规范

第二部分　卫生保健工作内容与要求（节选）

一日生活安排

（一）托幼机构应当根据各年龄段儿童的生理、心理特点，结合本地区的季节变化和本托幼机构的实际情况，制订合理的生活制度。

（二）合理安排儿童作息时间和睡眠、进餐、大小便、活动、游戏等各个生活环节的时间、顺序和次数，注意动静结合、集体活动与自由活动结合、室内活动与室外活动结合，不同形式的活动交替进行。

（三）保证儿童每日充足的户外活动时间。全日制儿童每日不少于 2 小时，寄宿制儿童不少于 3 小时，寒冷、炎热季节可酌情调整。

（四）根据儿童年龄特点和托幼机构服务形式合理安排每日进餐和睡眠时间。制订餐、点数，儿童正餐间隔时间 3.5 ～ 4 小时，进餐时间 20 ～ 30 分钟 / 餐，餐后安静活动或散步 10 ～ 15 分钟。3 ～ 6 岁儿童午睡时间根据季节以 2 ～ 2.5 小时 / 日为宜，3 岁以下儿童日间睡眠时间可适当延长。

（五）严格执行一日生活制度，卫生保健人员应当每日巡视，观察班级执行情况，发现问题及时予以纠正，以保证儿童在托幼机构内生活的规律性和稳定性。

学以致用

如何对待不午睡的孩子

幼儿活泼好动，活动了一上午身体难免感到疲劳，午睡可以让幼儿的身体和大脑得到充分的休息。但是幼儿贪玩，需要成人帮助他们养成良好的午睡习惯。儿童专家认为，孩子在午睡时能够提升身体的免疫力，缓解眼部疲劳，快速恢复精力。那么，对于班中不爱午睡的幼儿，保教人员可以做些什么呢？

1. 了解原因，争取家长配合

幼儿不爱午睡，通常有以下几点原因：早上起床较晚；上午运动量不够；没有养成午睡习惯；午睡时有特殊需要。因此，保教人员一定要与家长一起探讨孩子不午睡的原因，并请家长配合幼儿园调整孩子的睡眠习惯。

2. 采用“循序渐进”的方式

孩子的习惯不是一天养成的，要改变旧的习惯，不可能一蹴而就。开始时可以在睡前给他讲故事，拍拍他，助他入睡。当他慢慢习惯后，老师减少介入，直至他可以自己入睡。在这个过程中，老师要有耐心，切不可用逼迫或惩罚的方式强迫孩子睡觉，这样会适得其反。

学习效果检测

专题一学习任务 1.5 云测试

一、单项选择题

1. 学前儿童脑的耗氧量约为全身耗氧量的（　　）。

A. 20%　　B. 10%　　C. 50%　　D. 40%

2. 2～3 岁幼儿每天要睡足（　　）。

A. 12 小时　　B. 11 小时　　C. 9 小时　　D. 8 小时

3. 中枢神经系统唯一的供能物质是（　　）。

A. 碳水化合物　　B. 葡萄糖　　C. 脂肪　　D. 蛋白质

4. 幼儿身高增长，主要是在（　　）。

A. 上午　　B. 下午　　C. 傍晚　　D. 夜里

二、简答题

1. 如何做好幼儿神经系统的卫生保健工作？
2. 幼儿神经系统有哪些特点？
3. 为什么说幼儿期保证孩子充足的睡眠十分重要？

三、实践题

幼儿高级神经活动的特点是抑制过程不够完善，兴奋强于抑制。在幼儿园见习时，请仔细观察并记录，教师在一日活动中的过渡环节巧用了哪些方法使处于兴奋中的幼儿安静下来。

学习任务 1.6

认识幼儿排泄系统

学习任务单

学习目标	1. 能讲解人体排泄系统的组成、功能。 2. 能说明幼儿排泄系统的特点。 3. 能结合案例理解幼儿排泄系统的卫生保健基本知识。 4. 懂得幼儿排泄系统尚未发育成熟，包容幼儿偶尔出现的遗尿等行为。	
学习时数	1 课时	
学习方法建议	课前预习：通过查阅相关资料，填写“情境问题 1”中表格内容。 课上学习：思考“学习情境描述”里提出的问题，通过案例分析等方式进行学习。 课后练习：课后及时复习，并在此基础上关书独立完成“学习效果检测题”，以巩固基础知识。	
学习运用	在本任务中学习的幼儿排泄系统的特点和卫生保健知识，有助于教师在幼儿一日生活中，注意幼儿的排泄情况，家园合作共同培养幼儿良好的生活习惯，保护好幼儿的排泄系统。	
学习收获		同学填
学习反思		同学填

学习情境描述

茜茜从小排便就不规律，现在上中班了，2 ～ 3 天才排便一次，而且大便干硬、量少，有时排便困难。妈妈很担心长此以往孩子会得痔疮，于是向王倩老师询问有没有什么好的办法，以便家园配合调整孩子的排便状况。如果你是王倩老师，有什么好的建议呢？

排泄系统

情境问题

人的排泄系统由哪些部分组成？每一部分都有哪些作用呢？你能尝试通过自行查阅资料完成以下表格吗？

排泄系统基本常识	
泌尿系统	1. 泌尿系统由_____、________、______和______构成。 2. 如果__________的功能发生障碍，代谢的废物则积聚在体内，引发尿毒症。
皮肤	3. 皮肤具有_______、_______、__________和______________等作用。 4. 皮肤由_____和_____构成，皮肤下有_________。 5. 生发层可产生________，防止紫外线损伤内部组织。

学习笔记

学习驿站

一、幼儿排泄系统的特点

幼儿在新陈代谢过程中产生的废物是需要及时排出体外的，二氧化碳和一部分水通过呼吸作用排出，水分和盐则通过皮肤以流汗的方式排出。

（一）幼儿泌尿系统的特点

1. 肾功能差

肾脏在 1 岁和 12～15 岁两个时期发育较快。在幼儿肾脏中，不起作用和不成熟的肾单位较多，因此肾脏的功能较差。年龄越小，肾小球的滤过率和肾小管的再吸收功能越差。因此，幼儿在紧张、疾病或喂养不当时，会出现不适现象。

情境问题

很多妈妈在带孩子出门玩的时候，会时不时地问孩子：“要不要尿尿？”可即便这样，孩子还是经常尿裤子。有的幼儿会突然很着急地跟妈妈说要小便，但话音未落就已便出，这是为什么呢？

想一想

如何帮助有遗尿症的孩子呢？

学习笔记

2. 膀胱储尿功能差

幼儿的膀胱肌肉层较薄，弹性组织发育尚未健全，所以储尿功能差，排尿次数较多。神经系统对排尿过程的调节作用差，排尿常常不受控制，会出现遗尿现象。出生 1 周后的新生儿每昼夜排尿 20～25 次，1～2 岁的幼儿每昼夜排尿 15～16 次，3～7 岁的幼儿每昼夜排尿 7～10 次。

3. 尿道短，易感染

幼儿尿道较短，黏膜薄嫩，容易受伤，特别是女孩。新生儿女孩尿道仅 1 厘米，且尿道外口显露，与肛门接近，容易发生尿路感染。感染后，细菌可经尿道上行至膀胱、肾脏，引发膀胱炎、肾炎。男孩包茎内藏细菌，也容易引起尿路感染。因此，要注意保持幼儿阴部的清洁卫生，预防疾病。

（二）幼儿皮肤的特点

1. 皮肤薄且容易受伤

幼儿皮肤的厚度只有成人的 1/10，皮肤薄嫩。真皮中的胶原纤维很稀少，因此幼儿的皮肤薄，而且缺乏弹性，容易因摩擦受损。

2. 皮肤对干燥环境适应性差

幼儿皮肤水分虽多，但皮下脂质少，极易流失水分，从而易干燥、爆裂，对干燥的环境不易适应。

3. 皮肤抵抗能力差

幼儿皮肤尚未发育成熟，免疫系统功能弱，无法像成人皮肤一样成为抵抗病菌的第一道防线，仅靠皮肤表面的天然酸性膜保护，因此容易被细菌感染，引发皮肤病。

4. 皮肤调节体温能力弱

幼儿神经系统对体温的调节还不够稳定：当环境温度升高时，不能通过皮肤血管扩张来散发体内的热量，所以夏天易出汗，使汗管堵塞长痱子；在外界温度变化时很难适应，容易感冒。

5. 皮肤色素层薄

幼儿皮肤内黑色素生成少，而黑色素是阻挡紫外线穿透的重要保护屏障，因此，幼儿皮肤很容易被阳光中的紫外线灼伤。

二、幼儿排泄系统的卫生保健

1. 培养幼儿及时排尿的习惯

教师在组织集体活动前，应提醒幼儿排尿，不宜让幼儿长时间憋尿，也要注意不要太频繁地让幼儿排尿，否则会影响正常的储尿功能而引起尿频。

部分幼儿会尿裤子，应及时为他们更换衣物。对于有尿床习惯的幼儿，要

学习笔记

做好防范工作，为其安排合理的生活和作息制度，睡前少饮流质食物，避免精神上受刺激，避免过度疲劳，切勿侮辱责怪幼儿。

2. 养成每日清洁的习惯

每晚睡前要为幼儿清洗屁股，清洗用具做到专人专用。不要让幼儿穿开裆裤，厕所、便盆每天要洗刷，定期消毒。教给幼儿正确的擦屁股方法，即由前向后擦，以免粪便污染尿道。个别幼儿有玩弄生殖器现象，应正确纠正并分析原因。

3. 供应幼儿足够的开水

人体的部分代谢物可以溶解在水中随尿液排出体外，因此，要让幼儿每天适量喝水，这既可以满足新陈代谢的需要，使体内的废物随尿液排出，也可起到清洁尿道的作用，以减少感染。

4. 保持皮肤清洁

脱落的皮屑、汗液等积存多了，会加速细菌的生长繁殖，容易引起皮肤病和其他疾病。清洁的皮肤具有杀菌的能力，应引导幼儿养成爱清洁的习惯。

5. 加强户外体育锻炼

经常在户外活动，幼儿可以接受阳光的照射和气流的刺激，促进新陈代谢，改善皮肤的血液循环，减少皮肤病的发生。可以让幼儿进行日光浴、空气浴等。坚持用冷水洗脸，可以提高皮肤调节体温的能力，提高幼儿对冷、热的适应能力。

6. 注意衣着卫生

为幼儿挑选的衣服应安全舒适，保温、吸汗、透气，便于穿脱。贴身衣物要尽量选用棉质布料。成人应根据季节和天气的变化，及时为幼儿增减衣物。

7. 预防和及时处理皮肤外伤

幼儿活泼好动，且缺乏生活经验，皮肤经常跟外界接触，容易引起外伤。成人应加强对幼儿的安全教育，预防事故发生。如有外伤，要及时处理。轻微外伤可在伤口处涂碘酒或红药水，然后用消毒纱布包好。如伤口较深，应立即就医。

相关链接

各年龄段正常尿量及少尿、无尿标准

年龄	正常尿量 /（mL/24h）	少尿 /（mL/24h）	无尿 /（mL/24h）
0～1 岁	400～500	＜ 200	＜ 50
1～3 岁	500～600	＜ 200	
3～6 岁	600～800	＜ 300	
6 岁以上	800～1400	＜ 500	

学以致用

如何预防幼儿遗尿

由于大脑神经发育不健全，幼儿在睡觉时会不自主排尿。随着年龄的增长，这一现象会慢慢消失，但如果5岁后还经常有遗尿的现象，一般被称为“遗尿症”。这时需要带幼儿去医院检查，若非疾病所致，成人不用过于担心，因为幼儿的成长是有个体差异的。当然，如果幼儿五六岁了，还经常在幼儿园尿床，可能会伤害孩子的自尊心，教师或保育员可以为他们做点什么呢?

1. 注意睡前不要让孩子喝太多水。
2. 关注孩子的每日排尿情况，睡觉前提醒孩子小便。
3. 注意孩子在园中的心理状况，避免其精神过度紧张，减轻其心理压力。
4. 为幼儿制作一个观察表格，摸清其尿床规律。

学习效果检测

专题一学习任务 1.6
云测试

一、单项选择题

1. 成人要培养幼儿良好的排便习惯。幼儿排便时间一般为（　　）。

A. 5～10分钟　　B. 15分钟　　C. 20分钟　　D. 25分钟

2. 幼儿在（　　）岁以上仍不能控制排尿，可称为“遗尿症”。

A. 1　　B. 2　　C. 3　　D. 5

3. 婴幼儿多喝饮用水可以减少（　　）。

A. 皮肤病发生　　B. 泌尿道感染　　C. 感冒发生　　D. 能量消耗

4. 婴儿对排尿无控制能力的主要原因是（　　）。

A. 膀胱发育不完善　　B. 肾发育不完善　　C. 大脑皮质发育不完善　　D. 尿道发育不完善

5. 幼儿患急性肾炎时，尿色呈（　　）。

A. 橘黄色　　B. 棕色　　C. 红色　　D. 乳白色

二、简答题

1. 幼儿泌尿系统有什么特点?
2. 幼儿皮肤有什么特点?
3. 如何做好幼儿排泄系统的卫生保健工作?

三、案例分析题

4岁的潇潇在幼儿园里常尿裤子，针对这种情况，班主任徐老师采取了以下做法:（1）经常提醒他上厕所;（2）在幼儿园里让他少喝水;（3）用惩罚手段帮助他克制尿裤子。

请结合所学知识分析:

1. 该老师的做法是否恰当?
2. 你还有什么好的建议?

学习任务 1.7 认识幼儿内分泌系统

学习任务单

学习目标	1. 能说出人体内分泌系统的组成、功能。 2. 掌握幼儿内分泌系统的特点。 3. 熟悉幼儿内分泌系统的卫生保健基本知识。 4. 热爱并尊重幼儿，树立科学儿童观。	
学习时数	1 课时	
学习方法建议	课前预习：通过查阅相关资料，填写“情境问题”中表格内容。 课上学习：思考“学习情境描述”里提出的问题，通过小组讨论、头脑风暴、课堂辩论等方式进行学习。 课后练习：课后及时复习，并在此基础上关书独立完成“学习效果检测题”，以巩固基础知识。	
学习运用	在本任务中学习的幼儿内分泌系统的特点和卫生保健知识，有助于教师更好地了解幼儿，知道幼儿的生长特点，并在一日生活中更合理有效地保护和促进幼儿内分泌系统健康，避免早熟和发育迟缓。	
学习收获		同学填
学习反思		同学填

学习情境描述

茜茜的妈妈在孩子班级集体照中发现，豪豪明显比其他小朋友高很多。一次茜茜的妈妈去接孩子放学，碰巧遇到豪豪的妈妈，就向其请教豪豪个子高的原因。豪豪的妈妈说：她有一个秘诀，春天是万物生长的季节，每到春天她都会让孩子吃钙片，所以孩子个子长得特别快！茜茜的妈妈回家高兴地跟家人分享，但家人反对给孩子吃钙片，为此，茜茜的妈妈与家里人闹了别扭。

你觉得，幼儿期应该给孩子补钙吗？

情境问题

人的内分泌系统由哪些部分组成？每一部分都有哪些作用呢？你能尝试通过自行查阅资料完成以下表格吗？

内分泌系统基本常识
1. 内分泌系统由许多内分泌腺组成，内分泌腺分泌的物质是____。 2. 对幼儿影响比较大的内分泌腺有_________、_____和_____。 3. 人体最大的内分泌腺是_____。 4. 脑垂体分泌的激素和腺素对___________、___________和____等都有重要作用。 5._____既是淋巴器官，也是内分泌器官。

内分泌系统

学习笔记

学习驿站

一、幼儿内分泌系统的特点

（一）甲状腺

碘是合成甲状腺素的主要成分，如果幼儿身体缺碘，就会造成甲状腺功能不足，表现为人体代谢缓慢，神经中枢的兴奋性降低，智力低下，反应迟钝，并伴有嗜睡现象。如果孕期母亲缺碘，胎儿甲状腺发育不全，就会引发“呆小病”，主要症状是身材矮小，四肢粗短，智力低下。

甲状腺素分泌过多，会得“甲亢”，症状为食量增大，身体却日渐消瘦，甲状腺肿大，心悸、多汗、突眼、多语、失眠等。

（二）脑垂体

幼儿期如果脑垂体异常，会引发各种疾病。如生长激素分泌不足，会引发“侏儒症”，患者身材矮小，生长发育迟缓，性器官发育不全，但智力一般不受影响。如果生长激素分泌过多，生长过度，则会患“巨人症”。

（三）胸腺

新生儿和幼儿期胸腺发达，体积逐渐增大，青春期后逐渐退化，成年后逐渐萎缩。幼儿若胸腺发育不全，会影响免疫功能，导致反复出现呼吸道感染及腹泻症状。

想一想

为什么现在很多孩子性早熟？

二、幼儿内分泌系统的卫生保健

（一）保证充足的睡眠

幼儿的身高受生长激素的影响，生长激素的分泌在昼夜间并不均匀，幼儿

核心概念

◆ 呆小病：是一种先天性甲状腺功能低下、胚胎期缺碘引起的病症。患儿一般头大，四肢短，身材矮小，智力低下。

◆ 侏儒症：是一种由生长激素分泌严重不足导致的疾病。患儿身体发育非常缓慢，身材矮小，成年后身高几乎只有正常成人的一半，但智力一般正常。

夜间入睡后生长激素分泌较多，因此，保证幼儿充足而高质量的夜间睡眠，对幼儿的身高增长非常重要。

（二）提供科学合理的膳食

缺碘对幼儿的影响是巨大的，不仅会影响幼儿的生长发育，还会影响幼儿的智力。因此，幼儿的饮食中要注意碘的供给，可食用加碘的食盐，多吃海带、带鱼等，防止碘缺乏。

（三）不盲目服用营养品

随着生活条件的改善，很多家长希望通过保健品促进孩子的生长发育，但幼儿摄入过多类似雌激素的物质，会引发性早熟。此外，高脂肪、高糖分食物摄入过多，会造成幼儿身体肥胖，而肥胖易导致内分泌系统紊乱，这也是诱发性早熟的重要原因。因此，不应盲目给幼儿服用营养品。

相关链接

侏儒症的病因

侏儒症一般有以下几种病因。

1. 骨骼系统疾病，如软骨营养不良和抗维生素 D 性佝偻病。
2. 染色体异常。
3. 先天性代谢缺陷。
4. 内分泌障碍，如甲状腺功能减退引发的垂体性侏儒症。
5. 肾脏疾病。
6. 家族性矮小症和原发性侏儒症。
7. 长期大剂量使用肾上腺皮质激素。

可见，侏儒症的病因有先天和后天两种，做相关的孕前检查，可有效预防此类疾病。

学以致用

长高的秘密

幼儿的身高是受遗传和环境共同影响的，遗传因素既然不能改变，很多家长就期待能创造后天条件助力孩子长高。那么，如何用科学合理的方法帮助孩子长高呢？

1. 营养均衡

如果孩子有挑食的习惯，一定要及时纠正。骨骼的生长需要足够的钙、磷及微量的锰和铁。钙摄入不足及维生素 D 缺乏，会造成骨矿化不足，影响骨的生长。

2. 保证睡眠

晚上 10 点至 12 点和清晨 5 点左右是生长激素分泌的高峰期，因此，每晚应让幼儿在 9 点前睡觉，保证生长激素更好地分泌。

3. 关注情绪

紧张焦虑的情绪会影响生长激素的分泌，因此，生活中要关注幼儿的情绪，为孩子创造温馨、舒适的环境氛围，使孩子保持开朗乐观的心态。

4. 多运动，增强体质

运动可以加强新陈代谢，加速血液循环，促进生长激素分泌，加快骨骼生长。

5. 不迷信增高产品

市面上增高产品很多，很多家长买来增高保健品给孩子服用。但是滥用保健品可能会导致幼儿性早熟。

学习效果检测

专题一学习任务 1.7
云测试

一、单项选择题

1. 影响儿童生长发育和智力发展的内分泌腺是（　　）。

A. 脑垂体　　B. 肾上腺　　C. 甲状旁腺　　D. 甲状腺

2. 幼儿时期，脑垂体分泌的生长激素不足，会得（　　）。

A. 侏儒症　　B. 呆小病　　C. 肢端肥大症　　D. 巨人症

3. 人体最大的内分泌腺是（　　）。

A. 肾上腺　　B. 脑垂体　　C. 甲状腺　　D. 甲状旁腺

4. 合成甲状腺素的主要原料是（　　）。

A. 铁　　B. 锌　　C. 碘　　D. 钙

5. 与机体的免疫功能有密切关系的内分泌腺是（　　）。

A. 甲状腺　　B. 胸腺　　C. 肾上腺　　D. 性腺

二、简答题

1. 为什么要保证幼儿夜晚有充足的睡眠？
2. 如何做好幼儿内分泌系统的卫生保健工作？
3. 甲状腺素分泌不足容易导致哪些问题？

三、实践题

在幼儿园一日活动见习中，认真观察教师是如何组织幼儿午睡的，对于不想午睡的个别幼儿，教师是如何照料的。

学习任务 1.8 认识幼儿生殖系统

学习任务单

学习目标	1. 了解人体生殖系统的组成、功能。 2. 掌握幼儿生殖系统的特点。 3. 熟悉幼儿生殖系统的卫生保健基本知识。 4. 热爱并尊重幼儿，树立科学儿童观。	
学习时数	1 课时	
学习方法建议	课前预习：通过查阅相关资料，填写“情境问题”中表格内容。 课上学习：思考“学习情境描述”里提出的问题，开动脑筋积极参与课堂讨论。 课后练习：课后及时复习，并在此基础上合上书独立完成“学习效果检测题”，以巩固基础知识。	
学习运用	在本任务中学习的幼儿生殖系统的特点和卫生保健知识，有助于教师在幼儿一日生活中能更好地做好幼儿生殖系统的卫生保健工作。	
学习收获		同学填
学习反思		同学填

学习情境描述

很多幼儿都会问：“妈妈，我是怎么来的？”这个问题的答案，从 20 世纪的“垃圾桶里捡来的”，到 21 世纪的“充话费送的”，版本虽然不同，但出发点都一样，就是回避问题。那么，面对孩子的这个问题，我们应该如何回答呢？

情境问题

人的生殖系统由哪些部分组成？每一部分都有哪些作用呢？你能尝试通过自行查阅资料完成以下表格吗？

生殖系统基本常识
1. 生殖系统可分为________器官和________器官。 2. 男性的外生殖器包括_____和_____。 3. 女性的内生殖器包括______、______、________和_____等。

生殖系统

学习笔记

学习驿站

一、幼儿生殖系统的特点

生殖系统迟至青春期才开始发育。女孩在 8 岁前，男孩在 9 岁前出现第二性征，为性早熟。

幼儿性别认同的心理发育关键时期是 3 岁左右，此时幼儿开始对男女之间的差异感兴趣，如为什么男孩子站着小便而女孩子蹲着小便？ 5～6 岁时对“我是怎么来的”之类的问题感兴趣。

二、幼儿生殖系统的卫生保健

（一）对幼儿进行科学的性教育

教师应通过科学的、系统化的教育方式，教育幼儿形成正确的性别自我认同，以平和的心态面对孩子的疑惑，简洁回答孩子的问题，通过绘本、动画视频等孩子易于接受的形式教育孩子提高自我保护意识，防范性侵害。

（二）保持外生殖器的清洁卫生

幼儿与父母的内衣要分开清洗，以防交叉感染。教育幼儿养成每天清洗外阴部的习惯，清洗用具专人专用，洗脚与清洗臀部的容器应区分开，毛巾要经常消毒。

想一想

如何科学地对幼儿进行性教育？

学以致用

对幼儿的性教育

孩子从 3 岁左右开始，性心理迅速发展。他们开始对异性产生浓厚的兴趣，如为什么男孩和女孩的生殖器不一样？为什么男孩子站着小便而女孩子蹲着小便？

1. 成人要端正态度。

幼儿期有的孩子会有玩自己生殖器的行为，遇到这种情况，家长和教师不要紧张、责骂，这不是孩子性早熟的表现，可转移孩子的注意力，并查明原因，如由疾病导致，应及时治疗。

2. 培养幼儿的兴趣爱好，为其提供释放剩余精力的出口。

3. 建议家长跟幼儿分开睡，从小培养幼儿自立和健康的心理。

4. 父母言传身教，给孩子树立正确的榜样。

5. 幼儿园开展系列性教育活动。

小班可以让孩子认识自己的性别；中班可以让孩子了解生命的成长过程；大班可以让孩子了解自己的身体，知道身体的哪些部分是自己的小秘密，不能让别人碰。

总之，孩子对异性的好奇是正常现象，家长和教师应正确认识并科学引导，不能一味回避，否则幼儿会更加好奇。

学习效果检测

专题一学习任务 1.8 云测试

一、简答题

如何做好幼儿生殖系统的卫生保健工作？

二、实践题

瑶瑶今天到了幼儿园一直闷闷不乐。经过询问，王倩了解到，瑶瑶不开心是因为妈妈说她是从垃圾桶里捡来的，她怕哪天惹妈妈生气了，妈妈会把她扔回垃圾桶。如果你是王倩，该怎么安慰瑶瑶？又应该如何跟瑶瑶的妈妈沟通呢？

学习任务 1.9 认识幼儿感觉器官

学习任务单

学习目标	1. 能说出人体感觉器官的组成、功能。 2. 能列举幼儿视觉、听觉器官的特点。 3. 熟悉幼儿感觉器官的卫生保健基本知识。 4. 知道视觉、听觉器官保护对于幼儿身心健康发展的重要意义。	
学习时数	2 课时	
学习方法建议	课前预习：通过查阅相关资料，填写“情境问题 1”中表格内容。 课上学习：思考“学习情境描述”里提出的问题，通过小组讨论、头脑风暴、课堂辩论等方式进行学习，要积极参与。 课后练习：课后及时复习，并在此基础上合上书独立完成“学习效果检测题”，在日常生活中活学活用。	
学习运用	在本任务中学习的幼儿感觉器官的特点和卫生保健知识，有助于教师在幼儿园一日生活中，有意识、科学地保护幼儿的视觉、听觉器官。	
学习收获		同学填
学习反思		同学填

学习情境描述

茜茜经常玩电子产品，妈妈怕茜茜会近视，于是带她去医院检查视力，却意外发现茜茜远视。妈妈很不解，远视不是老年人易得吗？这么小的孩子怎么会远视呢？需不需要佩戴眼镜呢？

感觉器官

情境问题

人的感觉器官主要有哪些？它们的结构又是什么样的？你能尝试通过自行查阅资料完成以下表格吗？

感觉器官的基本常识	
眼	1. 视觉器官由______、______和________三部分组成。 2. 虹膜中央是______，能根据外界光线的强弱自动调节，扩大或缩小，进而调节进入眼内光线的强弱。 3.______可以感受光线的刺激，产生视觉。 4. 眼球由______和________组成。 5. 外界物体反射的光经过________折射在视网膜上。
耳	6. 耳既是听觉器官也是_____器官。 7. 耳由______、______和______三部分组成。 8. 外耳包括______、________和______三部分。 9. 声波由______传到内耳。 10.______是听觉器官的主要部分。

学习笔记

学习驿站

一、幼儿感觉器官的特点

（一）视觉器官——眼

幼儿的眼球比较小，前后距离短，近处物体成像在视网膜后面，称为生理性远视。随着眼球的发育，眼球前后径逐渐增长，5 岁后视力逐渐转为正常。幼儿晶状体有较好的弹性，能看见较近的物体，但如果长时间近距离看书、写字，眼球会处于疲劳状态，晶状体形状改变，形成假性近视。

（二）听觉器官——耳

幼儿的外耳道比较狭窄，进脏水后容易引起外耳道疖肿。幼儿外耳道壁尚未完全骨化，耳郭由两层皮夹着一层软骨组成，脂肪少，血液循环差，易生冻疮。幼儿的咽鼓管短、粗，位置水平，所以当咽、喉和鼻腔感染时，易引发中耳炎。

想一想

为什么幼儿比成人容易近视？

情境问题

党的二十大报告指出要“推进健康中国建设”。目前，我国儿童近视的发病率越来越高，发病年龄越来越小。成人应如何保护幼儿的视力呢？

二、幼儿感觉器官的卫生保健

（一）眼的卫生保健

要创造条件保护幼儿的视力。幼儿期注意眼保健，会使孩子终身受益。

1. 教育幼儿注意用眼卫生，预防近视、斜视

教育幼儿不在过暗处和阳光下看书，不躺着看书，不在行走或乘车时看书，眼睛与书本的距离应保持 1 尺。集中用眼时间不宜过长，尽量不要看电子产品，每次看电视不要超过 30 分钟，看后应远眺或到户外看看绿色，使眼睛消除疲劳。

幼儿园的座位要定期调换，防止幼儿斜视。

教育幼儿不用手揉眼睛，毛巾、手帕等个人物品要专人专用，预防沙眼和结膜炎。不玩小刀、弹弓、鞭炮等可能伤害眼睛的物品。

2. 幼儿园注意科学采光

幼儿活动的房间需要自然光充足。幼儿读书、绘画时，光线应来自幼儿左上方，若室内自然光不足，应采用人工照明。

3. 定期检查视力

幼儿期是视觉发育的关键期，也是预防和治疗视觉异常的最佳时期。定期为幼儿检查视力可及时发现异常，早期干预更有利于视力恢复。如发现幼儿看物体时经常眯眼，经常揉眼睛，频繁眨眼，常歪着头看物体，常做不好需要手眼协调的动作等，应提醒家长及时带孩子就医。

（二）耳的卫生保健

1. 减少噪声，保护幼儿听力

长期生活在噪声环境中会损害幼儿的听力，因此，成人要创设适宜的环境，尽量减少噪声对幼儿的危害。幼儿听力出现异常的表现：对突然的或过强的声音反应不敏感；听人说话时喜欢侧着头，用耳朵对着声源；与人交流时常常盯着对方的嘴；发音不清，说话声音很大；睡前不怕吵；常用手挠耳朵等。若幼儿有上述表现，成人应及时带其就医。

2. 保持外耳道清洁，不用锐利的工具挖耳

幼儿外耳道的皮肤娇嫩，易受刺激，因此，不能用牙签、耳匙等锐利的工具为幼儿挖耳。若不慎戳伤鼓膜，会造成耳聋。如幼儿耳朵里面痒，可用手指为其轻揉；如耳垢太多，应及时就医，请医生帮助清理。

3. 预防中耳炎

教会幼儿擤鼻涕的正确方法，擤鼻涕时不要太用力，以免将鼻咽部的分泌物经咽鼓管挤入中耳。不要让幼儿躺着进食、喝水。及时清理进入耳内的污水，若有污水进入耳内，可将头偏向进水一侧，单脚跳几下，将水控出，

核心概念

- 生理性远视：幼儿眼球比较小，前后距离短，近处物体成像在视网膜后面，称为生理性远视。
- 假性近视：假性近视是由于用眼过度，致使睫状肌持续收缩痉挛、晶状体厚度增加而导致视物模糊不清，假性近视若不能得到及时缓解就会发展为真性近视。

学习笔记

学习笔记

或用棉签将水清理干净。

相关链接

1～6岁儿童视力发展对照表

年龄/岁	视力参照
1	4.5
2	4.6～4.7
3	4.7～4.8
4～5	4.8～5.0
6	5.0

学以致用

如何发现幼儿患有弱视

若眼部无器质性病变，矫正视力低于正常视力即为弱视。弱视是常见的儿童眼病，需及时治疗。那么，如何及时发现幼儿患有弱视呢？

1. 幼儿看书时两眼离书本很近。
2. 在并不强烈的阳光下经常眯眼看东西。
3. 经常擦眼睛，流眼泪。
4. 看人时歪头。
5. 动作笨拙或动作不协调。
6. 经常被绊倒。

成人如发现幼儿有以上行为表现，应及时带其去医院就医，3～6岁是治疗弱视的黄金期。

学习效果检测

专题一学习任务1.9
云测试

一、单项选择题

1. 幼儿看书距离不宜太近，时间长容易产生（　　）。

A. 视网膜疲劳　B. 晶状体疲劳　C. 角膜疲劳　D. 睫状体疲劳

2. 成人要注意保护幼儿的耳朵，防生冻疮，是因为幼儿的（　　）。

A. 耳郭血液循环差　B. 咽鼓管较短　C. 皮下脂肪较多　D. 外耳道较浅

3. 婴幼儿生理性远视一般发生在（　　）。

A. 3岁前　B. 5岁前　C. 7岁前　D. 10岁前

4. 幼儿眼球前后径较短，物体成像于视网膜后方称（　　）。

A. 正常视力　B. 生理性近视　C. 生理性远视　D. 弱视

5. 视觉器官的主要组成部分是（　　）。

A. 眼球　　B. 眼肌　　C. 结膜　　D. 眼睑

二、简答题

1. 怎样保护幼儿的视力？

2. 如何预防中耳炎？

3. 如何做好幼儿耳的卫生保健工作？

三、实践题

到幼儿园进行一日活动见习，并做个小调查：问问你所在班级的小朋友，知不知道如何保护自己的眼睛和耳朵。

致幼儿

亲爱的小朋友，我想对你说：

幼师宣言

我们的幼稚教育的目的，应完全以儿童为本位。

——张雪门

专题二

幼儿生长发育规律与评价

党的二十大报告提出，教育、科技、人才是全面建设社会主义现代化国家的基础性、战略性支撑。幼儿是国家未来的建设者，无论是家长或保教人员在抚育孩子的过程中，都应特别关心孩子的生长发育状况，思考诸如此类的问题：孩子的生长发育是否正常？身高体重达标了吗？智力发育正常吗？

幼儿处于不断生长发育的动态变化过程之中，不同年龄段幼儿的生长发育都有一定的规律。保教人员只有了解幼儿生长发育的规律、特点及其影响因素，学会正确测量和评估幼儿的生长发育状况，才能在保教工作中及时发现问题，采取恰当的养育和保健措施，以保证幼儿健康地成长。

学习导航

幼儿生长发育规律与评价

- 探讨幼儿生长发育的规律
  - 生长和发育的关系
  - 幼儿生长发育的规律
- 寻找影响幼儿生长发育的因素
  - 遗传因素
  - 环境因素
- 学会进行幼儿生长发育评价
  - 生长发育的评价指标
  - 生长发育的评价标准
  - 生长发育的评价方法

学习初体验

学习初体验：请同学们找出自己从小到大的照片，以“回眸我的成长历程”为题制成课件，感受成长的过程。

学习交流：在班级中分享课件，交流彼此成长中发生了哪些变化，探寻其中蕴含着哪些生长发育的规律。

学习任务 2.1
探讨幼儿生长发育的规律

学习任务单

学习目标	1. 了解生长、发育的含义。 2. 掌握幼儿生长发育的基本规律。 3. 能叙述幼儿生长发育的特点和主要关键期。 4. 遵循幼儿生长发育的规律，有针对性地开展保育工作。 5. 树立正确的儿童观，关心幼儿成长。	
学习时数	1 课时	
学习方法建议	课前预习：针对“学习情境描述”中提出的问题，自主学习书本知识，并搜集、查找相关课外资料进行学习。通过采访幼儿家长或保育员，了解幼儿生长发育的规律，收集个案。 课上学习：带着问题听讲，并与同学一起讨论、交流、探寻个案中蕴含的幼儿生长发育的规律和特点。 课后练习：课后将所学知识运用于实际问题的分析和解决中，以进一步掌握和巩固幼儿生长发育相关知识。	
学习运用	本学习任务有助于认识幼儿生长发育规律，可用于日常有针对性的保教活动安排和对家长照护的指导。	
学习收获		同学填
学习反思		同学填

学习情境描述

每次到幼儿园实习，看到孩子们纯真无邪的笑脸，总是感到特别开心。小、中、大班的孩子年龄不同，在做操、游戏、学习等活动中表现出的运动、语言等各方面能力太不一样了。比如孩子画人，刚进小班的孩子画出的是蝌蚪式的人，到了大班，孩子已能画出包括头、躯干、双手和双脚六个部分的人体了。

在幼儿园中观察到的这些现象，其实都符合孩子的成长规律。你知道幼儿的生长发育有哪些规律吗？

学习笔记

情境问题

“我的孩子个子比别人矮，体重比别人轻些，是不是生长发育不良呢？”当家长来咨询这些问题时，我们首先应该清楚：“什么是生长和发育？”“人的生长发育是从什么时候开始的？”

学习驿站

一、生长和发育的关系

生长、发育是人重要的生命现象，人的生长、发育是从受精卵形成胚胎到成为性成熟个体的过程。

生长是指身体各器官、系统的长大和形态上的变化，是量的改变，可用身长（身高）、体重、头围、胸围等相应的测量值来表示。

发育是指细胞、组织和器官的分化完善与功能上的成熟，是质的改变。

生长和发育两者密切相关，生长是发育的物质基础，而发育成熟状况又反映在生长的量的变化上。

想一想

幼儿的生长和发育有什么关系呢？

情境问题

“‘七滚八爬周会走’的说法可靠吗？我的孩子九个月了还不会爬，有问题吗？”“孩子生长发育的关键期不知道何时到来，也许一不小心就忽略了，真担心会错过。”的确，孩子的生长发育有关键期和规律性，家长和保教人员如果对此有所了解，对孩子的成长是否正常做到心中有数，就不至于对一些正常现象也感到忧虑了。那么，幼儿期生长发育有哪些规律呢？

核心概念

- 生长是指身体各器官、系统的长大和形态上的变化，是量的改变。
- 发育是指细胞、组织和器官的分化完善与功能上的成熟，是质的改变。

二、幼儿生长发育的规律

学习笔记

生长发育是一个复杂、连续的过程，各年龄段生长发育的特点各有不同，且都有相对的稳定性和独立性，因而形成了不同的发展阶段。在托幼机构中，一般将6岁以下儿童的生长发育过程划分为五个年龄段。胎儿期：从受精卵形成到胎儿娩出为止共40周（280天），也称妊娠龄；新生儿期：从出生到出生后第28天；婴儿期：从出生后第29天至1周岁，也称乳儿期；幼儿前期：1～3周岁；幼儿期：3～6周岁。

幼儿处于生长发育的动态变化过程之中，呈现出明显的个体差异性，但也具有一定的规律。幼儿生长发育规律是指群体幼儿在生长发育过程中出现的普遍现象。保教工作者了解幼儿的生长发育规律后，在育儿过程中能更好地认识幼儿的特点，从而在教育活动中能更好地尊重幼儿成长的天性。

（一）生长发育具有连续性和阶段性

儿童生长发育是一个不可中断的连续过程，每一个阶段都有其特点，同时每一个阶段又彼此有规律地交替、衔接，后一阶段必须在前一阶段的基础上得以发展，任何阶段的生长发育受到阻碍都会影响到下一阶段的良性发展。

（二）生长发育具有程序性

生长发育有一定的程序，一般遵循由上到下、由近到远、由粗到细、由低级到高级、由简单到复杂的规律。

由上到下：动作发展从头部开始，依次是抬头、抬胸、俯撑、翻身、坐、爬、站，到第一年年末，有的已能直立行走。

由近到远：接近身体中心（躯干）部分的肌肉和动作比远离身体中心的肢端部分的肌肉和动作先发展，即由中心到边缘。以手臂为例，先会抬肩，手指动作发展得最晚。

由粗到细：先出现粗大动作，后发展精细动作。

由低级到高级：如先感知事物，后发展记忆、分析、判断等。

由简单到复杂：如语言的学习，先会发单音，后学会词组，再能组词成句。

（三）生长发育具有不均衡性

儿童生长发育并非等速直线上升，而是呈波浪式的。各系统发育快慢不同。神经系统发育先快后慢，出生时脑重约350克，相当于成人脑重的25%；3岁时约重1000克，相当于成人脑重的75%；到幼儿期末增长到约1250克，相当于成人脑重的90%。

咽部淋巴组织及扁桃体在幼儿期增长比较明显，10岁以后增长速度逐渐减慢。

生殖系统的发育先慢后快，在幼儿期发展进程缓慢，到青春期才迅速发育并达到成人水平。

（四）生长发育具有相互关联性

身体各系统的发育时间和速度虽然各有不同，但机体是一个统一的整体，各系统的发育是密切关联、相互影响的。

适当的体育锻炼不仅能促进运动系统的发育，也能促进神经系统的发育；神经系统的发育，又可以更好地协调运动系统的发育。生理发育和心理发展密切相关，生理发育是心理发展的基础，心理状态也会影响生理发育。

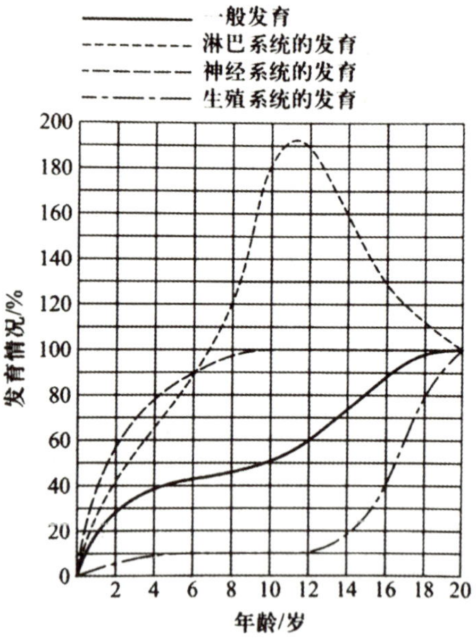

图 2-1 身体各系统发育情况

（五）生长发育具有个体差异性

生长发育有一定的规律，但每个幼儿由于先天遗传素质与后天生长环境条件不完全相同，其生长发育又有其自身的特点。个体在整个生长时期都存在着广泛的差异，呈现出高矮、胖瘦、强弱、智愚的不同。

在研究和评价幼儿生长发育状况时，不能简单地只将某一个幼儿的发育指标与标准值进行横向对比并评估，应该考虑到幼儿生长发育的个别性，将现在的发育情况与其以往的情况进行纵向比较，考虑个体不同的影响因素，才能较准确地判断是正常还是异常，同时还要进行系统、连续的观察，这样才能了解生长发育的真实情况，以更好地指导教养工作。

考证指南

幼儿生长发育规律是需要掌握的重点内容。

在幼儿保教过程中，应尽可能提供良好的环境条件，以充分发挥每个幼儿的遗传潜能，使他们达到最优的发育水平。

相关链接

学前儿童大动作或躯体动作发展的大致时间表

2～3 岁：走路更有节奏；由疾走转变为跑；做跃起、向前跳跃和接物动作时上身动作仍显得僵硬；能边走边推玩具小车，但经常把不住方向。

3～4 岁：能双脚交替上下楼梯；做向上、向前跳跃动作时上身显得较灵活；依靠上身做扔物和接物的动作，仍然需要依靠胸部才能接住一个球；能双手扶把踩三轮小童车。

4～5 岁：能跑得很稳；能用单足飞快地跳跃；能依靠躯体的转动和改变双脚的重心去扔球；仅依靠双手就能接住球；能飞快地踩三轮童车，方向也把得很稳。

5～6 岁：奔跑的速度越来越快；跑得很稳；能做真正的跳跃运动；表现成熟的扔物和接物动作模式；能踩带有训练轮子的自行车。

（来源：方富熹，方格，林佩芬 . 幼儿认知发展与教育 . 北京：北京师范大学出版社，2003：61）

学以致用

生理发育与心理发展关系的探索

生理发育与心理发展既有区别又有联系。

一、相互区别

生理与心理是不同的概念，生理是指生物机体的生命活动和体内各器官的机能。心理是人脑对客观现实主观能动的反映。

二、密切联系

人的生理发育与心理发展有着密切的联系。在人的一生中，生理发育与心理发展的速度是相互协调的，从而使个体的身心达到平衡、和谐的状态。

1. 生理是心理的物质基础

人的心理不是物质，而是脑的机能。脑是心理的器官，没有人脑这个物质基础，就不可能产生人的心理。

人的生理发生变化会影响人的心理。幼儿如果生理上有缺陷，就容易孤僻、敏感、不合群、忧郁、悲观，丧失自信，产生自卑感。所以，对存在生理缺陷的幼儿，应多关心、鼓励他们，帮助他们克服困难，树立生活的自信心。

2. 心理状态会影响生理发育

心理发生变化，自主神经也会受到影响，从而表现为从心理变化过渡到生理变化。如果幼儿终日闷闷不乐、垂头丧气，会引起消化液分泌减少、食欲减退、体重下降。长期情绪压抑，过度忧伤、恐惧，还可能导致精神疾病。

因此，保教人员不仅要关注孩子的生理发育，还要关爱孩子的心理健康，使所有的孩子在关爱的阳光下健康、快乐地成长。

学习效果检测

专题二学习任务 2.1
云测试

一、单项选择题

1. 幼儿期是（　　）。

A. 出生到出生后第 28 天　　B. 出生后第 29 天至 1 周岁

C. 1～3 周岁　　D. 3～6 周岁

2. 下列有关生长和发育的关系表述正确的是（　　）。

A. 生长在前，发育在后

B. 生长是量的增加，发育是质的改变

C. 生长是发育的基础，发育是生长的表现

D. 生长和发育是两个截然不同的过程，两者没有内在的联系

3. 不同幼儿高矮、胖瘦不同，表明生长发育具有（　　）。

A. 连续性　　B. 阶段性　　C. 个体差异性　　D. 程序性

4. 动作发展从头部开始，依次是抬头、抬胸、俯撑、翻身、坐、爬、站，到第一年年末，有的幼儿已能直立行走。说明动作发展遵循（　　）规律。

A. 由上到下　　B. 由近到远　　C. 由粗到细　　D. 由低级到高级

5. 神经系统发育先快后慢，而生殖系统在幼儿期发展进程缓慢，到青春期才迅速发育并达到成人水平。这说明生长发育具有（　　）。

A. 连续性和阶段性　　B. 程序性　　C. 不均衡性　　D. 相互关联性

二、简答题

1. 幼儿生长发育具有哪些规律？

2. 生长发育具有程序性体现在哪里？

三、实践题

结合所学知识，请尝试分析这首童谣说明了婴幼儿生长发育的什么特点。

童谣

一哭二笑三咿呀　　四月抬头望妈妈
五抓六坐握足玩　　七滚八爬九叫爸
十站对指十二走　　看图说话在十八
两岁能用勺吃饭　　喜怒分明命令发
三岁学穿鞋和袜　　长成大娃别娇他

学习任务 2.2 寻找影响幼儿生长发育的因素

学习任务单

学习目标	1. 能说出影响幼儿生长发育的因素。 2. 明确影响幼儿生长发育各因素的作用。 3. 树立科学的育儿理念，以促进幼儿的正常生长发育和良好发展。	
学习时数	1 课时	
学习方法建议	课前预习：查找影响幼儿生长发育因素方面的相关资料进行初步学习。 课上学习：在学生回答情境问题时，教师提供参考资料，学生进行思考、分析，并积极参加小组讨论、交流活动，在研讨中进行思维的碰撞，有所感悟。 课后练习：课后在复习的基础上，认真、独立地完成“学习效果检测题”，巩固基础知识；在实例分析中提高知识的运用能力和问题的分析能力。	
学习运用	针对幼儿生长发育的情况，分析影响幼儿生长发育的因素，减少不良因素对幼儿生长发育的影响。	
学习收获		同学填
学习反思		同学填

学习情境描述

阳阳三岁半了。由于阳阳是早产儿，出生时体重不到 2.5 千克，阳阳的妈妈非常重视他的饮食，不仅保证足够的母乳喂养，还注意适时地添加辅食。在日常生活中，她想办法让阳阳喝奶，吃蛋、鱼、虾、肉等各种营养丰富的食物。功夫不负有心人，阳阳终于变得白白胖胖，只是个子相比同龄的小朋友略矮一些。阳阳的妈妈又开始到处打听让孩子长高的方法。那么，影响孩子生长发育的因素除了营养外，还有哪些呢？

学习驿站

学习笔记

影响幼儿生长发育的因素很多，概括起来有遗传因素和环境因素两大类。遗传因素决定生长发育的可能性，环境因素决定生长发育的现实性，即环境影响了遗传潜力的发挥，最后决定了发育的速度及达到的程度。幼儿生长发育的过程，是遗传因素和环境因素相互作用的过程。

情境问题

人们往往会根据父母的身高来预测孩子未来的身高，你觉得这可信吗？为什么？哪些因素影响着幼儿的生长发育呢？

一、遗传因素

遗传是指亲代表达相应性状的基因传递给后代，从而使后代获得其父母遗传信息的现象。它是人类种族绵延的基本条件，也是决定人体发展与变化的先天因素。一般而言，幼儿生长发育的特征、潜力和趋向等都受父母双方遗传因素的影响。如很多孩子与父亲或母亲长相相似，这是因为父母的脸型、五官特征、肤色、体形等会明显地遗传给孩子。人的身高虽然会受到营养状况、体育锻炼等因素的影响，但是遗传因素所占的比例约为70%，父母身材高大，子女个头往往较高，反之，父母个子矮的，孩子个子也会偏矮，但并非绝对。人的体重、皮褶厚度和血压等指标在家族内具有一定程度的相似性。

倡导优生就是使优良的基因得到延续和发展，保证子代有正常的生存能力。《中华人民共和国民法典》规定，直系血亲或者三代以内的旁系血亲禁止结婚。如果他们之间通婚，称为近亲婚配。这样结合的夫妻双方有很大可能携带相同的隐性致病基因，并会将有害基因传递给子孙，增加遗传病的发病率，也会增加先天畸形、早产和流产、幼儿夭折的风险。

想一想

在日常生活中，不少人发现，随着年龄的增长，孩子的脸型、五官、肤色、体形等越来越有其父母的影子。人们往往把这种变化归结为遗传所致。你认为这一说法对吗？

情境问题

父母个子不高，有的孩子和父母一样长得矮，有的孩子却个子很高，这是为什么呢？专家说，身高有一定的遗传概率，同时还受到很多因素的影响。

这些因素主要是什么呢？

学习笔记

二、环境因素

环境是指围绕着某一事物（通常称其为主体）并会对该事物产生某些影响的所有外界事物（通常称其为客体），即环境是指相对并相关于某个中心事物的周围事物。

影响生长发育的环境因素有很多，主要有营养、疾病和药物、生活制度、体育锻炼和劳动、季节和气候、社会因素等。

1. 营养

营养是生长发育最重要的物质基础，会对生长发育产生暂时性或永久性的影响。胎儿生长发育所需的各种营养主要来自母体，孕妇的营养状况影响整个妊娠过程及胎儿在宫内的生长发育。如果孕妇营养失调或不足，将对母体健康和胎儿的正常发育产生不良影响。因此，孕妇必须调整膳食与营养，以充分满足胎儿生长发育的各种营养素需要。

由于幼儿处于生长发育的旺盛期，要注意营养的丰富和均衡。如果膳食结构不合理，营养素摄入不足或不均衡，会出现生长发育迟缓、皮下脂肪减少、肌肉发育不良、骨质疏松等症状，严重时会导致疾病。反之，摄入过多热量所致的肥胖也会对幼儿生长发育造成严重影响。

2. 疾病和药物

疾病对生长发育有直接的影响。影响程度决定于病变涉及的部位、病程的长短和疾病的严重程度。如胃肠道疾病影响对食物的消化和吸收，会导致营养不良、体重减轻。先天性疾病，如先天性心脏病、先天愚型等，对体格和心理发育的影响更为明显。

用药不合理也会影响幼儿的生长发育，如长期服用肾上腺糖皮质激素可致身高增长的速度减慢；部分抗生素（如链霉素、庆大霉素、青霉素类、氯霉素等）如果使用不当，可致听力损伤，甚至引发药源性耳聋。

3. 生活制度

制定合理的生活制度，科学地安排幼儿的生活作息，使幼儿一日活动在动静交替、快慢有序、张弛有度的节奏中展开，使幼儿生活有规律，做到定时进餐、

学习笔记

充足睡眠、适当学习、快乐游戏，有利于幼儿的身体充分生长发育。

4. 体育锻炼和劳动

开展体育锻炼有助于增强体质、提高身体发育水平。经常进行体育锻炼和劳动，能促进幼儿新陈代谢，提高心肺功能，增强人体的吸氧能力；改善神经系统的调节功能，提高反应速度；有利于骨骼、肌肉的生长。进行户外活动，可增强幼儿对外界环境变化的耐受能力，也可以陶冶情操，使幼儿保持积极、健康的心态。

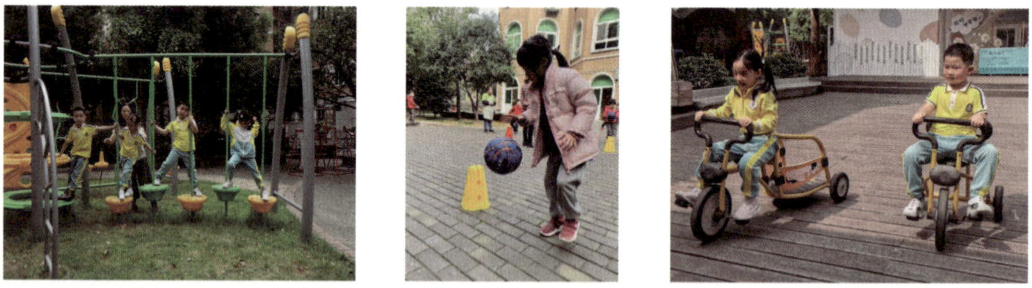

图 2-2　体育锻炼

考证指南

“幼儿生长发育是个体遗传因素和环境因素相互作用的过程”是需要掌握的重要内容。

5. 季节和气候

季节对生长发育（尤其是身高、体重）有明显影响。春季幼儿身高增长最快，3—5 月身高增长值是 9—11 月的 2～2.5 倍。秋季幼儿体重增加最快，而炎热的夏天，有些幼儿的体重不但不增，反而有减轻趋势。热带地区儿童发育较早，寒带地区儿童生长迅速。

核心概念

- 遗传是指亲代表达相应性状的基因传递给后代，从而使后代获得其父母遗传信息的现象。
- 环境是指相对并相关于某个中心事物的周围事物。

6. 社会因素

社会因素对儿童的生长发育具有多层次、多方面的综合作用。社会因素主要指社会经济状况、家庭因素、学校教育、媒体、伙伴、居住环境等。这些因素相互交织，错综复杂，不仅影响儿童的身体发育，还影响其心理、智力和行为发展。家庭的结构、经济状况、生活方式、教养观念等都直接或间接影响着儿童的生长发育。

相关链接

警惕室内环境污染对儿童的危害

儿童的身体正在发育当中，免疫系统比较脆弱，而儿童呼吸量按体重比，比成年人高 50%，这就使他们更容易受到室内空气污染的危害。室内空气污染会对儿童构成以下三大威胁。

1. 引发哮喘

世界卫生组织宣布，全世界每年有 10 万人因室内空气污染而死于哮喘病，其中 35% 为儿童。中国与美国合作的项目“空气污染对呼吸健康影响研究”的结果显示，儿童患感冒咳嗽、感冒咳痰、感冒气喘、支气管炎的概率与空气污染浓度呈显著正比关系。

2. 诱发血液性疾病

医学研究证明，环境污染已经成为儿童白血病高发的主要原因。根据流行病学的统计，在我国每年新增的白血病患者中，儿童占很大的比例，而且以 2 ～ 7 岁的儿童居多。为什么目前儿童成了白血病的高发人群？除了儿童的免疫功能比较低下这一内因外，室内装修材料散发的甲醛等有害气体是“杀手”之一。

3. 影响儿童身高和智力的健康发育

儿童正处在生长发育关键期，长期吸入存在烟尘、有害气体，被病菌病毒污染的空气，不仅容易得各种疾病，而且将使身体各机能受到慢性影响，进而影响身高和智力的正常发育。

学以致用

营养与运动，一对好搭档

幼儿正值生长发育阶段，很自然，家长会十分重视并为孩子提供足够的“养料”，除了三餐和零食，没准还会让孩子吃点“补药”。其实，孩子还需要另外一种“养料”，那就是运动。营养有了运动做搭档，会有超值的收获。

一、运动，收获营养上的“超量恢复”

孩子在家里看电视、玩电脑游戏、弹琴、画画……基本上属于“静态”。到户外跑跑跳跳，新陈代谢旺盛了，有利于孩子对营养物质的吸收。

二、户外沐浴阳光，收获钙的好搭档

在户外，接受适量紫外线的照射，使皮肤合成维生素 D，可促进钙的吸收利用。

三、运动使人愉悦，收获进餐时的好心情

生理学研究发现：脑的边缘系统主管情绪，被称为“愉快中枢”。跑跑跳跳等大肌肉运动，是开启“愉快中枢”的一把金钥匙。在屋内感到无聊、憋闷的孩子，到室外撒欢儿，能把好心情延伸到餐桌上，胃口大开。

四、营养与运动携手，共同清除氧自由基

氧气在给人体带来生机的同时，也会产生一种叫氧自由基的有害物质，及时清除它才能保证身体健康。维生素 E、维生素 C、锌等营养素都有清除氧自由基的作用。适量运动，出点汗，也能起到清除氧自由基的作用。携手作战比只补充营养素好多了。

学习效果检测

专题二学习任务 2.2
云测试

一、单项选择题

1. 一般来说，（　　）体重增加得最快。

A. 春季　　B. 夏季　　C. 秋季　　D. 冬季

2. 季节对生长发育有着显著的影响，一般在（　　）身高增长得最快。

A. 春季　　B. 夏季　　C. 秋季　　D. 冬季

3.（　　）是影响生长发育的最基本因素。

A. 遗传因素　　B. 环境因素　　C. 营养　　D. 性别

4.（　　）是生长发育最重要的物质基础。

A. 孕母健康状况　　B. 营养　　C. 疾病和药物　　D. 生活制度

5. 家庭的结构和经济状况会影响儿童的生长发育，这属于（　　）的影响。

A. 遗传因素　　B. 生活制度　　C. 环境因素　　D. 社会因素

二、简答题

请简述幼儿生长发育的影响因素及其作用。

三、案例分析题

王倩老师所带的班级里有一对龙凤胎姐弟，分别长得像他们的妈妈和爸爸。姐姐长得清秀，在同龄幼儿中个头偏高；弟弟虎头虎脑，个头要矮一些。孩子的外公外婆有些烦恼："孩子的爸爸妈妈个子都挺高的，这儿子相貌像爸爸，可个头怎么不高呢？"

如果你是王倩，将如何安抚孩子的外公外婆呢？

学习任务 2.3 学会进行幼儿生长发育评价

学习任务单

学习目标	1. 知道幼儿生长发育评价的意义。 2. 能说出幼儿生长发育的评价指标。 3. 掌握幼儿生长发育的评价方法。 4. 以严谨、客观的态度进行生长发育评估。	
学习时数	2 课时	
学习方法建议	课前预习：通过搜集幼儿生长发育评价方面的资料进行初步学习。 课上学习：认真观看教师的示范操作或相关操作视频，聆听讲解，获取感性知识和经验；积极参加实操和小组研讨活动，在实践中进一步掌握测量方法，提高评估能力。 课后练习：课后除了及时复习相关知识外，还要多进行生长发育形态指标的测量练习，做到熟能生巧。	
学习运用	在托幼机构见习、实习或日常生活中，运用所学知识对幼儿的生长发育状况进行测量，并对测量结果进行讨论分析，积累经验，为更好地了解幼儿，做好幼儿保育工作奠定基础。	
学习收获		同学填
学习反思		同学填

学习情境描述

孩子出生后第一年就有多次体检。如果发现异常，还要增加检查次数。为什么要对孩子进行如此频繁的检查呢？检查后怎样知道孩子是否达到标准？如何进行生长发育评价呢？诸如此类问题，家长在养育孩子的过程中经常会遇到。作为保教工作者，你如何为他们提供咨询呢？

学习笔记

情境问题

“原来我家孩子光长个儿，横向不见发展。但是，最近一段时间个子没见长，小身子却越来越圆润了！这样下去变成胖墩儿怎么办呢？”家长在养育孩子的过程中有各种担心。

家长对孩子的身高、体重数据总是十分敏感，身高、体重的确是评价孩子成长的重要指标。请问生长发育的评价指标还有哪些呢？

学习驿站

一、生长发育的评价指标

幼儿生长发育的评价指标包括形态指标、生理机能指标等。

（一）形态指标

生长发育形态指标是指身体及其各部分在形态上可以测出的各种量度（如长度、宽度、围度及重量等）。评价幼儿生长发育最常用的形态指标是体重、身高、头围和胸围等，它们能为准确评价幼儿生长发育的水平和速度提供重要信息。

想一想

生长发育形态指标、生理机能指标分别指什么？

1. 体重

（1）体重增长规律

体重是指人体的总重量，为身体各器官、系统及体液的总重量。体重是生长发育最重要、最灵敏的指标，是反映体格生长，尤其是短期营养状况最常用的指标。

儿童出生时体重约为 3kg，满月时体重比出生时增加 1～1.5kg。出生后 3～4 个月时的体重约为出生时的 2 倍，满周岁时体重约为出生时的 3 倍。出生后第二年，约增加 2.5kg，2 岁时体重约为出生时的 4 倍；2 岁后到青春前期，每年约增加 2kg。

考证指南

生长发育形态指标的测量与评价是需要重点掌握的内容。

（2）体重计算公式

出生后 1～6 个月，体重（g）≈出生时体重（g）+ 月龄 ×700（g）

出生后 7～12 个月，体重（g）≈ 6000（g）+ 月龄 ×250（g）

学习笔记

1～10 岁，体重（kg）≈实足年龄 ×2+8（kg）

2. 身高

（1）身高（长）增长规律

身高（长）是指人体站立时颅顶到脚跟（与地面相及处）的垂直高度。它是反映骨骼生长发育的重要指标。3 岁以下小儿由于站立不稳、姿势不当等原因，立位测量不易准确，应采用仰卧位测量，称身长；3 岁以后采用立位测量，称身高。

新生儿出生时，身长平均为 50cm。出生后第一年身长增加最快，约增长 25cm，其中前 3 个月增长 11～13cm，约等于后 9 个月的增长总和，故 1 岁时身长约为 75cm。第 2 年增长速度减慢，平均为 10～12cm，到 2 岁时身长约为 85cm。以后平均每年约递增 6～7cm。身高受种族、遗传和环境的影响较明显，个体差异较大。

（2）身高计算公式

1 岁至青春前期，身高均值（cm）≈年龄（岁）×7+75（cm）。

3. 头围

头围的大小与脑和颅骨的发育密切相关。新生儿出生时头围平均为 34cm。头围在 1 岁以内增长较快，前 3 个月和后 9 个月都约增长 6cm，故 1 岁时约为 46cm。以后增长缓慢，2 岁时约为 48cm，5 岁时约为 50cm，15 岁时为 53～54 cm，与成人接近。头围测量在 2 岁前最有价值。较小的头围常提示脑发育不良，头围增长过快提示可能有脑积水。

4. 胸围

胸围大小反映肺和胸廓的发育情况。新生儿出生时胸围比头围小 1～2cm，平均约为 32cm。1 岁左右头围和胸围相等，两者的增长曲线形成交叉，以后则胸围超过头围。

头围、胸围增长曲线的交叉时间与小儿营养和胸廓发育有关，肥胖儿由于胸部皮下脂肪厚，在出生后 3～4 个月时胸围超过头围；营养较差或患有佝偻病等小儿的胸围超过头围的时间可推迟到 1.5 岁以后。1 岁至青春前期胸围与头围的差值（cm）约等于年龄减 1。

（二）生理机能指标

生理机能指标是指身体各系统、器官在生理机能上可测出的各种量度。如拉力、握力和背肌力为反映骨骼肌肉系统机能的指标；脉搏和心率、血压是反映心血管系统机能的指标；肺活量、呼吸频率则为反映呼吸系统机能的指标。

1. 脉搏

人体表可触摸到的动脉搏动即为脉搏。正常人的脉搏和心跳是一致的。

学习笔记

正常成人心率为60～100次/分，通常为70～80次/分；幼儿心率一般为90～100次/分。

脉搏的个体差异较大，且易受体力活动和情绪变化的影响，应在安静时测量。幼儿休息15分钟后，伸出右前臂放在桌上，手心向上，检查者将右手食指、中指和无名指的指端置于幼儿腕部桡动脉处，施以压力，以能清楚感到动脉搏动为宜。连测3个10秒钟的脉搏数，直到其中两次相同并与另一次相差不超过一次时，可认为是相对安静状态，然后测量30秒钟脉搏数，乘2，即为每分钟脉搏数，予以记录。

2. 血压

血压易受活动、情绪、体位变动等因素的影响，在测量前，应使幼儿静坐休息10分钟。给幼儿测量血压时，一般测右上臂血压。不同年龄应该选择不同宽度的袖带，7岁以下幼儿常用8厘米宽的袖带。不同年龄儿童的血压范围是不一样的，儿童时期正常的收缩压计算公式为：年龄 ×2+80mmHg，舒张压为收缩压的2/3mmHg。

3. 肺活量

肺活量是指在最大吸气后从肺内所能呼出的最大气量。肺活量存在较大的个体差异，受年龄、性别、身材、呼吸肌强弱及肺和胸廓弹性等因素的影响。

常使用回转式肺活量计测量。测量时，幼儿取直立位，先做一两次扩胸运动或深呼吸，然后尽力深吸气，吸满后再向肺活量计的口嘴内以中等速度尽力深呼气，直到不能再呼气为止。此时立即关闭进气管的开关，待浮筒平稳后记录肺活量读数，对每位受测幼儿测量3次，选最大数记录，单位为毫升。

情境问题

家长和保教人员看着身边的孩子一天天长大，欣喜的同时往往又会担心并发出疑问：孩子的生长发育是否正常？生长发育水平如何？生长发育的评价标准和评价方法有哪些呢？

二、生长发育的评价标准

生长发育标准是评价个体和集体儿童生长发育状况的统一尺度。一般通过一次大规模（横断面）生长发育调查，取得某几项生长发育指标的测量数值，经过统计学处理，所得的资料即为该地区儿童的生长发育评价标准。

评价标准一般分为现状标准和理想标准。现状标准对其所选用的样本不做严格的挑选，只剔除患有各种明显可能影响生长发育的急慢性疾病和畸形的样本，因此，现状标准值只代表一个地区一般儿童的生长发育水平，而不是生长发育最好儿童的水平。

理想标准所选样本是生活在最适宜环境中的儿童，其膳食安排合理，营养供给充足，有良好的生活居住环境，可以得到良好的医疗保健服务。生活在这种环境中的儿童，生长发育状况较为理想。因而理想标准往往高于现状标准，高于一般儿童的发育水平。目前国际上常用的 WHO（世界卫生组织）标准即为理想标准。

一般来说，生长发育标准都是相对的、暂时的，只能在一定时间内适用于一定地区或一定人群，每 5～10 年需要重新修订一次。

三、生长发育的评价方法

（一）离差评价法

离差评价法是评价儿童生长发育现状的常用方法，是将个体儿童的生长发育数值与作为标准的均值和标准差比较，以评价个体儿童发育状况的方法。它根据某一指标数值与均值差异的大小，来判定儿童生长发育状况良好与否。离差评价法一般有以下两种。

1. 等级评价法

等级评价法是离差法中最常用的一种。它利用标准差与均值的位置远近划分等级，即以均值为基准值，以标准差为离散距，制成生长发育评价标准。评价时将个体各项指标的实测数值与同年龄、同性别相应指标的均值作比较，以确定发育等级。

我国常用以中位数（M）为基值加减标准差（SD）来评价体格生长的五等级评价法（表 2-1）。标准均值在正负 2 个标准差范围以内（即中上等、中等、中下等）均可视为正常，可把大约 95% 的儿童包括在内。标准均值在正负 2 个标准差以外的儿童也不能一概定为异常，需定期连续观察，并结合体检情况得出结论。

表 2-1　等级评价

等级	<M-2SD	M-2SD～M-1SD	M-1SD～M+1SD	M+1SD～M+2SD	>M+2SD
五等级	下	中下	中	中上	上

学习笔记

核心概念

◆ 生长发育形态指标是指身体及其各部分在形态上可以测出的各种量度（如长度、宽度、围度及重量等）。

◆ 生理机能指标是指身体各系统、器官在生理机能上可测出的各种量度。

◆ 离差评价法是将个体儿童的生长发育数值与作为标准的均值和标准差比较，以评价个体儿童发育状况的方法。

学习笔记

等级评价法的优点是计算方便，简单易行，所得结果直观，可看出托幼机构中各种不同发育水平人数的比例，对评价儿童的发育状况、营养水平和健康有一定价值。但等级评价法只能对单项发育指标进行评估，无法对个体儿童发育的匀称度做出准确判断，也不能对儿童的生长动态进行评估。

2. 曲线图评价法

曲线图评价法是离差法中另一种常用的评价方法。制作曲线图时，将某地不同性别同一年龄组的某项发育指标的均值、均值 ±1 个标准差和均值 ±2 个标准差分别标在坐标图上，然后将位于各年龄组同一等级上的各点连成曲线，即制成该指标的发育标准曲线图。

曲线图评价法方法简单，使用方便，既能追踪观察儿童某指标的生长发育情况，又能分析其发育速度和趋势；还能比较个体和群体儿童的发育水平。但是，不同性别的每一项指标评价都需要做一张图，不能同时评价几项指标，分析比较儿童发育的匀称度。

（二）百分位数评价法

百分位数评价法是近年来许多国家常用的方法。它是以某项发育指标的第 50 百分位数为基准值，以其余百分位数为离散距，制成生长发育标准，对个体或集体儿童的发育水平进行评价的一种方法。通常以 3、10、25、50、75、90、97 等几个百分位数值划分发育等级。P3 代表第 3 百分位数值，P97 代表第 97 百分位数值，从 P3～P97 包括了样本 95% 的人数。

（三）三项指标综合评价法

综合评价法是按“年龄别体重（W/A）”“年龄别身高（H/A）”“身高别体重（W/H）”三项指标全面评价儿童生长发育状况的一种方法。这种评价方法既要称体重又要量身高，然后再分别按“年龄别体重”“年龄别身高”“身高别体重”的标准进行评价，以低于第 20 百分位的数值为低，以第 20 百分位和第 80 百分位的数值为中，以第 80 百分位以上的数值为高，对儿童的生长发育和营养状况进行综合评价。生长水平和匀称度评价见表 2-2。

表 2-2 生长水平和匀称度评价

指标	测量值		评价
	百分位法	标准差法	
W/A	＜ P3	＜ M-2SD	低体重
H/A	＜ P3	＜ M-2SD	生长迟缓
W/H	＜ P3	＜ M-2SD	消瘦

续表

指标	测量值		评价
	百分位法	标准差法	
	P85 ～ P97	M+1SD ～ M+2SD	超重
	＞ P97	⩾ M+2SD	肥胖
HC/A	＜ P3	＜ M-2SD	过小
	＞ P97	＞ M+2SD	过大

相关链接

1 岁内孩子 5 次健康检查

宝宝从出生到 1 周岁，一般需要进行 5 次体检。如果家长在养育宝宝的过程中出现疑惑或担心，可以拨打社区儿童体检科的电话，请儿童保健医生做专业的分析和判断，这样不仅能对孩子的营养保健做出及时指导，还能及早发现病症，予以治疗。

第一次体检：当婴儿出生第 30 天时，可进行第一次体检。此时要检查宝宝的视力是否能注视较大的物体，双眼是否很容易追随手电筒光单方向运动。肢体方面，要检查宝宝的小胳膊、小腿是否喜欢呈屈曲状态，两只小手能不能握拳。

第二次体检：当宝宝 4 个月时，可进行第二次体检。此时要检查宝宝能否支撑住自己的头部；俯卧时，能否把头抬起并与肩呈 90°；扶立时两腿能否支撑身体；双眼能否追随运动的笔杆，并且头部也能随之转动。听到声音时，这个时期的宝宝会表现出注意倾听的神情。

第三次体检：当宝宝 6 个月时，可进行第三次体检。此时要检查宝宝的动作发育。这时宝宝会翻身，会坐但还坐不太稳；会伸手拿自己想要的东西，并塞入自己口中。视力方面，身体能随头和眼转动，对鲜艳的目标和玩具可注视约半分钟。

第四次体检：当宝宝 9 个月时，可进行第四次体检。此时宝宝能坐得很稳，能由卧位坐起而后再躺下，能够灵活地前后爬，扶着栏杆能站立。双手会灵活地敲积木。拇指和食指能协调地拿起小东西。视力方面，能注视画面上单一的线条。

第五次体检：当宝宝 1 周岁时，可进行第五次体检。此时宝宝能自己站起来，扶着东西行走，手足并用爬台阶；能用蜡笔在纸上戳出点或线。视力方面，可拿着父母的手指指鼻子、头发或眼睛，大多会抚弄玩具或注视近物。乳牙已经萌出 6 ～ 8 颗。乳牙萌出时间最晚不应超过 1 周岁。

学以致用

生长发育形态指标的测量

一、测量体重

1. 环境准备：室内整洁、明亮、温暖，室温最好在 22℃以上。

2. 体重秤选择：新生儿至半岁的婴儿可以用婴儿磅秤，最大载重量为 10kg。半岁以上幼儿用杠杆式体重计。1～6岁幼儿可用磅秤，最大载重50kg。高精准的电子体重秤可精确到10g，各年龄儿童均适用。

3. 测量时间：清晨起床、空腹、排过大小便后为最佳测量时间，也可以在进食2小时后。

4. 准确测量：体重秤水平放置，测量前确认其性能，同时调至零点。给被测者脱去衣帽鞋袜（可只穿背心、短裤），若穿衣较多不方便脱掉，估算体重时应减去衣服的重量。称量时幼儿不要接触任何物体，不要摇晃身体。体重记录以千克为单位，准确记录至小数点后两位。

二、测量身高

1. 环境准备：室内整洁、明亮、温暖，室温最好在22℃以上。

2. 测量用具选择：3岁以下及不合作的小儿采用卧位测量长度，3岁以上且合作的小儿采用立位测量高度。测身长（卧位长）选用标准的量床或携带式量板；测立位身高选用立式身高计或固定于墙壁上的立尺。

3. 测量时间：清晨起床后为最佳测量时间。

4. 准确测量。

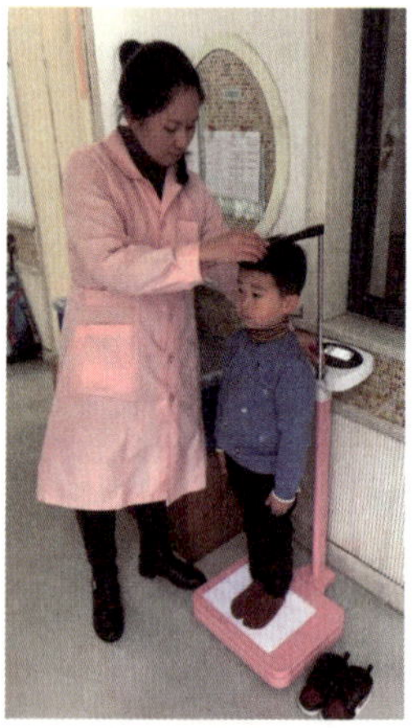

图2-3　测量身高体重

测身长（卧位长）：用标准的量床或携带式量板。脱去鞋、袜、帽、厚实的外套，仅穿单衣裤，仰卧于量床底板中线上，将头扶正，头顶接触头板，双眼直视正上方，头和肩胛间、臀、双足跟贴紧测量板。测量者位于小儿右侧，左手轻轻压平他们的双膝，使腿伸直。右手移动足板使其接触两侧足跟，如果刻度在测量床双侧，则应注意量床两侧的读数应该一致，小儿头顶水平延长线的数据与足后垂直线的数据间的差值，即为身长。

测立位身高：用立式身高计或固定于墙壁上的立尺。测前脱去鞋、袜、帽，令幼儿背靠身高计立柱或墙壁，脚后跟、臀部及两肩同立柱或墙壁接触，取立正姿势，两眼平视，两手自然下垂，足跟靠拢，足尖分开约60°。测量者将头板轻轻滑下，待板底接触头顶时读数。

读刻度，记录到0.1cm，连续测3次，取两个相近的数字的平均数作为记录数字。

三、测量头围

1. 环境准备：室内整洁、明亮、温暖，室温最好在22℃以上。

2. 测量用具选择：软尺。

3. 准确测量：脱去幼儿帽子，帮其整理好头发。幼儿取卧位或坐位，测量者立于幼儿侧前方，一手将软尺零点固定于近侧眉弓上缘，另一手将软尺紧贴皮肤自然拉直，经枕骨粗隆绕至远侧眉弓上缘回到零点，左右对称。记录到0.1cm。

四、测量胸围

1. 环境准备：室内整洁、明亮、温暖，室温最好在22℃以上。

2. 测量用具选择：软尺。

3. 准确测量：脱去幼儿上衣，暴露胸部。幼儿取平卧位或坐位，两手自然下垂或平放。测量者站于幼儿侧前方，一手将软尺零点固定于幼儿一侧乳头下缘（乳腺已经发育的女孩，固定于胸骨中线第4肋骨间），另一手将软尺紧贴皮肤自然拉直，经背部两侧肩胛骨下缘绕胸围一圈回至零点，取平静呼吸时的中间读数，或吸、呼气时的平均数，记录到0.1cm。

学习效果检测

专题二学习任务 2.3 云测试

一、单项选择题

1. 反映儿童生长发育形态的指标有（　　）。

①身高（身长）　②体重　③头围　④胸围

A. ①②　　B. ①②③　　C. ②③④　　D. ①②③④

2.（　　）以下孩子立位测量不易准确，应仰卧位测量。

A. 1 岁　　B. 2 岁　　C. 3 岁　　D. 4 岁

3.（　　）左右头围和胸围的增长曲线形成交叉，以后则胸围超过头围。

A. 1 岁　　B. 2 岁　　C. 3 岁　　D. 4 岁

二、简答题

1. 幼儿生长发育最常用的形态指标包括哪些？

2. 请简述体重、身高、头围、胸围的增长规律。

三、实践题

1. 请给幼儿测量体重。

2. 请给幼儿测量身高。

3. 根据所提供的男孩身高实测值、正常男孩身高的下限值和上限值，绘制男孩身高发育曲线并进行评价。

一个男孩身高的实测值：

月龄	36	39	42	45	48	51	54	57	60	63	66	69	72
身高 /cm	95	97	99.8	101.7	103.5	105.2	107	108.8	110.6	112.4	114	115.8	117.4

正常男孩标准身高的下限值和上限值：

月龄	下限 /cm	上限 /cm	月龄	下限 /cm	上限 /cm
36	90	105.3	57	101.1	118.2
39	91.2	106.7	60	102.8	120.1
42	93	108.6	63	104.4	122
45	94.6	110.4	66	105.9	123.8
48	96.3	112.3	69	107.3	125.6
51	97.9	114.2	72	108.6	127.2
54	99.5	116.2			

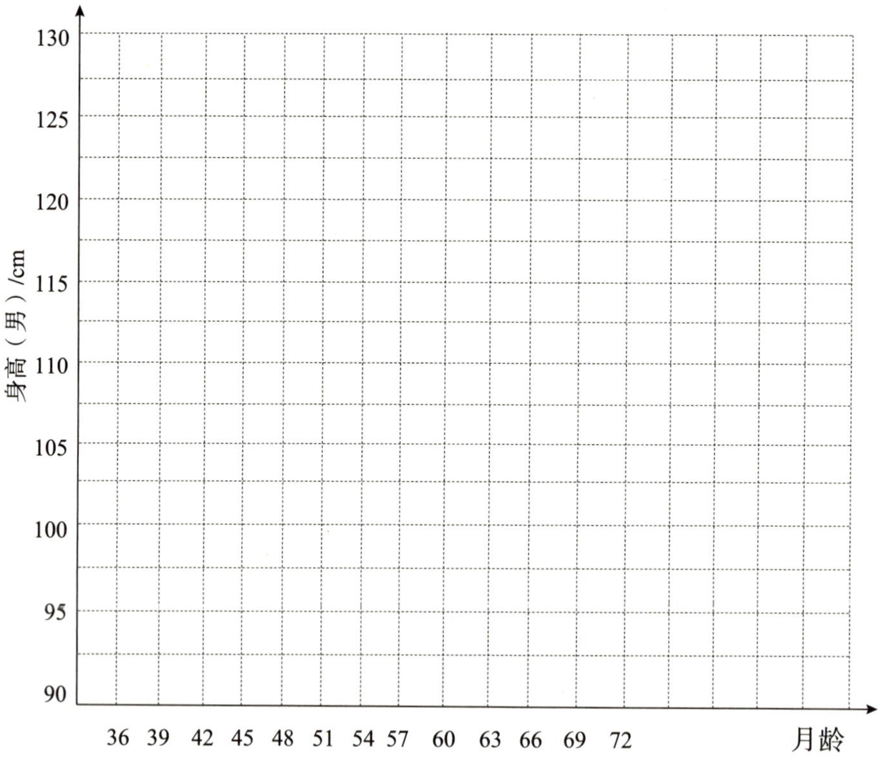

致幼儿

亲爱的小朋友，我想对你说：

幼师宣言

一切为了儿童，为了儿童的一切。

——陈鹤琴

专题三

幼儿园生活制度与各环节保育

幼儿的年龄还小，生活自理能力较差，自身的免疫力较低，缺乏自我保护的意识和能力，容易受到各种外在因素的影响，所以幼儿园要把照顾幼儿的生活、保证其健康成长列为首要工作职责。幼儿在园的一日活动安排是否得当以及相应的卫生保育工作是否到位，直接关系到幼儿的身心健康。专题三将重点讨论幼儿园一日生活环节以及教育、游戏等活动中的保育工作。

学习导航

幼儿园生活制度与各环节保育

- 幼儿园生活制度编制
  - 幼儿园生活制度的制定
  - 作息时间表的执行
- 幼儿入园、离园的组织与保育
  - 入园
  - 离园
- 幼儿进餐、饮水的组织与保育
  - 进餐
  - 饮水
- 幼儿盥洗、如厕的组织与保育
  - 盥洗
  - 如厕
- 幼儿午睡的组织与保育
  - 睡眠前的准备工作
  - 睡眠中的保育要点
  - 起床后的保育工作
- 幼儿教育活动的卫生保育
  - 一般性卫生要求
  - 具体活动的保育要点
- 户外活动、游戏活动的卫生保育
  - 户外活动
  - 游戏活动

学习初体验

学习初体验：观摩幼儿园一日生活安排，或通过互联网搜索并观看《小人国》等幼教纪录片，感知幼儿在园生活和相关保教工作。

学习交流：幼儿园一日生活包含哪些主要内容？我们该如何安排这些内容呢？

学习任务 3.1 幼儿园生活制度编制

学习任务单

学习目标	1. 了解幼儿园一日生活制度的内容和意义。 2. 明确幼儿园生活制度编制的要求。 3. 理解幼儿园生活制度的实施原则。 4. 能模拟制定一份幼儿园某年龄班的一日生活作息表。	
学习时数	1 课时	
学习方法建议	课前预习：课前通过走访或者上网查阅资料等方式，了解幼儿在园一日的作息安排。在走访或者查阅资料的基础上，总结幼儿园生活制度的价值，思考不同年龄班的生活制度异同点。 课上学习：带着问题上课，是知识、技能内化的过程，主要采用小组讨论、头脑风暴、课堂辩论等方法进行学习。 课后练习：完成课后作业，尝试将模拟制定的幼儿园生活制度交予幼儿园老师评价指导，并进行思考和分析。	
学习运用	在本任务中学习的幼儿园生活制度的编制可以用于幼儿园的一日活动安排和管理，更好地培养幼儿生活习惯，促进幼儿健康成长。	
学习收获		同学填
学习反思		同学填

学习情境描述

王倩工作了一段时间后，发现幼儿园每天的生活流程基本固定不变，按照来园、户外活动、点心、教学活动、午餐、散步、午睡、盥洗、游戏、离园的顺序进行。她想：为什么要按照这样的流程进行？可以调整吗？

情境问题

王倩工作了一段时间后发现，幼儿园不同年龄班一日活动安排有很大的不同：小班生活活动和自由游戏时间较多，而学习时间较少；相对而言，大班的学习时间就比较多，生活衔接也更为紧凑。那该如何科学、合理地安排幼儿在园的一日生活呢？实施时需注意什么？

学习笔记

学习驿站

一、幼儿园生活制度的制定

幼儿园一日生活的主要环节包括入园、进餐、饮水、盥洗、如厕、睡眠、教育活动、游戏、户外活动、离园等。

科学、合理的一日生活作息制度有多方面的意义：一是可以促进幼儿生长发育。要将不同类型的活动穿插安排，使大脑皮质的兴奋和抑制有规律地交替，预防过度疲劳，促进幼儿健康发展。二是有利于幼儿养成良好的生活习惯。通过每天按照一定的时间和顺序进行各项活动，使大脑皮质形成一系列时间性的条件反射，生理活动按一定规律进行以形成习惯。三是保证保教人员工作有效开展。保教人员有序地组织各项活动，提高了工作效率。

幼儿园为不同年龄段幼儿制定一日活动制度时，应注意以下几点。

第一，符合教育行政部门的相关规定。《幼儿园工作规程》规定：全日制儿童每天户外活动时间不得少于 2 小时，户外体育活动时间不得少于 1 小时，两餐间隔时间不得少于 3.5 小时。

第二，要考虑幼儿的年龄特点。幼儿年龄越小，活动量越小，活动和学习的时间越短，休息和睡眠的时间越长。

第三，合理安排主要的生活内容，交替进行不同类型的活动，做到动静结合、劳逸结合。

第四，考虑地区特点和季节的变化。如南北方的差异，城市和农村的差异。夏季户外活动时间可提前，午睡时间可延长。

第五，考虑家长的需要。结合幼儿园实际情况，合理安排入园和离园时间，更好地为家长服务。

表 3–1 为 3～6 岁儿童一日生活时间分配表，表 3–2 为某幼儿园中班春季生活作息制度，供参考。

学习笔记

表 3-1　3～6 岁儿童一日生活时间分配表

饮食			一日安排活动时间					睡眠			
次数（正餐 + 点心）		间隔时间 / 小时	户外活动时间 / 小时		集体教育活动 /（分钟 / 次）			白天睡眠时间 / 小时		夜间睡眠时间 / 小时	合计睡眠时间 / 小时
日托	全托		日托	全托	小班	中班	大班	冬季	夏季		
1+2	3+2	3.5～4	≥ 2	≥ 3	10～15	20～25	25～30	1.5～2	2～2.5	10	12～12.5

表 3-2　某幼儿园中班春季生活作息制度

7：50—8：15	来园（自主性游戏）、生活（整理）
8：15—9：00	生活活动、户外活动
9：00—9：15	早操
9：15—9：30	餐点
9：30—10：00	教育活动
10：00—10：50	游戏活动
10：50—11：50	午餐
11：50—12：00	散步
12：00—14：30	午睡
14：30—15：00	盥洗、餐点
15：00—15：30	户外游戏
15：30—16：00	游戏（区域）活动
16：00—16：30	离园、整理

视频：一日流程完整精简版

二、作息时间表的执行

幼儿园作息时间表是组织幼儿一日活动的指南。保教人员在实施过程中应遵循以下原则。

1. 严格执行，持之以恒

幼儿园生活作息制度一旦建立，须坚持执行。一般在基本生活安排上相对固定，不要随意变化，如午餐、点心、午睡、教学活动等，可以帮助幼儿建立秩序感和动力定型。特殊情况可根据天气情况、开展活动的特点等灵活处理。

2. 保证活动时间充足，兼顾自由度

每个幼儿的发育水平、兴趣和喜好不同，完成同样活动需要的时长也不同。

因此，在执行制度时，教师要考虑到幼儿的个体差异，在活动设计时应预留充裕的时间，允许幼儿有适当的自由度，照顾不同能力幼儿的需要。

3. 合理安排过渡环节

幼儿在环节间转换时较容易出现混乱。过渡环节安排是否合理，关系到各活动的连贯性和班级秩序。因此，在设计各项活动时，教师要事先考虑各个环节的转换方式和规则要求，再让幼儿按要求行事。教师还要做好过渡环节转换的引导工作，在结束活动前发出明确的指令，如“请整理好自己的玩具，接下来我们要到户外活动，整理好的小朋友先上卫生间”等。总之，过渡环节要减少小朋友的等待时间，保证平稳、自然转换。

> **核心概念**
>
> 幼儿园生活制度是根据不同年龄段幼儿的生理特点，有计划地合理安排一天的在园生活，并在时间和顺序上给予合理划分的制度。

4. 重视常规养成

常规是指幼儿在幼儿园各种活动中应该遵守的基本行为规范，包括生活常规和教育常规，如吃饭、睡觉、如厕、洗手等应该如何做，哪些事情不应该做等。常规的建立有利于维护正常的保教秩序，引导幼儿逐步学会自我管理。

相关链接

大脑皮质功能活动特征

大脑的最外一层称为大脑皮质。大脑皮质有许多沟（向下的凹陷）和回（向上的隆起），这就大大增加了皮质的表面积。大脑皮质的活动有自身的规律，了解这些规律对于开发智力有很大的帮助。

1. 始动调节

大脑皮质刚开始工作时效率较低，随后工作效率逐渐提高，这一现象称始动调节。始动调节产生的原因是神经细胞、机体组织、器官在刚开始工作时需要一个调节和适应过程。始动调节现象在生活中处处可见，如一日之晨、每周一、学期初、休假后第一天等。因此，组织教学活动时要遵循由易到难、循序渐进的原则，刚开始时教学内容的难度不宜过大，学生适应后再逐步增加难度，以保证教学效果。

2. 优势原则

优势原则是指人们在工作或学习时，大脑皮质中经常有一个占优势的“兴奋灶”，它能把与之有关的刺激都吸收到这一方面来，而其他邻近部位则处于抑制状态。人们的学习或工作效率与相关部分的大脑皮质是否处于兴奋状态有密切关系。兴趣能促使“优势兴奋”状态的形成，对于感兴趣的事情，人们能够集中注意力，而对其他无关的刺激则会视而不见、听而不闻。

3. 镶嵌式活动原则

苏联生理学家用狗来研究思维活动的规律：在大脑皮质不同的区域安上很多灯泡，给它不同的刺激，不同部位的灯泡就闪亮，不断变换刺激，灯泡交替闪亮，就好像镶嵌在皇冠上的珠宝一样，所以叫镶嵌式活动原则。通过镶嵌式活动方式，大脑皮质的神经细胞能实现劳逸结合，维持高效率。

4. 动力定型（习惯成自然）

若一系列的刺激，总是按照一定的时间、一定的顺序出现，当重复多次以后，这种顺序和时间就会在大脑皮质上“固定”下来，形成规律。每到一定时间，大脑就“知道”下面该干什么，提前做好准备。这种大脑皮质活动的特性就叫“动力定型”。建立动力定型以后，脑细胞能以最经济的消耗达到最好的工作效果。

5. 睡眠

睡眠是大脑皮质的抑制过程。有规律的、充足的睡眠是生理上的需要。睡眠可使人的精神和体力得到恢复。

（来源：万钫．学前卫生学．第 3 版．北京：北京师范大学出版社，2015：33-34）

学以致用

请模拟设计一份幼儿园生活作息表

一、活动准备

1. 学习制定幼儿园作息时间表，了解有关制定幼儿园作息时间表的要求。
2. 准备表格一张。

二、活动过程

1. 调查幼儿年龄班、当地教育行政部门有关作息制度的规定、当地的生活作息习惯、家长需求等。
2. 根据调查情况先确定入园、离园、餐点和午睡时间。
3. 根据不同年龄段特点，安排教育活动、户外活动、游戏。
4. 检查调整各活动时间安排是否充裕且紧凑，午睡、户外活动时间是否达到相关要求。

学习效果检测

专题三学习任务 3.1 云测试

一、单项选择题

1. 两餐间隔时间不得少于（　　）小时。

A. 3　　B. 3.5　　C. 4　　D. 4.5

2. 全日制幼儿每天户外活动时间不得少于（　　）小时，户外体育活动时间不得少于（　　）小时。

A. 2，1　　B. 3，2　　C. 3.5，2　　D. 1.5，1

3. 每次中班集体教育活动一般设置为（　　）分钟。

A. 10 ～ 15　　B. 15 ～ 20　　C. 16 ～ 18　　D. 20 ～ 25

4. 幼儿年龄越小，活动时间越（　　），睡眠休息时间越（　　）。

A. 短，长　　B. 长，短　　C. 长，长　　D. 短，短

5. 合理的生活作息制度可以使幼儿大脑皮质的（　　）有规律地交替，促进幼儿健康发展。

A. 抑制　　B. 兴奋　　C. 兴奋和抑制　　D. 发育

二、简答题

1. 幼儿园一日生活通常包括哪些内容？
2. 编制幼儿园生活制度时，需要考虑哪几方面因素？
3. 如何实施幼儿园作息时间表？

三、实践题

请收集一份当地幼儿园的作息时间表，并尝试进行评价。

学习任务 3.2 幼儿入园、离园的组织与保育

学习任务单

学习目标	1. 理解幼儿入园、离园的组织和保育要求。 2. 能结合来园、离园情境，根据幼儿的具体情况安抚幼儿，并有效地与家长进行沟通。 3. 熟悉入园、离园接待的基本操作方法。 4. 尝试家园合作，体会来园、离园的保育工作对幼儿健康成长的价值。	
学习时数	2 课时	
学习方法建议	课前预习：针对“学习情境描述”里提出的问题，自主学习书本里的有关知识，并到幼儿园观摩保教人员在来园和离园等环节的工作过程。 课上学习：结合幼儿心理学、班级管理等相关学科的知识，学习师幼互动、家园联系的相关技能。 课后练习：课后及时复习，并在此基础上合书独立完成“学习效果检测题”，以巩固基础知识；并进行“晨间接待”技能的巩固训练。	
学习运用	在本任务中学习的入园和离园的保育工作知识，有助于幼儿园教师对一日活动的入园、离园环节进行合理组织，更有效地进行家园沟通等。	
学习收获		同学填
学习反思		同学填

学习情境描述

王倩入职工作已经有一段时间了，但是在来园和离园环节，她还是觉得非常忙乱。每天王倩都会早早地来到班级，先对教室进行开窗通风，然后再对教室物品进行整理和准备，这时小朋友也陆陆续续来园了，于是她便去接待小朋友和家长，主动地与家长沟通，拿笔记本记下家长的嘱托，同时安抚情绪不稳定的小朋友。离园时，小朋友看到家长都很兴奋，经常丢三落四，王倩还要时不时地提醒。

党的二十大报告指出：“我们深入贯彻以人民为中心的发展思想，在幼有所育……持续用力，人民生活全方位改善。”如何营造让家长放心的园所环境，家园联系必不可少。而来园、离园环节是家园联系的重要环节，保教人员该如何为幼儿创设温馨、整洁的环境，并顺畅地进行家园沟通和交接呢？

情境问题

如何创设一个干净、整洁、温馨的环境？

学习笔记

学习驿站

一日之计在于晨。入园是幼儿在园一日生活的第一个环节，也是非常重要的环节之一，温馨、愉悦、有序地入园会为幼儿带来美好的一天。

一、入园

（一）入园前的准备工作

1. 自身准备

做好自身的卫生工作。洗净双手，换好工作服，上班时不戴戒指，不留长指甲，不穿高跟鞋，保持良好的情绪状态。

2. 开窗通风，安全检查

通风换气是减少呼吸道疾病传播、抑制室内致病菌生长、保证空气氧含量的有效手段。保教人员到岗后应立即快速检查室内外物品（如玩教具、设备、桌椅等）有无破损、掉落等情况，发现异常及时处理。接着，要对活动室、卧室和盥洗室进行开窗通风，保持室内空气清新。在不适宜开窗通风时，每日应当采取其他方法对室内空气消毒 2 次。

通风换气的学问

根据季节、天气（如温度、湿度、风力、空气污染程度）等，决定开窗大小和通风时间：

- 全日开窗通风：春秋季、温度适宜的夏冬季；
- 每半日至少通风 10～15 分钟：寒冷、炎热季节，特殊天气情况下（如气温骤降、空气污染严重、梅雨季节、台风天气等）；
- 传染病易发期，增加通风次数和时间。

注意：盥洗室保持全日开窗，寝室至少在午睡前及午睡后进行通风。

3. 清洁卫生，物品准备

保持环境清洁、干燥是做好卫生保健工作的基础。每天先清扫地面，再对

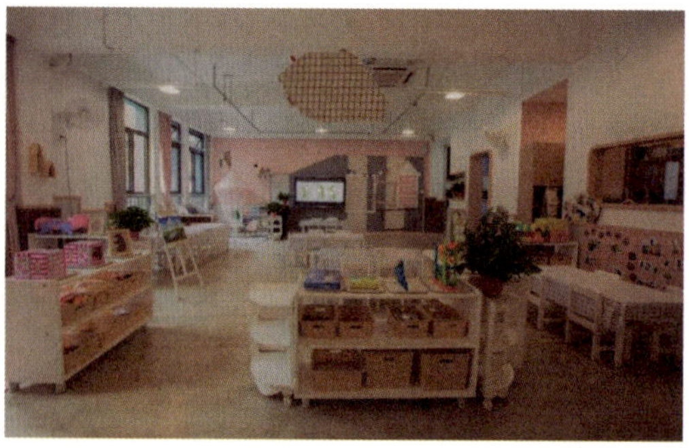

图 3-1　干净、温馨、舒适的环境

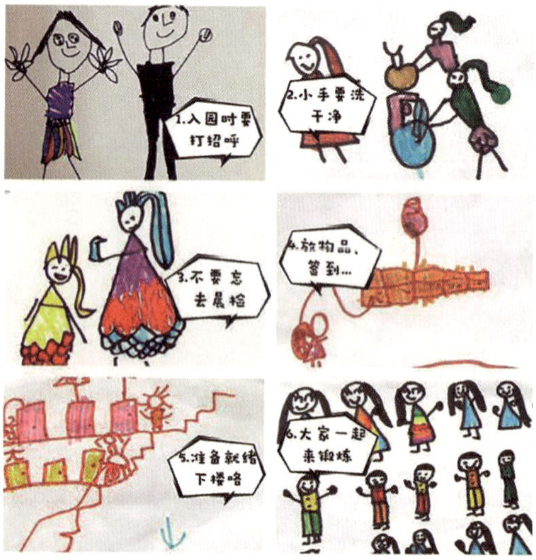
1.入园时要打招呼
2.小手要洗干净
3.不要忘去晨检
4.放物品、签到…
5.准备就绪下楼咯
6.大家一起来锻炼

图 3-2　幼儿入园要求

桌面、玩具柜、门把手等幼儿经常接触的物品进行清洁、消毒。清洁顺序一般为自上而下、由里到外。对动植物角的动植物按需进行换水和喂养。将消完毒的每人每日专用的毛巾和水杯，放置在有图标（或姓名贴）标识的指定位置。清洁、消毒饮水桶，准备好足量、温度适宜的饮用水，并盖好盖子。盥洗室里准备好擦手巾、洗手液（肥皂）、厕纸，并保持地面干燥。

（二）入园时的晨间接待

1. 接待幼儿

保教人员要热情、主动地向来园的幼儿问好，以他们能够接受的语言、语调进行交流，采用多种方式安抚并疏导个别情绪不良的幼儿。引导幼儿主动问候和道别，培养幼儿的礼貌行为。引导幼儿有序摆放自己的物品。从小班开始，保教人员就要有意识地培养幼儿的生活自理能力，教幼儿认识自己的小柜子（贴幼儿喜欢的标签）和自己的物品。引导幼儿整理好自己的着装后，自主选择相应的项目积极地投入晨间活动。指导中大班的值日生做好工作，在劳动中培养他们的责任意识和动手能力。

2. 家园沟通

学习笔记

晨间是保教人员与家长沟通的宝贵契机，可与家长互通幼儿在园或在家的习惯性问题，取得家园保教的一致性，形成保教合力。因为还要组织晨间活动，所以与家长沟通要控制好时间，只进行简短的口头交流，将紧急、重要的事情及时与家长沟通，并记下家长反映的一些情况。如幼儿咳嗽了，需要多喝水；幼儿有某些心理需求，需要教师进行引导等。

3. 关注晨检

了解晨检情况，知道哪些幼儿需要特别照顾，哪些幼儿未入园，及时与家长确认，了解原因，并做好登记。

情境问题

离园活动该如何组织？

二、离园

（一）离园前的准备工作

1. 总结回顾

引导幼儿总结一天的活动，回顾一天中快乐的事情，鼓励幼儿取得点滴进步，让他们获得愉悦的情绪和成功的体验。同时稳定幼儿的情绪，提出要求、任务、次日活动的准备，使幼儿养成完成任务的意识。

2. 整理物品

组织幼儿如厕、盥洗和饮水，整理着装以及带回家的物品。保教人员要引导和帮助幼儿检查着装，需特别注意衣裤有无尿湿或弄湿，如有，应及时更换；秋冬季应随时检查幼儿衣服是否掖好，以免露肚露背。

小年龄班可由老师组织幼儿进行相应的活动，中大班可以进行自由游戏。提醒幼儿安静地在教室里进行离园前的活动，等待家长的到来。

（二）离园时的接待工作

1. 家园沟通

微笑迎接家长的到来，根据幼儿在园的表现有针对性地主动与家长沟通。如实地反映幼儿在园情况，既要说幼儿需努力的地方，也要说其进步的地方。需特别注意当天有异常的幼儿（如情绪、行为异常，轻微的意外伤害等），应及时与家长沟通。注意不要与某个家长进行长时间的对话，以免顾此失彼，可在离园后，请个别家长留下来与保教人员一起商讨问题的解决办法。

（来源：张薇．幼儿卫生与保健．上海：华东师范大学出版社，2014：96）

提醒家长关注班级的近期活动，引导家长关注教室门口的信息栏，让家长养成离园时查看信息的习惯。

2. 养成教育

在等待家长过程中，培养幼儿遵守离园活动的基本礼仪。如离园时将自己的小椅子、玩过的玩具和材料送回固定的位置并摆放整齐，将个人物品带回家；主动与老师和同伴道别，培养文明礼貌的行为习惯。

3. 离园安全

确保安全送走每一个幼儿。教育幼儿跟随家人离园，不可单独或者跟陌生人走。严格确认接幼儿的家长身份，若遇到陌生人来接孩子，必须马上联系家长进行确认。

安抚好剩余幼儿的情绪并及时与家长联系，在等待的过程中可陪他们玩一些小游戏，或者邀请他们当小助手和老师一起做整理工作。如需并班管理，应做好交接工作，并组织幼儿进行相应的活动，以此分散他们的注意力，稳定他们的情绪。

考证指南

幼儿园如何有效与家长沟通是需要重点掌握的内容。

学习笔记

（三）离园后的清洁整理

1. 检查整理物品

收拾整理班级的各类教玩具和设备，对损坏的物品进行修补、报废，或者上报幼儿园进行增补。回顾玩教具在幼儿活动中使用的情况，针对具体情况进行调整。可提前进行第二天各项活动的准备工作，如制订一日活动计划、收拾整理材料等。

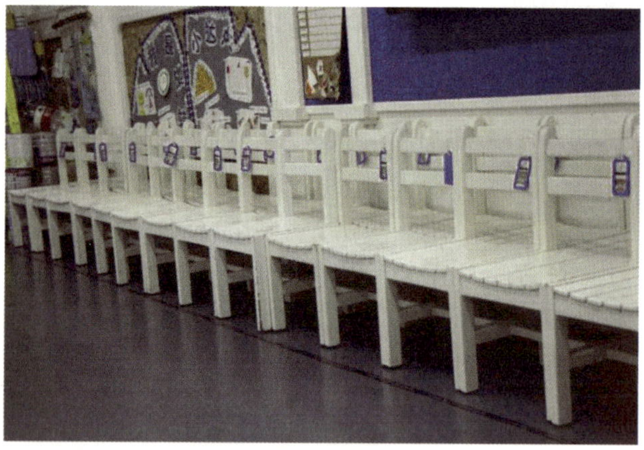

图 3-3 离园整理

2. 清洁消毒

待幼儿全部离园后，保教人员严格按照要求及时做好活动室、盥洗室和卧室的清洁消毒工作；将饮水桶剩余的水倒掉，把幼儿的水杯和毛巾送至指定的地方进行消毒；关闭电器、门窗，倾倒垃圾。有条件的幼儿园可以在全部人员离开后，用紫外线消毒灯定期进行消毒。

相关链接

安抚幼儿小策略

1. 抱一抱：呼唤幼儿小名，抱抱哭闹的幼儿，给予安慰。

2. 哄一哄：想办法转移幼儿的注意力。例如，引导幼儿和教师说说话、聊聊天，减少其哭闹的次数。在说话和聊天中，逐渐稳定和平复幼儿的情绪。

3. 查一查：通过给家长打电话或发短信，了解幼儿哭闹的真正原因。

4. 定一定：和家长共同商讨解决幼儿哭闹的方法，以达成共识；和幼儿形成约定，鼓励他们把不良情绪宣泄出来。

另外，为在活动或交往等方面有困难的幼儿提供帮助，引导幼儿选择自己喜欢的区角游戏，并帮助交往困难的幼儿加入其他幼儿的活动中，等等，这些都会使幼儿感受到被尊重和关爱，从而以愉快的心情投入一日生活中。

（来源：宋文霞，王翠霞．幼儿园一日生活环节的组织策略．北京：中国轻工业出版社，2012：15）

学以致用

如何向家长反馈问题

请同学模拟与家长沟通的过程，同学两两合作，一人扮演老师，一人扮演家长，按“简单描述→肯定→指出不足→提出要求→提供策略”五个步骤，就某个问题进行交流反馈。

学习效果检测

专题三学习任务 3.2
云测试

一、单项选择题

1. 应根据（　　）掌握通风时间。

A. 幼儿人数　　B. 活动室面积大小　　C. 天气　　D. 心情

2. 每半日至少通风（　　）分钟。

A. 20～25　　B. 15～20　　C. 10～15　　D. 5～10

3. 接待幼儿与家长时，要做到（　　）。

A. 情绪愉悦、态度热情　　B. 耐心倾听嘱托，做好物品交接

C. 提醒幼儿礼貌打招呼　　D. 以上都是

4. 卧室内的紫外线灭菌灯，应该在（　　）情况下使用。

A. 长期的，无人的　　B. 发生传染病后，无人的

C. 随机的，有人的　　D. 定期的，有人的

二、简答题

1. 幼儿园离园保育工作有哪些?

2. 离园环节中常见的问题有哪些? 保教人员该如何应对?

3. 幼儿园来园保育工作有哪些?

三、实践题

请模拟就幼儿入睡困难的问题与家长进行沟通。

学习任务 3.3 幼儿进餐、饮水的组织与保育

学习任务单

学习目标	1. 熟悉进餐、饮水环节的保育工作内容。 2. 掌握培养幼儿良好进餐、饮水习惯的方法。 3. 熟悉餐前准备、餐后整理、饮水前准备工作的规范操作方法。 4. 能利用多种方式，模拟进行幼儿餐前活动，激发幼儿食欲。 5. 树立劳动观念，养成耐心细致的保育工作态度。	
学习时数	3 课时	
学习方法建议	课前预习：课前采访幼儿家长和幼儿园保教工作人员，了解幼儿的进餐特点、饮水习惯等。学习幼儿营养基础知识或课程配套教学资源。 课上学习：带着问题上课是知识、技能内化的过程，主要采用讨论、头脑风暴、课堂辩论等方法进行学习。 课后练习：课后及时复习，进行幼儿进餐技能的巩固训练。	
学习运用	在本任务中学习的幼儿进餐、饮水的组织与保育知识，可以用于幼儿园一日活动的进餐、饮水活动的保育工作中。	
学习收获		同学填
学习反思		同学填

学习情境描述

开学不久，王倩便发现小朋友们在进餐中存在许多问题：有的小朋友挑食，趁王倩不注意把不喜欢吃的食物放到空碗里；有的小朋友喜欢边吃饭边大声说笑；有的还需要老师喂饭……针对以上现象，如果你是王倩，会怎么做呢？

情境问题

进餐环节的保育工作该如何组织？各个环节需要注意什么？如何激发幼儿的食欲？

学习笔记

学习驿站

一、进餐

党的二十大报告指出，要建成教育强国、科技强国、人才强国、文化强国、体育强国、健康中国。3～6 岁是幼儿生长发育的关键时期，也是良好饮食习惯培养的关键时期。幼儿生长发育旺盛，每天必须从膳食中获得充足的营养物质，才能满足生长发育和生活活动的需要。拥有良好的进餐习惯是营养合理摄入的重要前提，而提升进餐的各项自我服务技能，则可锻炼生活自理能力。保教老师应为幼儿创设干净、温馨的进餐环境，培养幼儿良好的进餐习惯和独立进餐能力。

幼儿的饮食宜少食多餐。通常全日制幼儿园安排一餐两点（少数为两餐两点或三餐两点），寄宿制幼儿园安排三餐两点。正餐间隔时间为 3.5～4 小时，每次进餐时间为 20～30 分钟；点心安排在两餐之间，与正餐间隔时间为 1.5～2 小时，通常是上午 9 点半左右和午睡起床后。

（一）进餐前的准备工作

1. 创设进餐环境

进餐前 30 分钟，保教人员开始布置餐桌，按要求进行桌面清洁消毒（有关清洁消毒详见“学习任务 7.2 卫生与消毒制度”）。完成后，洗净双手，戴好围裙、防尘帽、口罩等，开始准备餐具、漱口水和擦嘴的消毒毛巾。将食物放置在安全的地方，切勿烫伤幼儿，同时做好食物的保温保洁，冬季保温，夏季散热。

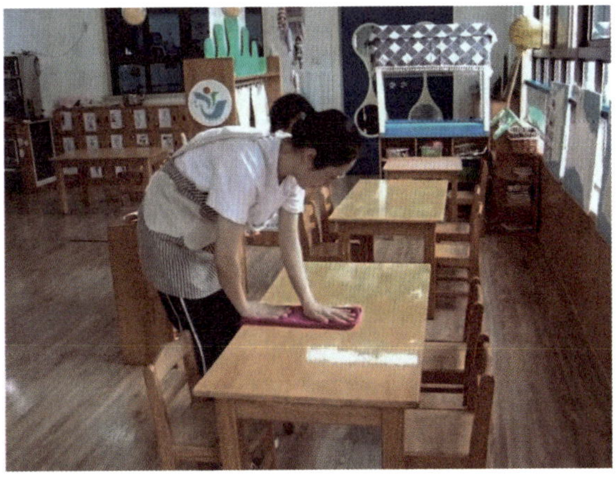
图 3-4　餐前桌面清洁

2. 分发食物

应根据每个幼儿的进食量和当天状态分饭菜，采用少盛多添的方式。对于胃口小的幼儿或者是体弱儿，应先盛少量的饭、菜，鼓励幼儿吃完后再添；对于食物过敏的幼儿，应避免分发过敏食物。有条件的幼儿园可为贫血、营养不良、食物过敏等幼儿提供特殊膳食。

学习笔记

3. 鼓励幼儿参与准备工作

引导幼儿轮流帮助老师准备餐前工作，如清洁桌面、分发餐具和食物等，视幼儿的能力而定。这样既可以锻炼幼儿的动手能力，又可以培养幼儿服务他人的意识，让幼儿体验劳动的乐趣。准备前提醒幼儿做好自己的清洁卫生工作。

4. 餐前教育引导

餐前准备时，可通过谈话、故事、游戏、儿歌等方式向幼儿介绍当日菜肴及其营养价值，还可邀请能力强的幼儿进行食物介绍，以激发幼儿的食欲。特别需要告知幼儿进餐注意事项，指导餐具使用方法，培养良好进餐习惯，营造愉悦进餐气氛。

5. 餐前活动组织

餐前 30 分钟内不组织幼儿进行剧烈运动，以安静活动为主，如餐前教育、总结谈话、分享等活动。结束餐前活动后，组织幼儿分组如厕、洗手，准备就餐，可以让进餐慢的、体弱的幼儿先进餐。

（二）进餐时的指导要点

1. 营造宽松、温馨的进餐氛围

在进餐过程中可播放优美舒缓的音乐。保教人员在指导幼儿进餐时应动作轻柔、态度温和，并提醒幼儿安静进餐，让幼儿保持精神愉快；在进餐过程中不批评、催促幼儿，不进行吃饭比赛。

2. 培养幼儿独立进餐的能力和意识

指导幼儿正确使用餐具，两脚放平，身体坐正，头微前倾，嘴巴靠近碗，一手扶碗一手拿勺，一口饭一口菜地吃完自己的一份饭菜。进餐时若发现个别幼儿用左手拿勺，不必刻意要求他们改用右手。

引导幼儿用正确的咀嚼方法进食，不含饭，不吃汤泡饭，用磨牙而非切牙咀嚼食物，细嚼慢咽。

指导幼儿学习吃带壳、带皮、带核和有骨头食物的方法和技巧，将食物残渣放入渣盘中。引导幼儿按需添饭菜，指导中大班幼儿自主添加饭菜。

考证指南

幼儿用餐指导是需要重点掌握的内容。

3. 培养良好的进餐习惯

引导幼儿定时、定量、定位进餐，以形成进餐与进餐环境的神经联系，帮助幼儿养成良好的进餐习惯。培养幼儿不挑食、不偏食的习惯，对于幼儿不爱吃的饭菜，保教人员应以积极正面的态度鼓励他们尝试着接受，不应简单呵斥或随意迁就。培养幼儿文明的进餐行为，如不将饭菜放到别人的碗里；嘴里有食物时不大声说笑，以免呛咳，发生危险；尽量不撒饭，保持地面、桌面和自

身的清洁等；不用手抓饭；咀嚼时不出声，不敲打碗筷；独立进餐，尽量在用餐时间内将饭菜吃完；进餐完毕，咽下最后一口饭才能离开饭桌。

4. 关注特殊幼儿

观察幼儿进食量、进食情绪、进餐速度，以及食物偏好，发现问题及时处理。特别是对于肥胖儿、体弱儿、有过敏史的幼儿，适量地调整他们的饭量和食物搭配（具体照顾方法详见“学习任务 6.4 特殊体质幼儿的照护”）。

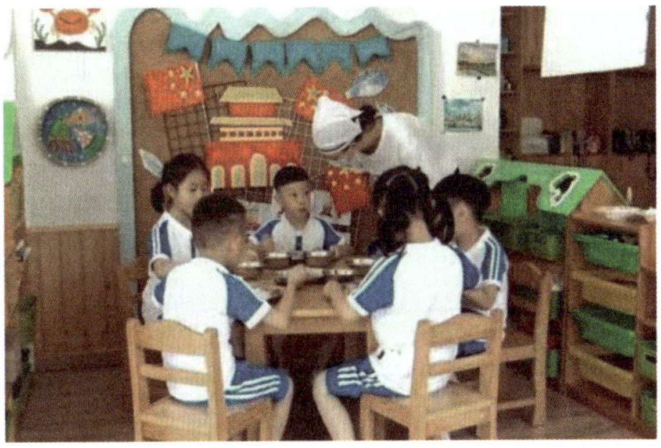

图 3-5 关注幼儿需求

5. 及时处理突发事件

幼儿不小心打翻饭菜或呕吐时，保教人员应态度温和地为幼儿更换衣裤和食物；如遇幼儿发生呛咳、咬舌头、掉门牙等情况，应立即安抚幼儿并进行正确的救护。注意热汤、开水等不进教室，以免烫伤幼儿。

（三）餐后的清洁整理和活动

1. 清洁整理

引导幼儿用餐结束后将自己的餐具分类收拾到指定的地方，中大班的孩子离开时把自己桌面上的残渣放到渣盘里。注意培养幼儿饭后漱口、擦嘴的习惯。待所有幼儿进餐完毕后，才能收拾打扫卫生，可邀请个别幼儿参与整理。

学习笔记

2. 餐后活动

餐后适当休息，不做剧烈运动，可组织一些安静的活动，如 10～15 分钟的散步、户外观察、区域活动等。

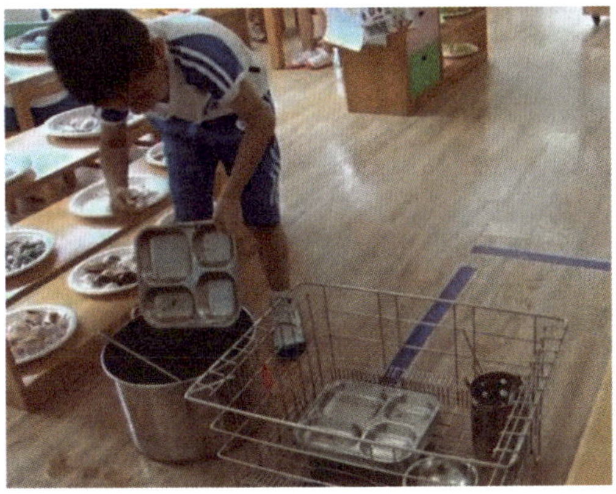

图 3-6 整理餐具

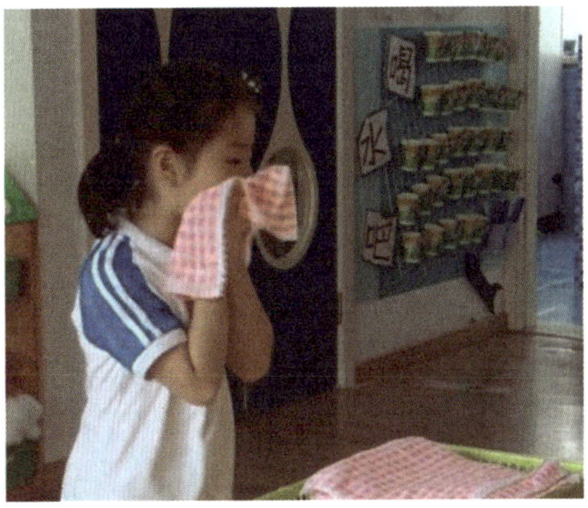

图 3-7 饭后擦嘴

（四）点心的组织工作

可以与区域活动相结合，分批次食用点心。如将角色游戏区布置成“小餐厅”，让幼儿进行自助用餐，小班由保教老师辅助进行，中大班可让幼儿自主完成，提高幼儿用餐的自主性。

学习笔记

二、饮水

情境问题

幼儿园的保健医生总是跟王倩说："小朋友在幼儿园期间要多喝水，这样才有利于健康。"王倩很想知道：幼儿每天在园需喝多少水？什么时候组织幼儿喝水？如何培养幼儿良好的饮水习惯？

（一）饮水的卫生

《托儿所幼儿园卫生保健工作规范》规定："每日上、下午各 1～2 次集中饮水，1～3 岁儿童饮水量 50～100 毫升 / 次，3～6 岁儿童饮水量 100～150 毫升 / 次，并根据季节变化酌情调整饮水量。"

做好清洁卫生工作。每天做好水桶的清洁和消毒工作，保持地面干燥。水龙头下放置一个空桶，以免幼儿接水时将水滴到地上。若幼儿不小心洒水了，保教人员要及时擦干，以免幼儿滑倒。

每天将消过毒的水杯放在贴有幼儿容易辨识的标记的位置上，保温桶和杯子放置的位置和高度要以方便幼儿取拿为宜。备足当天全班幼儿所需的、温度适宜的饮用水。随时关注饮水量，如有不足，及时补充。通常情况下，要保证每个幼儿在园的饮水量不少于 600 毫升。特殊情况下，如身体不适、运动后出汗多、天气炎热等，要适当增加饮水量。正常幼儿需水量参见表 3-3。

表 3-3　正常幼儿需水量的参考值（24h）

年龄 / 岁	体重 /kg	总摄入量 /mL	每千克体重摄入量 /mL
1	9.5	1150 ～ 1300	120 ～ 135
2	11.8	1350 ～ 1500	115 ～ 125
4	16.2	1600 ～ 1800	100 ～ 110
6	20.0	1800 ～ 2000	90 ～ 100

（二）饮水习惯的培养

通过开展各项活动，引导幼儿认识喝水的重要性，懂得喝水对身体健康的好处，了解不喝水的危害，尽量不喝含糖饮料。

学习笔记

培养幼儿主动饮水的习惯，引导幼儿根据自己身体的需要及时调整饮水量，如感冒发烧、小便发黄、天气炎热、嘴唇干燥的时候要适当增加饮水量。对于那些不爱喝白开水的幼儿，保教人员要及时提醒幼儿喝水，每次尽可能喝足量。

（三）饮水的常规要求

1. 指导幼儿正确的饮水方法

喝水前先洗手，并取自己的水杯。接水时，水龙头不要开太大，先接半杯水，喝完再接。接水后，一手扶杯柄，一手扶杯身，将水杯端到指定位置再喝水，注意不要边走边喝，提醒幼儿一口一口慢慢喝，不说笑打闹，以免洒水或呛到自己。喝完水将杯子放回对应位置。

2. 把握好喝水时机

饭前、饭后 1 小时内尽量不组织幼儿喝水，以免影响其消化功能。睡觉前不组织幼儿喝水，以免影响睡眠。剧烈运动后不要马上喝水，待幼儿休息后再适量补充水分。一般情况下，上午户外活动后、10 点左右、午睡起床后、下午离园前，是组织幼儿喝水的好时机。

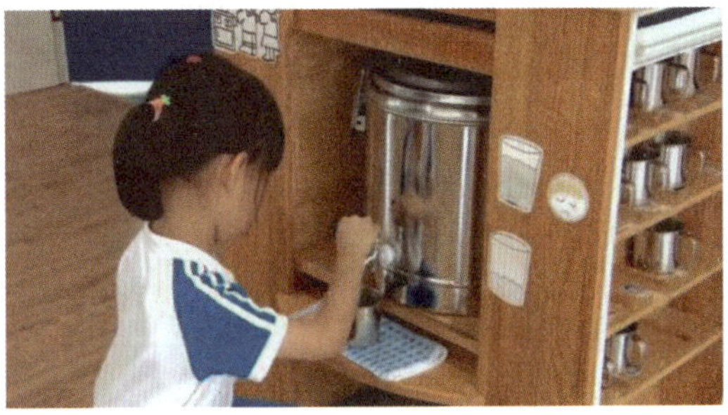

图 3-8　正确接水

学以致用

模拟进行幼儿进餐的指导

一、活动准备

1. 学习“幼儿进餐的保育工作”，了解有关幼儿进餐的要求。

2. 熟悉进餐保育工作的内容和方法，做好相关物品的准备工作。

二、活动过程

1. 做好餐前的准备工作。

（1）重视营造餐前宽松、温馨的气氛，安抚幼儿情绪。

（2）组织幼儿进行餐前如厕、洗手等活动。

（3）用形象、生动的语言向幼儿介绍饭菜的营养，激发幼儿的进餐兴趣。

（4）应注意饭菜夏季散热、冬季保温，保证幼儿食物温度适中。

（5）取来的饭菜要放在餐桌的安全处，避免幼儿靠近，发生烫伤。

2. 组织幼儿进餐，注意培养幼儿良好的习惯。

（1）指导年龄较大的幼儿自己取餐。对于年龄较小的幼儿，保教人员要根据其进食量少盛多添。添饭时保教人员应避免添饭用的热汤盆（或桶）从幼儿面前或头上经过，以免发生意外伤害。

（2）鼓励幼儿吃各种食物，能在老师的帮助下吃完自己的饭菜。

（3）指导幼儿正确使用餐具，提醒幼儿喝汤时两手端平饭碗，避免洒汤。

（4）引导幼儿吃饭时饭菜搭配、干稀搭配。

（5）关注个别不会咀嚼、吞咽有困难的幼儿，及时给予指导和帮助。

（6）关注个别身体不舒服的幼儿。

（7）提示幼儿安静进餐，细嚼慢咽，不东张西望，不打闹，不把空勺放在嘴里，养成良好的进餐习惯。

3. 餐后整理。

（1）引导幼儿用完餐后自己将餐具送到固定的容器里，将餐具分类。

（2）帮助、指导幼儿饭后用正确的方法漱口、擦嘴。

（3）待所有幼儿进餐结束后再进行湿性扫除。

（4）引导幼儿餐后到安静的区域活动。

（5）向家长反映幼儿在园的进餐情况，提出有针对性的意见和建议。

学习效果检测

专题三学习任务 3.3 云测试

一、单项选择题

1. 给幼儿盛饭应采用（　　）方式。

A. 尽量盛满　　B. 尽量少盛　　C. 少盛多添　　D. 多盛多添

2. 幼儿进餐安排应（　　）、定量、定位。

A. 定时　　B. 定食物　　C. 定伙伴　　D. 随时

3. 通常情况下要保证每个幼儿在园的饮水量不少于（　　）mL，每次饮水（　　）mL。

A. 200，10 ～ 20　　B. 400，50 ～ 60

C. 500，70 ～ 100　　D. 600，100 ～ 150

4. 以下不属于文明进餐习惯的是（　　）。

A. 咀嚼喝汤不出声　　B. 独占好吃的食物　　C. 细嚼慢咽　　D. 正确使用餐具

5. 引导幼儿吃饭时要（　　）。

A. 先吃饭再吃菜　　B. 一口饭一口菜　　C. 汤泡饭　　D. 先吃菜再吃饭

6. 组织幼儿喝水的好时机是（　　）。

A. 午睡前　　B. 午饭后　　C. 午睡起床后　　D. 运动前

二、简答题

1. 如何培养幼儿文明进餐的习惯？
2. 如何处理进餐时的突发事件？
3. 如何培养幼儿的饮水习惯？

三、实践题

请模拟指导幼儿采取正确的进餐坐姿、规范地使用餐具。

学习任务 3.4 幼儿盥洗、如厕的组织与保育

学习任务单

学习目标	1. 熟悉幼儿园盥洗、如厕的基本内容。 2. 掌握幼儿盥洗、如厕的保育要求。 3. 熟悉组织幼儿盥洗、如厕的操作方法。 4. 培养劳动观念，学会耐心细致地指导幼儿盥洗、如厕，初步形成细致、耐心的职业态度。	
学习时数	2 课时	
学习方法建议	课前预习：课前采访幼儿家长和幼儿园保教人员，了解幼儿盥洗行为特点，进行初步的认知。在网上或去图书馆搜集、查找幼儿盥洗的相关材料，如儿歌、绘本等。 课上学习：带着问题上课，是知识、技能内化的过程，主要采用讨论、头脑风暴、课堂辩论等方法进行学习。 课后练习：尝试运用所学的知识对幼儿开展盥洗教育，使理论与实践相结合。	
学习运用	在本任务中学习的幼儿盥洗、如厕的组织与保育知识，可以用于幼儿园一日活动的幼儿盥洗、如厕的保育工作中。	
学习收获		同学填
学习反思		同学填

学习情境描述

王倩特别注重幼儿的在园卫生问题，每天都会叮嘱幼儿饭前便后要仔细洗手，可是他们总会出现各种问题：有的认为手不脏就不用洗；有的把手刚沾湿就算洗完了；有的洗完后手上还留有泡沫；有的喜欢偷偷地跑到盥洗室玩水；有的洗完手，袖子、衣襟都湿了……王倩有点懊恼：洗手这么小的事情，怎么会有这么多问题？那该如何组织幼儿盥洗呢？

学习笔记

情境问题

党的二十大报告指出，培养造就大批德才兼备的高素质人才，坚持尊重劳动。幼儿盥洗工作既重要又烦琐，该如何组织？需要注意什么？需要培养幼儿哪些盥洗的生活自理能力？

学习驿站

一、盥洗

养成良好的盥洗习惯是帮助幼儿远离细菌、病毒，预防各类传染性疾病和非传染性疾病的方法之一。盥洗贯穿于一日活动的各个环节，是幼儿一日生活中的重要内容，保教人员应注意培养幼儿独立的盥洗能力和良好的盥洗习惯。

（一）盥洗前的准备工作

盥洗之前，在洗手台附近准备好小毛巾、洗手液（或肥皂），秋冬季最好准备幼儿护手霜。需特别注意检查地面和洗手台的台面是否干燥、整洁，以免幼儿滑倒或者弄湿衣服。漱口时，要准备充足的温水，不要用生水，以免幼儿吞食生水。

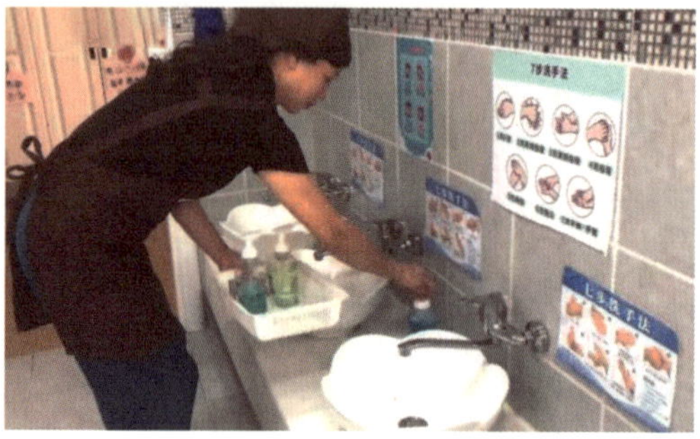

图 3-9　准备洗漱用品

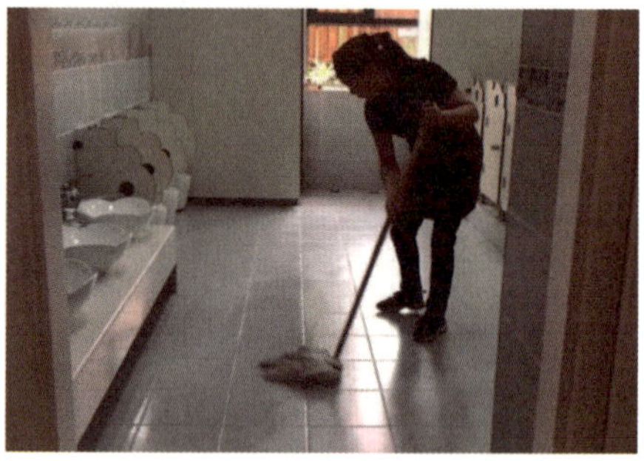

图 3-10　保持地面干燥

（二）盥洗的养成教育

任何一个盥洗内容都包括许多步骤，幼儿只有反复练习才能熟练掌握（表 3-4）。保教人员应根据不同年龄幼儿分层进行指导，如对于小班幼儿，初期以保教人员全程帮助为主，之后逐步放开，让幼儿进行独立操作。保教人员必须有目的、有计划地对幼儿进行持之以恒的指导，还可以通过多种多样的活动帮助幼儿掌握相应的技能，并在每日的盥洗环节不断地复习巩固，帮助他们养成良好的盥洗习惯。

表 3-4 幼儿生活自理技能的操作流程（盥洗）

项目	要求	规范操作流程	注意事项
洗手	进食前、排便后、外出归来以及手脏时，尤其是传染病高发季节，要增加次数	卷起袖口至胳膊肘→打开水龙头→用柔和流动水淋湿双手→擦肥皂 / 洗手液→搓洗手心、手背、手指缝、指尖、关节、手腕→用流动水将上述部位按顺序冲洗干净→关上水龙头→在水池内甩三下→擦干双手	水流不要太大，应保持柔和，把泡沫冲洗干净。冲淋时指尖向下，避免水倒流弄湿衣袖。注意节约用水，不玩水
漱口	每次进食后	接半杯温水→喝一口水含在嘴里→快速用力鼓腮→低头轻轻吐水→如此反复三四次	吐水时要弯腰、低头，不要弄湿胸口的衣服。不能把水咽下
刷牙	每天早晚	冲洗牙杯、牙刷→接满清水→漱口→挤黄豆大小的牙膏→顺着牙缝刷上下牙的外侧、内侧，咬合面横刷→鼓漱口腔直至干净→清洗牙刷和牙杯→刷头朝上放到牙杯中→用毛巾擦嘴	每颗牙都要认真刷到，刷满 3 分钟
擤鼻涕	有鼻涕、鼻屎或鼻腔异物时	用纸巾轻捂一侧鼻孔往外擤鼻涕→擦掉鼻涕→纸巾折叠→交换擤另一侧鼻涕→擦干净鼻涕	注意不要把两个鼻孔同时堵住，擤时不要太用力
洗脸	每天早晚、脸脏的时候	用餐巾纸擦净鼻涕→擦洗眼睛（用毛巾由内眼角向外眼角擦洗）→擦洗额头→擦洗两颊→擦洗下巴、嘴、鼻子→翻转毛巾擦洗耳朵→冬天洗脸后要涂护肤品	注意清洗眼角、嘴角、耳后；不要弄湿衣袖
洗澡	夏季每天洗，冬季 3 ～ 5 天洗一次，每天清洗外阴部和脚	按“颈→胸→腹→背→两臂→两腿→臀部（从前到后）→脚”的顺序洗净，然后擦干并穿衣	注意皮肤有褶皱部位的清洗，如脖子、腋窝、大腿根部
剪手指甲、脚指甲	手指甲每周剪一次，脚指甲每两周剪一次	洗净手脚→修剪手（脚）指甲中间部分，确定长度比甲肉稍长→修剪两侧指甲→用锉刀轻磨边缘	指甲不能剪得过短。手指甲剪成弧形，脚指甲剪成方形。注意脚指甲边角不可剪得过圆，以免指甲嵌进肉里，形成甲沟炎

（三）盥洗的常规要求

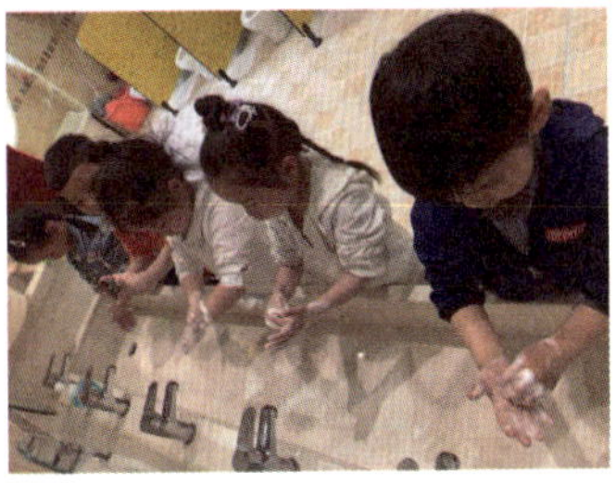

图 3-11 有序洗手

组织盥洗时应根据盥洗室的空间大小，将幼儿合理分组，有序盥洗。教育幼儿盥洗时不玩水、不打闹，避免弄湿衣袖和地面，注意节约用水。教师要关注幼儿的盥洗过程，对幼儿盥洗不细致、冲洗不干净等行为，要耐心地给予动作示范和语言提示。当所有幼儿盥洗完毕后，保教人员要及时清洗洗手池、水龙头，将地面的水渍拖干净，把盥洗用品摆放整

学习笔记

齐，检查毛巾是否干净。如果在盥洗时幼儿不小心将毛巾掉到地上，或是其他原因把擦手毛巾弄脏了，保教人员要及时清洗毛巾。

二、如厕

情境问题

如何组织幼儿如厕？幼儿需要养成哪些如厕习惯？

如厕看似一个很平常的生活活动，却有着重要的生理价值和心理价值。每天按时排出体内废物，可减少体内细菌的滋生，预防各类疾病的发生。良好排便可满足幼儿的基本生理需求，减轻排便压力，有助于其健康人格的形成。保教人员应为幼儿创设轻松如厕的环境。养成良好的排便习惯和掌握独立排便能力是幼儿如厕的重要任务。

（一）如厕环境的创设

做好厕所清洁工作，保持干燥、无臭味，便池干净、无污垢等；将手纸、洗手液、擦手毛巾放在固定的、幼儿方便拿到的地方。保教人员还要营造一种接纳、和谐的如厕氛围，尽量消除幼儿在园如厕的紧张感。根据实际需要，保教人员可在卫生间张贴图片或标记，如提裤子的方法、步骤图，擦屁股的流程图，蹲式便池上有脚印图，引导幼儿正确有序地如厕。

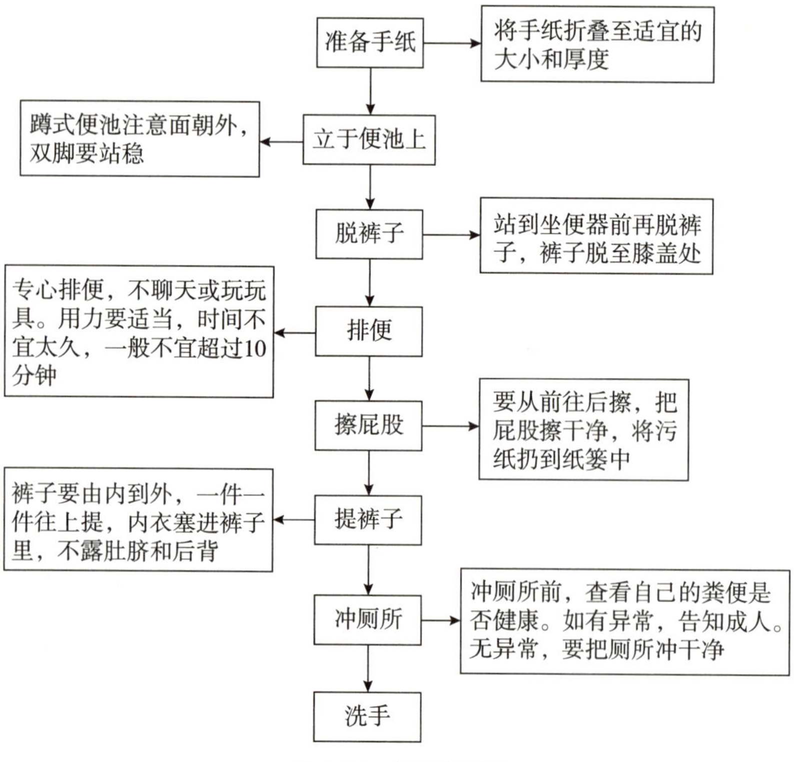

图 3-12 如厕流程图

（二）如厕意识的培养

带幼儿熟悉班级的厕所环境，消除他们对陌生环境的恐惧感。通过多种形式的教育活动，让幼儿明白及时排便对身体健康的好处，知道憋尿、憋便对身体的危害，培养幼

学习笔记

儿及时小便、定时大便的习惯，并激发幼儿主动如厕的意愿。

（三）如厕的常规要求

要根据园内卫生间的情况组织幼儿分组如厕，提醒幼儿遵守如厕的常规，如不拥挤，不争抢，不开玩笑，不在厕所逗留等，没有轮到的幼儿要耐心等待。指导幼儿掌握如厕的技能。

当幼儿离开厕所后，保教人员要检查便池情况，如有污物应立即清洗，以免产生异味。要时刻保持厕所通风，地板清洁、干燥。

（四）其他问题

保教人员应注意观察幼儿有尿意或者便意时的表现，如跺脚、打寒战、脸色发红、眼睛发直、下蹲等，及时提醒幼儿如厕，不限制他们的如厕次数。由于贪玩，部分幼儿经常憋尿憋便，所以在每次活动前和活动后，如集体活动、户外活动、进餐、午睡等活动前，保教人员都要提醒他们如厕。保教人员还要帮助和引导幼儿形成初步的性别意识和社会规范意识。

如遇幼儿尿裤子、拉裤子时，保教人员切不可训斥或者嘲讽幼儿，应态度和蔼地立即为幼儿更换衣裤，并适时进行引导。

幼儿便后，保教人员要细心观察，及时发现并正确应对幼儿异常粪便的问题（表 3–5）。

表 3-5　大小便的状况及其反映的健康情况

	状况	反映的健康情况
大便	黄褐色的香蕉便	正常
	呈糊状	消化不良（饮食过量）
	稀水便	急性胃肠炎
	黏冻状	慢性结肠炎、慢性菌痢
	羊粪状硬粒	便秘
	米泔样	急性肠道传染
	发黑发亮	消化道出血
	白色陶土样大便	胆道阻塞
	脓血便	急性菌痢
	果酱样大便	肠套叠
小便	清澈、呈淡黄色	正常
	深黄色	缺水
	红茶色	甲肝

续表

小便	血尿样	肾结石
	小便浑浊	尿路感染
	酱油色尿	葡萄糖-6-磷酸脱氧酶缺乏症（俗称蚕豆病）

相关链接

幼儿盥洗能力与盥洗习惯的培养方法

幼儿盥洗时，保教老师需要时刻关注幼儿的盥洗情况，引导幼儿有序、安全地洗手；同幼儿一起进入盥洗室，对幼儿的盥洗进行具体指导。保教老师可以采取以下措施来培养幼儿的盥洗能力和习惯。

1. 正确示范

保教老师可以通过亲身示范的方式，指导幼儿按照正确的方法盥洗。

2. 指示性图片

保教老师可以在盥洗室墙上贴上浅显易懂的演示图片，并指导幼儿按照图示盥洗。比如，“卷袖子→开水龙头→把手打湿→擦肥皂→搓手心、手背、手指缝→用水冲干净→关水龙头→把手甩一甩→擦干”等。幼儿根据图示洗手，能洗得又快又干净。

3. 表扬栏

保教老师可以在盥洗区布置一块表扬栏，奖励盥洗认真的幼儿一张贴纸，并将贴纸贴到表扬栏的照片处。

4. 录像纠错

保教老师可以录下幼儿盥洗时不同的行为表现，然后通过回放录像观摩，让幼儿找一找哪些行为是对的，哪些行为是错的，并说一说原因，从而发现自己在洗手环节中存在的问题，坚持按照正确的方法洗手。

5. 家园合作

幼儿园里每一项工作都需要得到家长的支持与配合，因此，保教老师与家长在教育理念上达成共识非常重要。除了经常与家长沟通，了解幼儿在家中的盥洗情况，使幼儿园的教育更具针对性外，保教老师还要让家长了解幼儿园盥洗习惯培养的要求及具体的指导方法，使家园教育保持同步，形成合力。

6. 游戏参与

保教老师可以引导幼儿玩各种有趣的、与盥洗有关的游戏，使其在参与游戏的过程中了解盥洗的重要性，学习科学的盥洗方法。

7. 运用文学、艺术作品

保教老师还可以运用讲故事、念儿歌的形式对幼儿进行盥洗教育，如带领幼儿一起表演《洗手歌》：

1=C2/3

（5 6 |5・3| 2　3|1－）| 55　31 | 34　5 | 55　31|345| 4　6|

哗哗流水 清又清，洗洗小手讲卫生，

5 5 5 3 1|2 3 2 |5 6 |5・3|2 3|1－|0 0||

大家 伸出手来比一比，看看谁的最干净。

幼儿在不知不觉中受到儿歌等的引导，不但可以养成手脏后洗手的好习惯，还受到了卫生教育。这样对提高幼儿的生活自理能力、独立性以及克服困难的意志品质都有重要意义。

（来源：伍香平，彭丽华 . 幼儿园保育员工作指南 . 北京：中国轻工业出版社，2014：46-47）

学以致用

模拟指导幼儿洗手

一、活动准备

1. 学习“幼儿生活自理技能操作流程”，了解有关盥洗的要求。

2. 熟悉洗手的内容和方法，做好相关物品的准备工作。

3. 准备：洗手液、毛巾、流动水、护手霜。

二、活动过程

采用生动有趣的方式，如儿歌、游戏等边讲解边示范进行指导。

1. 挽：挽袖子，以免弄湿衣服。

2. 湿：慢慢打开水龙头，保持水流柔和，在水龙头下把手淋湿，擦上肥皂或洗手液。

3. 搓：用“内外夹弓大立腕”七步搓手法，仔细搓洗双手，持续 15 ～ 20 秒。

内：掌心相对，手指并拢，相互揉搓。

外：手心对手背沿指缝相互擦搓，交换进行。

夹：掌心相对，双手交叉沿指缝相互摩擦。

弓：弯曲各手指关节，在另一手掌心旋转搓擦。

大：一手握另一手大拇指旋转搓擦，交换进行。

立：五个指尖并拢在另一掌心旋转揉搓，交换进行。

腕：搓洗手腕，交换进行。

4. 冲：指尖朝下，用清水把手冲洗干净（持续 10 秒钟）。洗手时水量适中，节约用水，不玩水。

5. 捧：用手捧清水将水龙头冲洗干净，再关闭水龙头。

6. 甩：双手五指自然下垂，在水池里甩三下，防止手上的水滴在地上。

7. 擦：用干净的毛巾将手擦干。

学习效果检测

专题三学习任务 3.4
云测试

一、单项选择题

1. 幼儿良好的盥洗习惯是（　　）。

A. 每天洗脸、洗脚、洗屁股　　B. 每周洗脸、洗脚、洗屁股
C. 每天刷牙一次　　D. 每天剪指甲

2. 幼儿排便时间不应过长，一般为（　　）。

A. 30 分钟　　B. 20 分钟　　C. 5 ～ 10 分钟　　D. 3 分钟

3. 正确擦屁股的方法是（　　）。

A. 从前向后　　B. 从后向前　　C. 只擦后部　　D. 只擦前部

4. 大便异常的表现有（　　）。

A. 柏油样大便　　B. 顺畅排出的成形硬便
C. 顺畅排出的成形软便　　D. 不成形软便

5. 正确的刷牙方法：上下刷，里外刷，每颗牙都要刷到，刷满（　　）分钟。

A. 1　　B. 3　　C. 5　　D. 7

二、简答题

1. 幼儿如厕的内容和方法有哪些？

2. 幼儿盥洗的常规要求有哪些？

三、实践题

请搜集与幼儿如厕能力和如厕习惯教育相关的案例、绘本、故事、儿歌等进行分享。

学习任务 3.5

幼儿午睡的组织与保育

学习任务单

学习目标	1. 了解幼儿午睡保育工作的基本内容。 2. 掌握午睡组织与保育的主要内容和方法。 3. 熟悉指导幼儿穿脱衣服等基本技能的操作方法。 4. 掌握培养幼儿独立入睡的方法。 5. 树立正确的儿童观、教育观，学会耐心细致地处理幼儿睡眠中出现的问题。	
学习时数	2 课时	
学习方法建议	课前预习：课前采访幼儿家长有关幼儿睡眠的行为习惯问题。搜集整理幼儿独立睡眠能力、良好睡眠习惯以及幼儿睡眠时的安全问题的相关资料。 课上学习：认真观看教师的示范操作或相关操作视频，聆听讲解，获取感性知识。 课后练习：课后及时复习，并在此基础上关书独立完成“学习效果检测题”，以巩固基础知识；并进行“指导幼儿穿脱衣服”技能的巩固训练。	
学习运用	在本任务中学习的幼儿午睡的组织和保育知识，可以用到幼儿园一日活动午睡环节的保育工作中。	
学习收获		同学填
学习反思		同学填

学习情境描述

午餐后，王倩带小朋友们散完步便组织午睡。她一边提醒小朋友们上厕所，一边拉好窗帘。小朋友们陆续上完厕所回到寝室躺下，她发现插班生可可不在寝室，于是急忙到教室找。她看到可可一个人坐在教室里，当她走近时，可可哭着说：“老师，我不睡觉，我想回家，你带我回家，好不好？”王倩一边安抚可可，一边心里犯了难。如果你是王倩，会怎么做呢？

学习笔记

情境问题

如何培养幼儿独立入睡的习惯？需要培养幼儿哪些生活自理能力？

学习驿站

每个人的健康都离不开充足、高质量的睡眠，对于处在快速生长发育阶段的幼儿来说，充足的睡眠尤为重要。充足的睡眠可以消除疲劳，保护大脑，促进生长发育，增强抵抗力。由于幼儿身心易于疲劳，所以需要通过午睡帮助他们放松身心，恢复精力，为下午的活动奠定良好的基础。幼儿每天需要睡眠11～12小时，其中午睡时间为2小时左右。

一、睡眠前的准备工作

（一）创设睡眠环境

为幼儿创设一个温馨、舒适的睡眠环境。在睡觉之前要开窗通风，保持空气流通。根据天气情况合理使用空调，调节好室内温度。拉上窗帘，调整光线。检查床铺是否干净、整洁，有无杂物。根据季节变化为幼儿选择合适的床品，定期让家长将被褥带回洗晒；如果家长没有带回，保教人员要帮助在幼儿园中翻晒。

卧室温度调节

- 冬季室温低于12℃需开空调，使室温保持在18℃左右。
- 夏季室温高于28℃需开空调，使室温保持在26℃左右。
- 理想湿度为50%～60%。

（二）合理安排床位

全体幼儿头脚交错安排床位。可将体弱儿安排在背风处，将体质较好、怕热的幼儿安排在通风处（但不能吹过堂风）；将易尿床和活泼好动、爱说话的幼儿安排在保教人员更容易照顾到的地方；咳嗽的幼儿最好安排与其他幼儿保持一定的距离。

（三）组织睡前准备活动

餐后带领幼儿进行散步、阅读等安静的活动，有利于他们入睡时情绪安定。组织幼儿分批上厕所。将幼儿随身携带的小物件（如发卡、皮筋、线头、眼镜等）集中放在一起，提醒幼儿不能将玩具等物品带入寝室，以免午睡玩耍时发生意外。播放优美的轻音乐，组织幼儿轻轻地进入寝室。待幼儿躺下后，用轻柔的语调、缓慢的语速讲述故事或朗读文学作品，平复幼儿的心情，帮助他们尽快入眠。

（四）培养生活自理能力

保教人员要注重在日常生活中培养和发展幼儿的自理能力，根据幼儿年龄、能力水平帮助他们逐步掌握相应技能（表 3-6）。如引导低龄幼儿认识自己的衣裤、鞋袜、床铺，帮助年龄小的幼儿学习穿脱衣服，鼓励年龄大的幼儿学习叠被子等。对于还不能自理或者自理有困难的幼儿，保教人员要提供适当帮助，采用儿歌、故事、游戏等多种方式，细致耐心地引导幼儿学习；还可以引导幼儿通过两两合作、互相帮助的方式，提升生活自理能力。

表 3-6　幼儿生活自理技能操作流程（午睡）

项目	操作流程
午睡步骤	如厕→进卧室→脱鞋→脱裤子→脱上衣→叠衣服→盖被子→入睡
起床步骤	起床→穿上衣→穿裤子→叠被子→穿袜子→穿鞋子
穿开襟衣服	分辨衣服里外和前后→衣服翻至正面→抓住衣领，把衣服披到后背上→手攥一侧内衣袖口，把手伸入外衣袖内→另一侧同样完成→翻好衣领→对齐衣服前襟→自下而上系扣子或拉拉链→检查衣领是否翻平整、扣子是否对齐
穿套头衣服	分辨衣服里外和前后→衣服翻至正面→前面朝下（领口低的是前面）→抓住衣角，将头钻入领口→手攥一侧内衣袖口，伸入外衣袖内→另一侧同上完成→整理衣服
脱开襟衣服	解开扣子（拉开拉链）→手攥衣襟向后拉，脱至肩下→从背后逐一拉掉两只袖子
脱套头衣服	一手抓袖口，另一只手抽出→另一侧同样完成→脱领口
穿裤子	分辨裤子里外和前后→双手拉住裤腰两侧→两腿同时伸进裤筒→站立后提裤子→将内衣塞进裤子里→扣上扣子（或拉上拉链）→检查裤腰是否平整
穿袜子	分辨袜子不同部位（袜尖、袜底、袜跟、袜筒）→手持袜筒，袜尖朝前，袜跟朝下→将袜筒推叠到袜后跟→脚伸进袜口，脚跟对齐袜跟→袜口拉至脚踝→检查袜跟是否和脚跟对齐
穿鞋子	分辨鞋子左右脚→鞋子对齐摆正→把脚伸进鞋子里，手提鞋后跟→扣鞋扣或系鞋带→检查左右脚是否穿对
叠被子	对齐床铺，铺平被子→手持被子短的一端，对齐另一端，对折→换至侧边再对折→拉平床单→摆平枕头和被子

续表

项目	操作流程
叠衣服	分辨衣服里外和前后→衣服翻至正面→正面朝上，平铺衣服→折叠两侧衣袖→从底部对折衣服→从侧面再对折
叠裤子	分辨裤子里外和前后→裤子翻至正面→正面朝上，平铺裤子→侧面对折两条裤腿→换方向对折

二、睡眠中的保育要点

（一）关注幼儿睡眠习惯

学习笔记

当结束睡前活动后，保教人员要提醒幼儿安静、独立入睡，不与其他幼儿讲话。保教人员要不定时巡视，检查幼儿的睡眠情况，看幼儿有没有盖好被子，有没有闭上眼睛，是否在被子下面玩，有没有其他需求，如有应用轻柔的语言提示、温柔的动作调整。关注幼儿睡姿，教育幼儿仰卧或者侧卧，不趴睡，不跪睡，不蒙头睡。若发现个别幼儿吸吮手指、咬棉被或枕头，应及时帮助他们纠正这些不良习惯。对于入睡困难或不愿意午睡的幼儿，要耐心教育，做好家园沟通，让幼儿慢慢养成中午按时入睡的好习惯。纠正幼儿不良的睡眠习惯应该持之以恒。

（二）及时处理各种状况

要及时处理幼儿睡眠中出现的各种问题。比如，有幼儿尿床，应立即给幼儿清洗干净，换上干净的衣裤，换好被褥，让幼儿继续睡；有幼儿惊哭，应轻走过去，拍拍哄哄，在幼儿床边陪伴一会儿；如果幼儿是因为做噩梦惊哭，可以轻声叫醒他，安抚好他的情绪后，再让他继续睡觉；如果有幼儿要起床小便，要帮助幼儿做好保暖工作，同时提醒幼儿轻起、轻回。

对于生病的幼儿，如咳嗽，如果他们难以入睡，可让他们起床喝口水，缓解后再继续睡觉。对于个别早醒的幼儿，要提醒他们保持安静，不要影响同伴睡觉。若发现幼儿出现流鼻血、发热、惊厥、腹痛等紧急情况，要立即采取恰当的措施，必要时通知保健医生或相关人员，情况严重时立即带幼儿去医院就诊，并及时与家长沟通。

三、起床后的整理和活动

可用播放音乐等方式提醒幼儿起床时间到了，也可组织他们分批起床、如厕，对睡得比较熟的幼儿，应轻拍、轻声唤醒。在幼儿午睡起床后，帮助和指导幼儿自己穿衣裤，对于需要帮助的幼儿，要及时给予帮助、指导。还可以引导幼儿两两帮助叠好被子，对于不能完成的幼儿，要及时提供帮助。离开寝室后，要督促每一位幼儿喝水，检查幼儿的着装，并给女孩梳头，组织他们进行起床后的活动，如听音乐、看书等。

相关链接

培养幼儿独立入睡的习惯

初入幼儿园的幼儿，由于不熟悉幼儿园寝室的环境，不熟悉保教人员的照顾，不熟悉集体形式的睡眠，常会出现睡眠困难的情况。加之幼儿在家中养成了睡时需要人陪或哄着的习惯，因此很难渡过睡眠关。保教人员应为幼儿习惯幼儿园睡眠进而养成良好的睡眠习惯做如下工作。

1. 消除新入园的幼儿对睡眠的恐惧感

带领新入园的幼儿参观寝室，认识自己的床铺和寝具，并让幼儿频繁地在自己床周围逗留，使幼儿对新环境产生安全感。

2. 帮助入睡困难的幼儿

对新入园入睡困难的幼儿，保教人员应有耐心，理解幼儿的心情，尽量满足他们的要求，如坐下来轻拍幼儿，陪伴他们入睡。

3. 允许新入园的幼儿带自己喜欢的物品入睡

保教人员应该允许新入园的幼儿将自己喜欢的陪伴物品，如小被子或毛绒玩具等带到幼儿园，睡觉时陪伴着幼儿。

4. 逐步减少陪伴次数

当幼儿适应新环境以后，保教人员可逐渐减少陪伴幼儿的次数，也可视幼儿的具体情况逐渐拿掉陪伴幼儿的玩具，让幼儿学会独立入睡。

5. 配合其他环节进行教育

保育员应在其他教育环节中配合进行睡眠教育。

[来源：劳动和社会保障部中国就业培训技术指导中心．保育员（初级技能 中级技能 高级技能）．北京：中国劳动社会保障出版社，2003：106]

穿脱衣服儿歌

穿裤子：拉着裤腰，穿进裤脚，伸出小脚，轻轻往上拉，裤子穿好啦。

穿套衫：一件衣服三个洞，先把脑袋伸进大洞，再把手臂伸进两边小洞洞，拉直衣服就完工。

穿开衫：抓住小领子，商标在外面，向后甩一甩，捏紧袖口钻山洞，衣服穿好啦！

穿袜子：拿起袜子瞧一瞧，找到袜跟别弄错，袜跟朝着下面放，小脚用力往里钻，脚趾钻到最前面，脚跟放到袜跟上，我的小脚真舒服。

穿鞋子：鞋子先摆好，把脚伸进去；脚指头脚指头，伸到最里面；站起来，踏一踏，鞋子穿好了。

脱套衫：拉住前面小领子，遮住小脸蛋，再拉后面小领子，用力往前拽，露出小脑袋，拉下两个小袖口，衣服脱好了！

脱裤子：双手抓紧小裤腰，一下脱到膝盖下，再用小手拉裤脚，最后还要摆摆好。

脱开衫：拉链扣子解一解，我把小手藏起来，一手拉着袖袖拽，再拽一下脱下来。

学以致用

模拟指导幼儿穿衣服

一、活动准备

1. 学习“幼儿生活自理技能操作流程（午睡）”，熟悉穿衣服的内容和方法。

2. 做好相关物品的准备工作：套头衣服一件、开衫衣服一件。

二、活动过程

采用生动有趣的方式，如儿歌、游戏等，边讲解边示范进行指导。

（一）穿衣服

1. 先分辨衣服的里外和前后。

2. 衣服翻至正面。

3. 抓住衣领，把衣服披到后背上。

4. 手攥一侧内衣袖口，把手伸入外衣袖内。

5. 另一侧同上完成。

6. 翻好衣领。

7. 对齐衣服前襟。

8. 自下而上系扣子或拉上拉链。

9. 检查衣领是否翻平整、扣子是否对齐。

（二）穿裤子

1. 分辨裤子里外和前后。

2. 双手拉住裤腰两侧。

3. 两腿同时伸进裤筒。

4. 站立后提裤子。

5. 将内衣塞进裤子里。

6. 扣上扣子（或拉上拉链）。

7. 检查裤腰是否平整。

学习效果检测

专题三学习任务 3.5
云测试

一、单项选择题

1. 以下睡眠姿势需要纠正的是（　　）。

A. 蒙头睡觉　　B. 仰卧　　C. 右侧卧　　D. 左侧卧

2. 全体幼儿安排床位时应安排成（　　）。

A. 头对头　　B. 背对背　　C. 肩对肩　　D. 头脚交错

3. 冬季室温低于（　　）℃，应开空调。

A. 12　　B. 18　　C. 22　　D. 26

4. 纠正幼儿不良的睡眠习惯应该注意（　　）。

A. 视而不见　　B. 持之以恒　　C. 批评教育　　D. 睡眠剥夺

5. 当幼儿惊哭时，保教人员错误的做法是（　　）。

A. 轻轻拍拍他、抚摸他　　B. 用轻柔的语言安抚他

C. 批评教育　　D. 轻走到他身边

二、简答题

1. 幼儿园午睡保育工作的内容和方法有哪些？
2. 如何处理午睡过程中出现的各种状况？
3. 如何培养幼儿独自入睡的习惯？

三、实践题

幼儿午睡环节容易发生的问题有哪些？请调查和搜集有关幼儿午睡保育工作的案例。

学习任务 3.6 幼儿教育活动的卫生保育

学习任务单

学习目标	1. 掌握教学活动卫生保健的基本内容和方法。 2. 掌握用脑、用眼卫生和基本保健技能。 3. 增强健康教育和幼儿保健意识，提高卫生保育责任心。	
学习时数	2 课时	
学习方法建议	课前预习：针对"学习情境描述"里提出的问题，自主学习书本里的有关知识，并且可以查看有关书籍和网络资料。 课上学习：认真观看教师的示范操作或相关操作视频，聆听讲解，获取感性知识。 课后练习：课后及时复习，并在此基础上关书独立完成"学习效果检测题"，以巩固基础知识；并进行"指导用眼卫生"技能的巩固训练。	
学习运用	在本任务中学习的教育活动的卫生保育知识可以用到幼儿园一日活动教育活动的组织中。	
学习收获		同学填
学习反思		同学填

学习情境描述

下午吃完点心后，王倩带领班级的幼儿学唱《上学歌》。上课的时候，王倩弹着钢琴，自己唱一句，幼儿唱一句。没过多久，她发现幼儿的声音越来越小了，转过头一看，后面的几个幼儿在讲话，身体也转向了一边。她不得不停下来，让幼儿坐好，然后继续唱歌。如此反反复复，停停唱唱，一节课下来王倩觉得好累。王倩该如何组织幼儿开展教育活动呢？

情境问题

组织教学活动有哪些卫生要求？如何科学地用脑、用眼？

学习笔记

学习驿站

一、一般性卫生要求

（一）科学用脑

学习活动离不开大脑，而学习效果的好坏在很大程度上取决于大脑的工作状态。大脑的工作速度、准确性、工作效能与用脑卫生有关。

1. 合理安排活动

首先，不同类型的活动交替进行。活动应动静交替，各领域活动交叉，从而使大脑皮质的各个功能区能交替得到锻炼和休息。其次，时间安排合理。幼儿年龄越小，自我控制和调节能力越差，大脑皮质越容易疲劳。所以年龄越小，教学时间越短，教学次数和内容越少。小班每天安排一次集体教学活动，时长10～15分钟；中大班每天安排两次集体教学活动，中班时长20～25分钟，大班时长25～30分钟；期末大班每次活动可延长5分钟。教学活动应安排在幼儿精力最充沛、注意力最集中的时间，一般是上午9点至10点。避免在饥饿的状态下或者饱餐后学习，饥饿时人体血糖浓度下降，餐后消化道的血流量增多，脑血流量减少，故均难以满足脑细胞活动时对能量的大量需要。

2. 避免过度疲劳

疲劳是机体的一种生理性保护反应，通过抑制大脑皮质降低机体工作效能，使机体各器官不会因得不到休息而受到损伤。但机体如果长期处于疲劳状态，且得不到缓解，会表现出系列功能障碍，甚至发生病理改变。

疲劳一般分为早期疲劳和显著疲劳两个阶段。早期疲劳表现为大脑皮质优势兴奋灶的兴奋性降低，内抑制减弱，大脑皮质各区域出现兴奋泛化，幼儿表现为注意力不集中、烦躁，无关的动作或小动作明显增加，如上课随意说话、东张西望、屁股在椅子上来回动等。显著疲劳时，大脑皮质的抑制全面加深和扩散，兴奋和抑制能力同时减弱或出现障碍，幼儿表现为萎靡不振、打哈欠、

学习笔记

瞌睡，动作减慢，活动的错误率增高，情绪不安、无故哭闹、注意力分散等，保教人员应早识别幼儿疲劳并及时调整活动安排，让幼儿的疲劳得以缓解。

3. 确保大脑供氧

大脑是人体耗氧量最多的器官。幼儿脑的耗氧量占全身耗氧总量的 50% 左右，对缺氧十分敏感，耐受力较差，所以教学活动的场所应保持空气流通，确保空气新鲜。

4. 保持良好情绪状态

心理学认为，情绪主要是通过调节脑内化学物质 5- 羟色胺的释放来发挥其对认知和行为的影响力的。愉快、高兴、满足等积极情绪可提高学习的积极性和学习效率，厌恶、痛苦、焦虑、恐惧等消极情绪则降低学习的积极性和学习效率。

5. 限制使用电子产品

3～5 岁是幼儿专注力养成的关键期，而电视、电脑视频等运用特效，以视觉、听觉的冲击来吸引幼儿的注意力，一旦关掉电视、电脑视频，让幼儿看书，幼儿就很难专注了。

（来源：王练．学前卫生学．北京：高等教育出版社，2014：228–229）

（二）注意用眼卫生

用眼过度是当前儿童近视高发的主要原因，而电子设备的过早、过量使用是幼儿出现近视的诱因之一。3～6 岁是视觉发育关键期，故养成正确用眼习惯非常重要。

1. 注意光线

光线要柔和，避免在强光或暗光下阅读。阅读时光线应从左上方射入，光照强度以阅读时眼睛舒适为宜，尽量不要揉眼睛。

2. 保持一定的阅读距离

看书时，眼与书本适宜的距离是一尺，这时眼睛看物体不需要调节，不容易疲劳；看电视时，眼睛与电视保持 3 米距离，电视屏幕的位置要比眼睛稍低；看电脑时，眼睛距离屏幕应不少于 50 厘米；看投影仪时，眼睛距离屏幕应在 3 米以上。

3. 把握阅读时间

幼儿每次看书持续时间以 10～20 分钟为宜；看电视一天总量不要超过 1 小时，连续看电视时间：小班不超过 15 分钟，中班不超过 20 分钟，大班不超过 30 分钟。遵循“20–20–20”原则，即观看电子屏幕 20 分钟后，要抬头远眺 20 英尺（6 米）外 20 秒以上。每天保证有 2～3 小时的户外运动时间，进行户外运动可缓解视力疲劳，阻止近视的发展。

学习笔记

4. 阅读姿势要正确

阅读时，不歪头，不边走边读，不躺着阅读，不在汽车上阅读，不揉眼睛。桌椅高度要合适，做到“一尺、一拳、一寸”，即书本离眼睛一尺，胸口离桌一拳，握笔手指离笔尖一寸。

5. 阅读材料要卫生

读物要选择字体大小适宜、画面清晰、色彩鲜艳、纸张不反光、无污染的书籍。读物应保持清洁，经常消毒，防止传播疾病。线上学习要尽量选择大屏，尽量避免使用手机进行线上学习，要选择屏幕较大、分辨率较高的电子产品，亮度根据环境进行调整。

（三）选择适宜的教学材料

保教人员应根据幼儿的年龄特点、发展水平以及教学内容选择丰富的教学材料。教学材料要安全、无毒、干净，有利于幼儿各方面能力的发展。保教人员应尽可能借助自然材料。

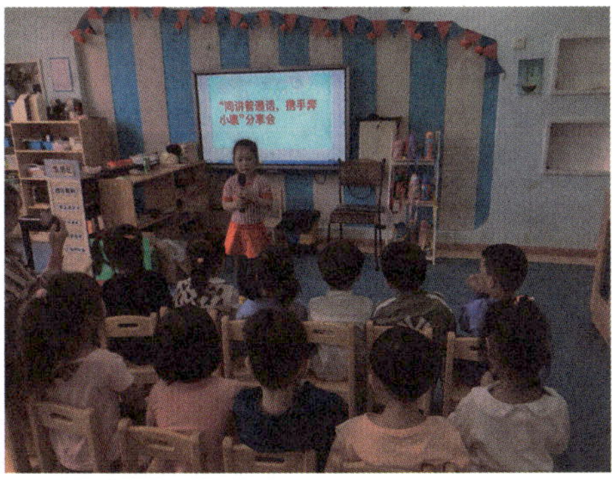

图 3-13　展示活动

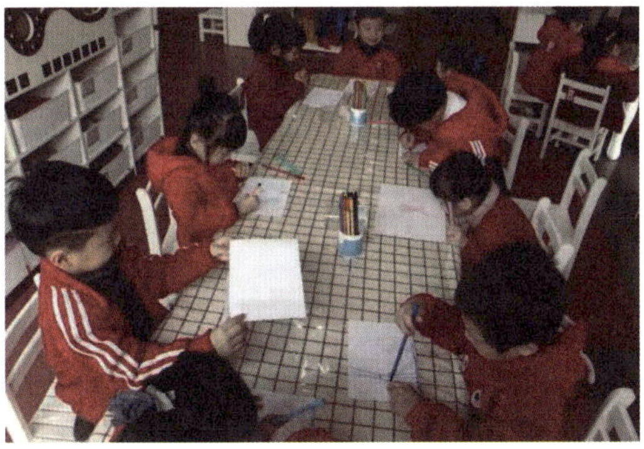

图 3-14　绘画活动

二、具体活动的保育要点

（一）绘画与书写准备的卫生保健

1. 确定适宜的教学目标

要基于幼儿绘画动作和书写动作的发育水平确定教学目标。幼儿的绘画动作和书写动作尚处于不成熟阶段，因此，在学前阶段，开展绘画和书写活动不是为了提高幼儿的绘画技能和书写技能，而是为了激发幼儿的想象力和创造力，促进幼儿手部精细动作的发展，增强幼儿语言和情感表达能力。幼儿阶段绘画和书写活动的重点是为幼儿提供自由绘画、涂鸦、书写的机会和宽松氛围。

2. 提供适宜的美工材料

幼儿在进行绘画、手工活动时使用的颜料、纸张等材料应无毒、无害、安

学习笔记

全。根据幼儿的年龄特点，教会幼儿正确使用笔、剪刀、胶水等美工用具，并叮嘱幼儿在活动中不做危险的动作。比如，不拿铅笔的笔尖对着旁边的小伙伴；递剪刀给同伴时，要把剪刀柄朝着对方。

儿童绘画能力阶段划分

- 涂鸦期：1.5～4 岁
- 象征期：3.5～4 岁
- 定型期：4～10 岁
- 写实期：10 岁以后

幼儿书写能力

- 4 岁能够写出一些可以辨认的字母
- 5 岁能写出自己的名字
- 6 岁左右基本可写出字母和数字

注：整个幼儿期均处于前书写阶段

3. 保护肌体

除了要养成正确的书写姿势和用眼卫生习惯外，还应注意绘画或书写时间不宜过长。幼儿手部肌肉和骨骼组织发育尚不完善，长时间绘画或书写容易导致手部肌肉疲劳，不利于小肌肉发育。

（二）歌唱活动的卫生保健

歌唱是幼儿的一种自然活动。婴儿从 1 岁左右就会自发地、本能地“牙牙歌唱”，5 岁左右的幼儿能唱一首较完整的歌曲。唱歌主要是借助声带、肺部和气流活动发出声音，幼儿唱歌活动卫生保健的重点是保护声带。

1. 内容选择应符合幼儿相应的音域水平

幼儿音域窄，故不宜唱音调高、音域宽的歌曲，不宜选择成人歌曲。

2. 发声方法应科学

要注意引导幼儿正确发音，要求幼儿轻轻地、自然地发声，持续唱歌时间不要过长（唱一会儿要休息一会儿），不要大声喊叫，以免出现声门肌肉疲劳和声带充血水肿，影响发音。

3. 保护嗓子

当幼儿上呼吸道有炎症时，应暂时不要唱歌。平时多运动，提高肺活量，有利于更好地歌唱。

学以致用

幼儿用眼卫生指导模拟练习

一、活动准备

1. 学习“用眼卫生”，了解有关幼儿用眼的卫生要求。
2. 做好相关物品的准备工作：桌子一张、椅子一把、绘本、电视、投影仪。

二、活动过程

（一）看书的用眼卫生指导

1. 模拟邀请一名幼儿到指定位置阅读绘本。

2. 根据幼儿的表现，指导其采用正确的阅读姿势，做到“一尺、一拳、一寸”。

3. 指导幼儿把握看书的时间，做好眼部放松。

（二）看电视的用眼卫生指导

1. 将座位摆放在距离电视 3 米远的地方，将电视屏幕摆放在比眼睛稍低的位置。

2. 模拟邀请一名幼儿坐下看电视。

3. 根据幼儿的表现，指导看电视的用眼卫生，把握看电视的时间，一天总量不要超过 1 小时，小班连续看电视时间不超过 15 分钟，中班连续看电视时间不超过 20 分钟，大班连续看电视时间不超过 30 分钟。

4. 做好眼部放松，注意遵循“20–20–20”原则。

（三）眼保健操领操练习

做操前先清洁手部，按揉穴位时应手法规范、力度均匀。要每天坚持，持之以恒。

学习效果检测

专题三学习任务 3.6
云测试

一、单项选择题

1. 小班每天安排集体教学活动（　　）次，时长（　　）分钟。

A. 1，10 ~ 15　　B. 2，20 ~ 25

C. 3，25 ~ 30　　D. 2，25 ~ 30

2. 中班每天安排集体教学活动（　　）次，时长（　　）分钟。

A. 1，15 ~ 20　　B. 2，20 ~ 25

C. 3，25 ~ 30　　D. 2，25 ~ 30

3. 大班每天安排集体教学活动（　　）次，时长（　　）分钟，期末每次活动可延长（　　）分钟。

A. 2，20 ~ 35，5　　B. 3，30 ~ 35，5

C. 3，25 ~ 30，10　　D. 2，25 ~ 30，5

4. 教学活动应安排在幼儿精力最充沛、注意力最集中的时间，一般是上午（　　）。

A. 7：00 ~ 8：00　　B. 8：00 ~ 9：00

C. 9：00 ~ 10：00　　D. 10：00 ~ 11：00

5. 在教学活动中，幼儿表现出注意力不集中、烦躁，无关的动作或小动作明显增加，如上课随意说话、东张西望、屁股在椅子上来回动等，说明幼儿（ ）。

A. 有注意力缺陷　　B. 出现早期疲劳

C. 有多动症　　D. 出现显著疲劳

6. 在教学活动中，幼儿表现出萎靡不振、打哈欠、瞌睡，动作减慢，活动的错误率增高，情绪不安、无故哭闹、注意力分散等，说明幼儿（ ）。

A. 有注意力缺陷　　B. 出现早期疲劳

C. 个性顽皮　　D. 出现显著疲劳

二、简答题

1. 教学活动卫生保健的要求有哪些?

2. 幼儿绘画和书写活动的卫生要求有哪些?

3. 幼儿歌唱活动的卫生要求有哪些?

三、实践题

党的二十大报告指出，加强企业主导的产学研深度融合，强化目标导向。请你到幼儿园观摩一节教学活动，记录活动过程并对其中涉及的卫生保育工作进行分组讨论交流，拟写一份学习体会。

学习任务 3.7
户外活动、游戏活动的卫生保育

学习任务单

学习目标	1. 理解幼儿户外活动、游戏活动保育的基本内容。 2. 掌握户外活动、游戏活动组织与保育的方法。 3. 学会识别幼儿活动疲劳的表现。 4. 增强组织活动时的安全意识，提高卫生保育责任心。	
学习时数	2 课时	
学习方法建议	课前预习：针对“学习情境描述”里提出的问题，自主学习书本里的有关知识，可以查看有关书籍和网络资料。 课上学习：带着问题上课，是知识、技能内化的过程。主要采用讨论法、模拟操作法进行学习，要求积极参与课堂学习。 课后练习：课后及时复习，并在此基础上关书独立完成“学习效果检测题”，以巩固基础知识；并进行“户外活动的常规辅助工作”技能的巩固训练。	
学习运用	在本任务中学习的幼儿户外运动、游戏的卫生保健知识可以用到幼儿园教师对户外活动和游戏的组织中。	
学习收获		同学填
学习反思		同学填

学习情境描述

户外活动的时间到了，小朋友们都非常兴奋。一到户外，他们有的爬上攀爬架，有的走上了独木桥，有的玩起了手推车。没过多久，王倩就听见班级的豆豆和乐乐起了争执，两人为了争夺一辆三轮车正要大打出手，她赶紧走过去进行调解。事情刚解决，她又听见佳佳在不远处哭了，走近一看，原来是攀爬架上的扶手有些老化，有一根小刺扎到了佳佳的手，她赶紧带佳佳到医务室进行处理。王倩该如何安全地组织户外活动呢？

学习笔记

情境问题

如何选择适宜幼儿的户外活动？怎么判断幼儿活动的运动量是否达标？

学习驿站

一、户外活动

党的二十大报告指出，要建成教育强国、体育强国、健康中国。《幼儿园工作规程》中明确指出：“幼儿户外活动时间（包括户外体育活动时间）每天不得少于2小时，寄宿制幼儿园不得少于3小时；高寒、高温地区可酌情增减。”《3–6岁儿童学习与发展指南》也要求，幼儿每天的户外活动时间一般不少于2小时，其中体育活动时间不少于1小时。

（一）活动前的准备工作

1. 选择适宜的活动

应考虑不同年龄幼儿的运动特点，基于幼儿已有的经验和运动水平，参照《3–6岁儿童学习与发展指南》中健康领域的内容和要求确定活动目标，选择活动内容。保教人员要分析班级幼儿的兴趣点，为幼儿选择喜欢的活动，让幼儿积极主动地参与活动；同时尽可能利用自然因素进行锻炼，如空气浴、日光浴等。

2. 检查场地与器械

在组织活动前，保教人员应仔细检查场地与器械是否安全、卫生。

检查场地是否平整，如场地上是否有小石头、树枝等杂质，是否有水渍，是否堆放杂物等，要把场地上与运动无关的东西清除干净，为幼儿创造一个安全、舒适的运动环境。检查器械是否完好无损，如大型户外器械是否有摇晃、松动等问题，表面是否平整、光滑，大型器械最好安放在泥草地或塑胶地上。小型器械要安全、无毒、卫生，活动前要把活动所需的玩具和器械在指定区域摆放好。除了安全，还要保持器械的干净、卫生，定期清洁消毒。

3. 准备好活动需要的生活用品

要为幼儿准备足量的温水和杯子，以及擦汗用、垫背用的小毛巾，让幼儿养成到指定地点休息、饮水的习惯。

4. 活动前的教育引导与幼儿组织

活动开始前要组织幼儿如厕，检查幼儿服饰是否适合参与活动。注意检查衣服、鞋子的样式和质地。衣服不宜过于宽大或紧身，以简洁、方便为宜，以防运动时被绊倒或动作受限；衣服以吸汗、透气的纯棉衣服为佳；最好穿运动鞋或软底鞋，不要穿皮鞋、拖鞋、高帮鞋等，以防出现运动损伤；还要检查鞋带是否系牢，口袋里是否有硬物或其他玩具，衣服上的饰物在活动中是否会给幼儿带来意外伤害等。

培养幼儿的安全意识，提醒幼儿在运动中不做危险动作，不互相推搡。比如，滑滑梯是幼儿喜欢的一项活动，在玩耍中，有些幼儿喜欢逆行而上，或者反着滑，保教人员要让幼儿意识到逆行而上会和从上而下的幼儿发生碰撞，造成危险，两名幼儿都有可能受伤。

（二）活动时的卫生保健

1. 做好准备活动和整理活动

在组织实施体育活动时，要进行准备活动和整理活动。

第一，在活动前要进行热身（慢跑、跳跃），做伸展运动（活动上下肢体）。其作用是活动开肌肉和关节，提高运动时的专注力，做好运动前的生理和心理准备，防止因肌肉和关节僵硬，以及协调性差而出现运动损伤。

第二，在活动结束后要做整理活动，如慢跑、伸展运动等。其目的是降低大脑的兴奋性，减轻运动后的肌肉酸痛感和疲劳感。

一般准备活动和整理活动各用 3～5 分钟。

2. 把握运动量和运动强度

幼儿体育锻炼效果的好坏在很大程度上取决于运动量的大小。运动量过小达不到锻炼目的，而运动量超过生理限度，则会导致疲劳和损伤（表 3-7）。运动量受运动强度、运动密度和时间等因素的影响。一般幼儿体育活动适宜选择有氧运动，运动强度不宜过大，持续时间不宜太长。判断幼儿运动量是否适宜的指标：①运动强度。幼儿运动时平均脉搏（心率）达到 140 次 / 分左右表示强度适宜。②幼儿的整体表现。如活动中幼儿表现为精神振奋、情绪愉快、出汗，一般认为运动量比较合适。

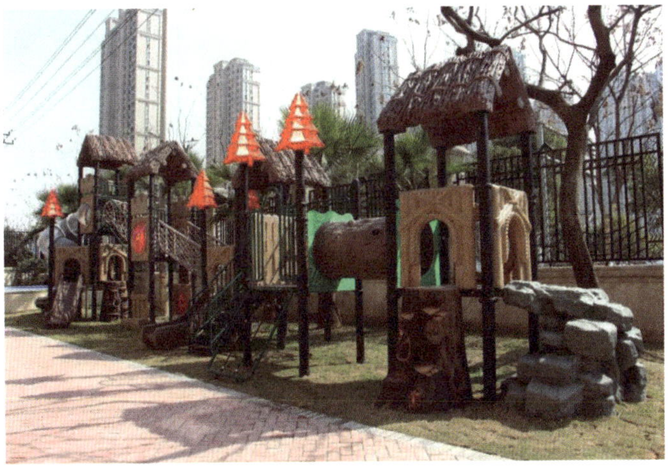

图 3-15 大型器械

学习笔记

学习笔记

表 3-7　幼儿运动后的疲劳表现

指标	轻度疲劳	中度疲劳	过度疲劳
面色	稍红	相当红	苍白
汗量	不多	较多	大量
呼吸	中速较快	显著加大	急促、表浅
动作	欠准确	摇摆	失调、颤抖
专注力	可集中	不稳定	分散、转移
精神	较愉快	倦意	疲乏、恍惚
食欲	增加	略降低	恶心、呕吐
睡眠	入眠快	入眠慢	入眠难、睡不安

3. 关注幼儿需求，及时处理意外事件

及时提醒活动量比较大的幼儿及时休息，喝适量的水，擦擦汗，及时增减衣物。保证班级或区域中的幼儿处于自己的视野中，及时处理运动中的意外事件，如幼儿鼻出血、跌伤、碰伤等，并在活动结束后对幼儿进行相应的安全教育。

（三）活动后的整理

检查和记录幼儿状况。注意观察幼儿运动后的精神、面色、食欲、睡眠等状况，对运动的状况进行简单的记录，为以后运动的开展和调整做准备。

整理器械。迅速地将小型器械搬到指定的地方（器械房、储藏室等），收拾整理好。对一些轻便的运动器械，可以让幼儿动手拿，或者让幼儿合作搬运。

二、游戏活动

《幼儿园工作规程》和《3–6 岁儿童学习与发展指南》均指出：游戏是对幼儿进行全面发展教育的重要形式，幼儿是在生活和游戏中学习和发展的。对幼儿而言，游戏不仅能满足其体验生活的需要，还能促进其身体、智力、情绪情感和社会性的发展。

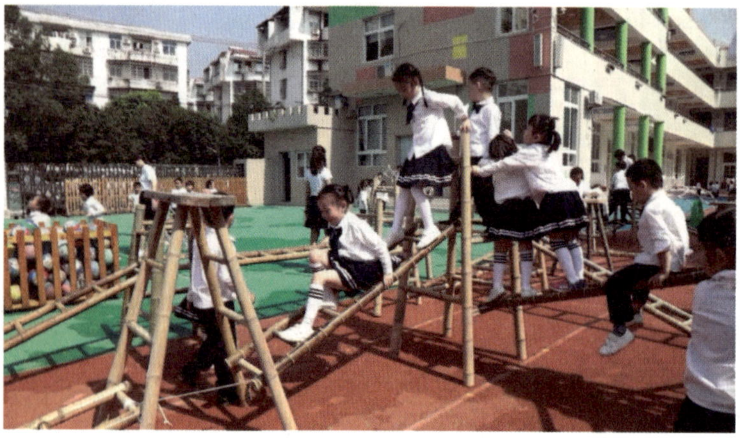

图 3-16　户外运动

（一）游戏环境的创设

1. 游戏环境与材料卫生

幼儿的游戏活动场所，无论是室内还是室外，都必须安全。活动材料应丰富。室内游戏场所应具备良好的通风、采光和照明条件，有较大的活动空间；游戏

材料应卫生、无毒、无害，且摆放整齐。室外游戏场所地面要平整、清洁，无污染和噪声，没有危险物，大型器材和设施健全，不存在安全隐患。

合理分配游戏空间，充分利用隔断划分区域。注意隔断不能太高，以免挡住幼儿视线。根据室内的面积以及阶段目标为幼儿设计游戏区域，如娃娃家、阅读区、美工区、益智区、科学区、玩水区等。有条件的幼儿园还可以设置玩沙区域，沙池的边缘设计成石子路，清晰地分隔开玩沙区域和塑胶地面；边缘设计高于沙面，防止沙子流失。定期翻晒沙池，清除沙池里的枯枝败叶、废弃物等。

学习笔记

2. 引导幼儿遵守规则，保证安全

保教人员要和幼儿约定游戏规则，并引导幼儿遵守游戏规则。幼儿年龄越小，规则意识越薄弱，保教人员要耐心指导。对于年龄较大的幼儿，保教人员可以引导幼儿自己制定游戏规则，使幼儿学会在游戏中保护自己，能够正确地使用各种游戏器具，不做危险的动作。如果遇到突发事件，能够及时寻求帮助。

3. 引导幼儿做好准备

检查幼儿的衣物，根据游戏的类型、内容和气温为幼儿调整衣物，尤其是体弱儿、病后儿，要在其背后垫上干毛巾，防止游戏中出汗弄湿衣服而着凉。玩沙前，幼儿需要在指定区域戴上袖套、鞋套。

（二）游戏时的卫生保健

1. 保障活动安全

在游戏过程中安全第一，保教人员要掌控全局，保证幼儿在自己的视野范围内，并对幼儿的不安全行为及时制止和引导，保证游戏活动安全进行。

2. 关注幼儿需要

保教人员要关注幼儿在游戏中的各种需要，关注每一个幼儿是否参与游戏，角落里有没有被忽略的幼儿，是否活动量过大；要提醒幼儿及时喝水、及时上厕所。对于体弱儿、病后儿以及一些需要特殊照顾的幼儿，保教人员要随时关注。

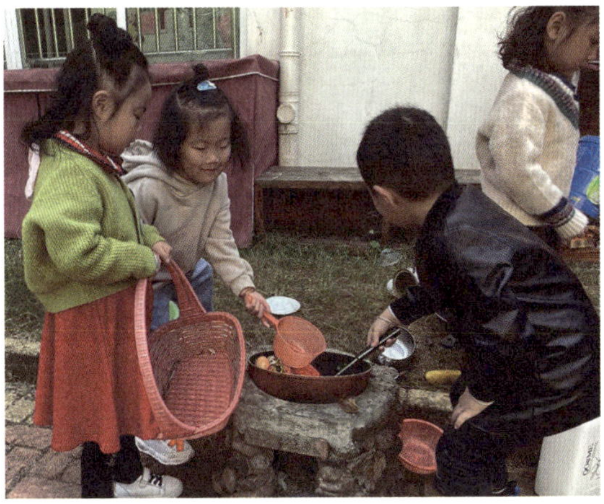

图 3-17 自主游戏

3. 确保游戏时间充足

为幼儿提供充足的游戏时间。上午、下午可以提供较长的游戏时间，也可利用活动之间的间隙、入园离园期间短暂的等待时间等。可以根据时间的不同，开展不同的游戏，让幼儿在不同的游戏中体验满足感。

（三）游戏后的整理

收拾整理。引导幼儿收拾整理，分类摆放好玩具。

协助并指导年龄较小的幼儿整理摆放；对于年龄较大的幼儿，引导他们自己动手整理。

喝水、如厕。游戏结束后，引导幼儿进入盥洗室进行如厕、盥洗活动，然后进入喝水区域，自己接水、喝水。

相关链接

《3-6 岁儿童学习与发展指南》健康领域的发展目标

身心状况

目标 3 具有一定的适应能力

3～4 岁	4～5 岁	5～6 岁
1. 能在较热或较冷的户外环境中活动。 2. 换新环境时情绪能较快稳定，睡眠、饮食基本正常。 3. 在帮助下能较快适应集体生活。	1. 能在较热或较冷的户外环境中连续活动半小时左右。 2. 换新环境时较少出现身体不适。 3. 能较快适应人际环境中发生的变化。如换了新老师能较快适应。	1. 能在较热或较冷的户外环境中连续活动半小时以上。 2. 天气变化时较少感冒，能适应车、船等交通工具造成的轻微颠簸。 3. 能较快融入新的人际关系环境。如换了新的幼儿园或班级能较快适应。

动作发展

目标 2 具有一定的力量和耐力

3～4 岁	4～5 岁	5～6 岁
1. 能双手抓杠悬空吊起 10 秒左右。 2. 能单手将沙包向前投掷 2 米左右。 3. 能单脚连续向前跳 2 米左右。 4. 能快跑 15 米左右。 5. 能行走 1 千米左右（途中可适当停歇）。	1. 能双手抓杠悬空吊起 15 秒左右。 2. 能单手将沙包向前投掷 4 米左右。 3. 能单脚连续向前跳 5 米左右。 4. 能快跑 20 米左右。 5. 能连续行走 1.5 千米左右（途中可适当停歇）。	1. 能双手抓杠悬空吊起 20 秒左右。 2. 能单手将沙包向前投掷 5 米左右。 3. 能单脚连续向前跳 8 米左右。 4. 能快跑 25 米左右。 5. 能连续行走 1.5 千米以上（途中可适当停歇）。

目标 3 手的动作灵活协调

3～4 岁	4～5 岁	5～6 岁
1. 能用笔涂涂画画。 2. 能熟练地用勺子吃饭。 3. 能用剪刀沿直线剪，边线基本吻合。	1. 能沿边线较直地画出简单图形，或能边线基本对齐地折纸。 2. 会用筷子吃饭。 3. 能沿轮廓线剪出由直线构成的简单图形，边线吻合。	1. 能根据需要画出图形，线条基本平滑。 2. 能熟练使用筷子。 3. 能沿轮廓线剪出由曲线构成的简单图形，边线吻合且平滑。 4. 能使用简单的劳动工具或用具。

学以致用

模拟进行户外活动的常规辅助工作

一、活动准备

1. 学习“幼儿户外活动的卫生保健”。
2. 熟悉户外活动的卫生要求。
3. 做好相关物品的准备工作：活动场地、器材、饮用水、吸汗巾。

二、活动过程

（一）活动前的准备

1. 根据幼儿的活动经验、兴趣、需要进行活动设计。
2. 保证场地器材安全、卫生，按照要求将所需的器材摆放好。
3. 检查着装，备好饮用水，塞好吸汗巾。

（二）活动组织

1. 组织幼儿做好活动前的热身运动。
2. 关注幼儿活动的运动量和运动强度，及时调整活动，引导幼儿及时休息。
3. 关注幼儿需求，提醒幼儿增减衣物、喝水、擦汗。
4. 提醒幼儿注意活动安全。

（三）活动整理

1. 组织幼儿做放松运动。
2. 清理场地，整理器材。

学习效果检测

专题三学习任务 3.7
云测试

一、单项选择题

1. 幼儿户外活动的时间每天不得少于（　　）小时，其中体育活动时间不少于（　　）小时。

A. 2，1　　B. 3，2　　C. 1，0.5　　D. 3，2.5

2. 判断幼儿运动量是否适宜的指标是（　　）。

A. 运动时长　　B. 运动速度

C. 运动强度和幼儿的整体表现　　D. 运动表现

3. 合理分配游戏空间，充分利用一些隔断划分区域，注意隔断不能太（　　），以免挡住幼儿视线。

A. 低　　B. 大　　C. 小　　D. 高

4. 室内游戏场地创设时应注意（　　）。

A. 良好的通风　　B. 有采光和照明条件

C. 有较大的活动空间　　D. 以上都是

二、简答题

1. 幼儿户外运动的卫生保健包括哪些内容？

2. 幼儿游戏卫生保健包括哪些内容？

三、实践题

到幼儿园进行一日活动的见习，观察幼儿户外运动中有哪些安全隐患，观察幼儿运动中的运动量，并进行初步评价。

致幼儿

亲爱的小朋友，我想对你说：

幼师宣言

教育之道无他，唯爱与榜样而已。

——福禄贝尔

专题四

幼儿营养与膳食配制

合理营养是促进幼儿生长发育、健康成长的物质基础。幼儿期生长发育迅速，新陈代谢快，对营养物质的需要量相对较多。营养素缺乏造成的营养不良和营养过剩导致的肥胖，都会对幼儿的生长发育造成不良影响。因此，了解幼儿的营养知识，科学、卫生地安排幼儿膳食，帮助幼儿养成良好的饮食习惯，具有非常重要的意义。本专题主要包含幼儿营养需求、幼儿膳食配制与饮食卫生指导、幼儿膳食调查与营养评价三个学习任务。

学习导航

幼儿营养与膳食配制

- 幼儿营养需求
  - 人体营养与能量代谢
  - 幼儿所需营养素
- 幼儿膳食配制与饮食卫生指导
  - 幼儿膳食配制
  - 幼儿饮食卫生指导
- 幼儿膳食调查与营养评价
  - 膳食调查
  - 营养评价

学习初体验

学习初体验：采访幼儿家长，了解幼儿的三餐状况和膳食喜好，以及家长如何看待孩子的营养问题，或者有哪些困惑。

学习交流：在调查采访中，你有何感想？

学习任务 4.1
幼儿营养需求

学习任务单

学习目标	1. 了解营养、营养素、能量代谢等基本营养学知识。 2. 了解营养素的生理功能和食物来源。 3. 熟知幼儿对能量及各类营养素的需要量。 4. 知道营养对幼儿生长发育的重要性，树立正确的营养观念。	
学习要点	1. 幼儿营养的基本知识。 2. 各类营养素的生理功能和食物来源。 3. 幼儿对能量及各类营养素的需要量。	
学习时数	3 课时	
学习方法建议	课前预习：分小组调查、采访幼儿膳食与营养状况，思考、讨论是否合理；参考教材和相关的书籍等资料，扩充知识面。 课上学习：通过案例或材料引出营养问题，师生共同梳理各类营养素及其生理功能。 课后练习：将所学知识迁移到自身的日常生活中，巩固认知，指导实践；在托幼机构见习、实习，运用所学知识做好幼儿营养卫生和保健工作。	
学习运用	掌握营养学基础知识，用于指导幼儿膳食，解决营养缺失或不合理问题。	
学习收获		同学填
学习反思		同学填

学习情境描述

王倩常听到班里家长讨论“孩子吃得好不好，营养是否跟得上”的话题。有的家长说，现阶段孩子身体发育快，各种营养物质的供给不能落下，在食物方面没少花心思，但是孩子依然瘦小；有的家长说孩子长得敦实肥胖，但只喜欢吃肉，恐怕营养不全面。幼儿园保健医生说：“随着生活水平的提高，现在患营养缺乏症的幼儿数量已大大减少了，但是存在某些营养素摄入不足的问题。”那么，幼儿的健康生长需要哪些营养素？怎样搭配饮食才能保证幼儿的营养合理呢？

情境问题

如果孩子长时间处于营养不良状态，可能会出现脸色蜡黄、身材矮小、发育迟缓、智力低下等一系列问题。所以，孩子从小就应摄入充足的食物，防止营养不良。关于“什么是营养和营养素”“人体必需的营养素有哪些”等问题，你知道多少呢？

想一想

幼儿的能量需求与成人有什么区别呢？

学习笔记

学习驿站

一、人体营养与能量代谢

（一）营养

营养是指机体摄取、消化、吸收和利用食物的整个过程，也可用来表示食物中营养素含量的多少和质量的好坏。

营养素是指维持机体正常生理功能，提供体力活动所需要的能量，并提供细胞组织生长和修复材料的各种营养成分。营养素通常分为六大类，即蛋白质、脂类、糖类、无机盐、维生素和水。

营养素的需要量是指维持正常生理功能所必需的营养素的最低数量。营养素供给量是指为满足机体营养需要，每日必须由膳食提供的各种营养素数量。供给量是指对一个群体的平均供给，不是针对人群中任何一个个体的供给，它是在需要量的基础上参照饮食习惯、食物生产、社会条件等因素而制定的适宜数值。

（二）能量

1. 能量单位

能量是人体进行生理活动和生活活动所需的动力来源，人体每时每刻都在消耗能量。食物中能产生热量的营养素有蛋白质、脂类和糖类。

营养学中常用卡路里（简称“卡”）做单位，1 卡（cal）表示在常压与20℃的条件下，使 1 克的水升高 1℃所需的热量，日常生活中大家所说的卡路里实际上是千卡（kcal），即 1000 卡，或称大卡。

学习笔记

有关国家机构建议，所有形式的能（包括热能）都应以“焦耳”（J）为单位。1000 焦耳是 1 千焦耳（kJ）；1000 千焦耳是 1 兆焦耳（Mega-joule 或 mJ）。由于每日膳食的热能供给量一般都超过 1 兆焦耳，在营养工作中也有以兆焦耳为热能单位的。

上述两种热能单位的换算方法如下：

1 千卡 =4.184 千焦耳

1 千焦耳 =0.239 千卡

2. 幼儿的能量需求

（1）基础代谢的需求

基础代谢是指人体在清醒、静卧、空腹、体温正常的放松状态下，在适宜的温度（18℃～25℃）时，维持基本生命活动所需要的能量，包括维持体温、肌肉张力和内脏生理活动。

基础代谢受体表面积、体型、性别、年龄、内分泌、环境温度和气候等因素的影响。通常年龄越小，相对基础代谢率越高。婴幼儿时期基础代谢的能量需要量占总能量的 60%，比成人高 20% 左右。

（2）食物的热效应

食物的热效应又称食物的特殊动力作用，是指机体由于摄取食物而引起体内能量消耗增加的现象，即在摄食过程中，需对食物进行消化、吸收、代谢转化而消耗能量。三大产能营养素的特殊动力作用各不相同，其中蛋白质的特殊动力作用最大。

（3）活动的消耗

幼儿活动所需要消耗的能量多少取决于活动量的大小、活动持续时间的长短等。幼儿随着动作的发展，活动量不断增加，活动所需能量也逐渐增加。

（4）生长发育的需要

该项热能需要是幼儿不同于成人的需要。生长发育所需能量与生长速度成正比，生长速度越快，能量需要越多。

（5）排泄的消耗

排泄消耗的能量是指部分未经消化吸收的食物随排泄物被排出体外。在正常情况下，这部分能量占总能量的 10% 以下，腹泻时能量丢失增加。

> **考证指南**
>
> “幼儿的能量需求”是需要掌握的重点内容。

3. 能量的推荐摄入量

幼儿总能量的需要量以每千克体重计算，相对比成人高。据《中国居民膳食指南（2022）》推荐，3～6 岁幼儿总能量供给范围是 1200～1400kcal/d，其中，男孩稍高于女孩。具体见表 4-1。

表 4-1 3～6 岁幼儿能量参考摄入量

年龄 / 岁	能量 / (kcal/d)	
	男	女
3	1250	1200
4	1300	1250
5	1400	1300
6	1400	1350

情境问题

幼儿所需营养素有哪些生理功能？

> **核心概念**
>
> ◆ 营养是指机体摄取、消化、吸收和利用食物的整个过程，也可用来表示食物中营养素含量的多少和质量的好坏。
>
> ◆ 营养素是指维持机体正常生理功能，提供体力活动所需要的能量，并提供细胞组织生长和修复的材料的各种营养成分。
>
> ◆ 基础代谢是指人体在清醒、静卧、空腹、体温正常的放松状态下，在适宜的温度（18℃～25℃）时，维持基本生命活动所需要的能量。

二、幼儿所需营养素

（一）蛋白质

1. 生理功能

（1）合成和修补机体组织

蛋白质是构成细胞和组织的重要物质，人体的肌肉、骨骼、皮肤等均含有蛋白质，其中肌肉和神经细胞所含的蛋白质成分最多。蛋白质约占成人体重的18%。

人体内蛋白质处在不断合成和分解的过程中，机体内细胞组织的更新、损伤组织的修复，都需要补充蛋白质。幼儿不仅需要蛋白质来补充损耗，还要满足其生长发育的需求，因此所需蛋白质数量相对较多。

> **考证指南**
>
> 幼儿所需营养素的生理功能、来源、对应缺乏症是需要掌握的重点内容。

（2）调节生理功能

人体中许多具有重要生理作用的物质，如催化体内化学反应的酶、调节代谢的许多激素，都以蛋白质为基本原料。

（3）增强抵抗力

保护人体机能的抗体就是各种蛋白质，或由蛋白质衍生而成的物质。如果缺少蛋白质，机体抵抗力会低下。

（4）供给热能

虽然蛋白质的主要功能不是供给能量，但当摄入蛋白质过量，或组成蛋白质的氨基酸比例不符合人体的需要，或食物中的碳水化合物和脂类供给不足时，蛋白质会被当作能量来源氧化分解释放出能量，满足人体的能量需要。但这样会影响蛋白质的利用。

2. 组成

蛋白质是由多种氨基酸组成的，常见的氨基酸有 20 种，分为两类：一类是必需氨基酸，是指人体内不能自行合成，必须由食物供给的氨基酸。人体必需氨基酸共有 9 种，即赖氨酸、苏氨酸、色氨酸、蛋氨酸、缬氨酸、亮氨酸、异亮氨酸、苯丙氨酸和组氨酸。另一类是非必需氨基酸，是指可以在体内自行合成，不一定要由食物供给的氨基酸，这类氨基酸有 12 种。

常见食物营养成分含量表和中国 7 岁以下儿童生长发育参照标准

3. 来源

蛋白质营养价值的高低，决定于所含氨基酸的种类、数量及比例是否符合人体需要。蛋白质按食物来源可分为植物性蛋白质和动物性蛋白质。动物性蛋白质所含氨基酸的种类、数量和比例都较接近人体蛋白质，容易被人体吸收利用，属优质蛋白质。如乳类、蛋、肉、鱼等食物中所含的蛋白质，其中 90% 的必需氨基酸可被机体所吸收。植物性蛋白质，除豆类外，因含必需氨基酸种类不全，故营养价值相对较低，属非优质蛋白质。将几种营养价值较低的植物蛋白质混合食用，使所含氨基酸的种类、含量得以互相补充，从而提高混合食物的营养价值，称为蛋白质的互补作用。因此，幼儿的饮食应丰富多样，摄取的蛋白质最好有一半是动物性蛋白质和来自豆类的植物性蛋白质。

学习笔记

4. 推荐摄入量

幼儿如长期蛋白质摄取量不足，不能满足体内蛋白质更新及生长新组织的需要，会生长发育迟缓，体重过轻，抵抗力降低，甚至影响智力发育。摄取太多，多余的蛋白质则被分解代谢，以含氮废物的形式通过肾脏随尿排出体外，不仅造成浪费，而且会增加肝、肾的负担。幼儿每日蛋白质提供的能量占一天所摄入总能量的 10%～15%。每日膳食中蛋白质推荐摄入量见表 4–2：

表 4-2　幼儿每日膳食中蛋白质推荐摄入量

年龄 / 岁	蛋白质推荐摄入量 /（克 / 天）	
	男	女
3～4	30	30
4～5	30	30
5～6	30	30
6～7	35	35

学习笔记

（二）脂类

脂类是人体的重要构成成分，是不溶于水而溶于有机溶剂的化合物。脂类包括脂肪和类脂。脂肪是脂肪酸的甘油三酯，日常食用的动植物油，如猪油、菜油、豆油等均属此类。而类脂包括磷脂、固醇等性质与油脂类似的化合物，也包括脂蛋白等物质。

1. 生理功能

（1）构成人体组织

脂类是人体细胞的重要成分。脂类中的类脂成分是多种组织和细胞的构成成分，有时也称为结构脂肪，它们在体内的含量是相对固定的。这些类脂成分与蛋白质结合成脂蛋白，参与构成细胞膜、核膜、线粒体膜和内质网膜等，与细胞的正常代谢和生理活动密切相关。

（2）供能和储能

每克脂肪完全氧化可释放 9kcal 能量，为等量碳水化合物和蛋白质的两倍多，因此它是人体最丰富的能量来源，同时也是体内能量的储存库。人体的能量除供生理代谢及体力活动所需外，多余的部分转化为脂肪，储存于皮下或体内脏器之间，必要时可为机体提供能量。

当机体摄入能量过多时，体内储存脂肪增多，体重大大增加，人体就发胖；机体长期能量摄入不足，会使体内储存脂肪的消耗增加，从而使人消瘦。体内储存脂肪的含量是可变的，随个体能量摄入和消耗情况而定。

（3）提供必需脂肪酸

必需脂肪酸是人体磷脂的重要组成部分，为幼儿生长发育所必需，一旦缺乏可引发生长迟缓、皮肤损伤以及肾脏、肝脏、神经和视觉方面的多种疾病。

（4）良好溶剂

脂溶性维生素，如维生素 A、维生素 D、维生素 E 必须溶于脂肪后才能被机体吸收、利用。如脂肪长期摄入不足，会影响机体对脂溶性维生素的吸收，导致脂溶性维生素缺乏症。另外，脂肪能使食物更加美味，增加幼儿的食欲。

（5）保护作用

脂肪储存于皮下或脏器周围，可保护内脏免受撞击伤害。脂肪是热的不良导体，可以防止体温散失过快，起到保温的作用。

2. 组成

食物中的脂类 95% 是脂肪，5% 是类脂，所以通常说的脂类多指脂肪。脂肪主要由碳、氢、氧三种元素构成。

脂肪的主要成分是脂肪酸，自然界中有 40 多种脂肪酸。从结构上分为饱和

学习笔记

脂肪酸和不饱和脂肪酸，前者可在人体内合成，后者大多数需从食物中摄取。

3. 来源

脂类主要来源于动物性食物与植物性食物。

动物性食物如乳类、蛋黄、肉类、鱼类、肝类，以及动物油脂，如猪油、羊油等，富含饱和脂肪酸和多种维生素，而且脂肪颗粒小，易于被人体利用。

植物性食物以大豆油、花生油、菜籽油、芝麻油等为主，是必需脂肪酸的重要来源，易于被人体消化吸收，消化率一般都在98%以上，营养价值较高。坚果类也是脂肪的一大来源。必需脂肪酸的最好来源是植物油类。

4. 推荐摄入量

以乳类为主食的婴儿，脂肪所供应的热量占每日摄入总热量的35%～50%，随着年龄的增长，比例逐渐下降，占总热量的25%～30%。必需脂肪酸的供应量一般应占总热量的1%～3%。

长期脂肪摄入不足，可导致幼儿营养不良、脂溶性维生素缺乏，甚至生长迟滞；脂肪摄入过多，会导致幼儿消化功能差、肥胖，而且会为成年以后患高血压、冠心病、高血脂等疾病埋下隐患。因此，要控制脂类的摄入，尤其要适当限制胆固醇含量过高的食物的摄入。

（三）糖类（碳水化合物）

1. 生理功能

（1）供给热能

糖类是人体最经济、最主要的热能来源。每克糖类在体内氧化后可产生4kcal热量。糖类在体内释放能量较快，且资源丰富，可以大量食用。在三大产能营养素中，糖类提供机体所需2/3的热能。

（2）储存能量

糖类可以以糖原形式储存于肝脏和肌肉之中，一旦机体需要，肝脏中的糖原可分解成葡萄糖来供给能量。糖类还可以在体内转化，以脂肪形式储存起来。

（3）构成机体组织

所有神经组织和细胞都含有糖类。糖和脂形成的糖脂是细胞膜和神经组织的构成成分；细胞核中含有核糖；骨骼、角膜、玻璃体中均有糖蛋白参与构成。

（4）抗生酮作用

当体内缺乏糖类时，脂肪成为主要的供能来源，而脂肪代谢需要葡萄糖的协同作用。糖类不足时，脂肪酸会因氧化不全而产生大量酮体。酮体是一种较强的有机酸，在血液中达到一定浓度时会引发代谢性酸中毒。膳食中充足的糖类可以防止上述现象发生。

学习笔记

（5）节约蛋白质

当膳食中糖类摄入不足，能量供给不能满足人体需要时，部分蛋白质通过糖异生作用分解来提供能量。若膳食中糖类充足，就不需要消耗蛋白质。

（6）增强肠道功能

糖类中的膳食纤维能促进肠道蠕动，帮助排便；降低血糖和血胆固醇含量；减少热量摄入，控制体重。

2. 组成

糖类由碳、氢和氧三种元素组成，由于它所含的氢、氧的比例为二比一，和水一样，故称为碳水化合物。食物中的糖类可分成两类：一是人体可以吸收利用的有效碳水化合物，如单糖、双糖、部分多糖；二是人体不能消化的无效碳水化合物，如纤维素。糖类是人体必需的物质。

3. 来源

根据其分子结构，碳水化合物可分为单糖、双糖、多糖三类。单糖有葡萄糖、果糖、半乳糖等；双糖有乳糖、蔗糖、麦芽糖等；多糖有淀粉、糖原、纤维素和果胶等。其中，单糖可以被人体直接吸收利用，其他糖类必须先经过唾液、胰淀粉酶分解为双糖，再经肠道的消化酶分解为单糖后，才能被人体吸收。

膳食中的糖类主要来源于植物性食物，粮谷类、薯类和根茎类食物都是富含糖类的食品。

4. 推荐摄入量

幼儿膳食中糖类供给的热能，以占总热能的 50%～60% 为宜。

幼儿摄入过多的糖类，会引起体内能量不足，增加蛋白质的消耗，导致体重减轻，生长发育缓慢，还会使脂肪积存较多，可能出现肥胖症、血脂异常、龋齿等疾病。

（四）维生素

维生素既不能提供能量也不是机体的构成成分，但它是维持人体正常生命活动必不可少的一类营养素，需要量甚微。它们不能在体内合成，必须由食物供给。

按溶解性质，维生素可分为脂溶性维生素和水溶性维生素两大类。脂溶性维生素包括维生素 A、维生素 D、维生素 E 等，其特点是溶解于脂肪及脂肪溶剂而不溶解于水，吸收后可储存于体内，排泄率较低。水溶性维生素包括 B 族维生素（维生素 B_1、维生素 B_2、维生素 B_6、维生素 B_{12}、叶酸、烟酸等）和维生素 C，其特点是溶解于水，排泄率较高。

学习笔记

1. 维生素 A（视黄醇）

（1）维生素 A 生理功能

维生素 A 与正常视觉功能有关，能使眼睛对弱光敏感，有维持夜视功能；能维持上皮细胞的正常发育和黏膜的完整性；还具有促进生长发育、提高机体免疫力的作用。

（2）维生素 A 缺乏

维生素 A 缺乏，可患夜盲症，在弱光下看不清东西；也可引起眼干燥症，皮肤干燥、粗糙，毛发干枯易脱落；还容易患呼吸道感染。幼儿缺乏维生素 A，还会影响骨骼发育，使牙齿停止生长。

（3）维生素 A 过量

人体摄入过量维生素 A，可导致维生素 A 中毒。中毒症状为头痛、腹泻、恶心、食欲减退、肝和脾肿大，还有视力模糊、脱发、皮肤干燥等。

（4）维生素 A 食物来源

动物肝脏是维生素 A 的最好来源，其次是蛋黄和奶油等。植物性食品中含有维生素 A 原（胡萝卜素），在小肠内可转变为维生素 A（转化率为 50% 左右）。含有胡萝卜素的食品有菠菜、胡萝卜、青椒、红心甜薯、番茄、柿子、芒果、杏等。

（5）维生素 A 参考摄入量

中国营养学会推荐幼儿的维生素 A 摄入量参考表 4-3。

表 4-3　每日膳食中维生素 A 参考摄入量

年龄 / 岁	参考摄入量 /μg
1～3	310
4～6	360

2. 维生素 D

（1）维生素 D 生理功能

维生素 D 能增进人体对钙、磷的吸收和利用，促进骨骼和牙齿的生长，还有预防佝偻病的作用。

（2）维生素 D 缺乏

幼儿缺乏维生素 D，易引发佝偻病和手足搐搦症。某些疾病，特别是肠道吸收障碍，通常也是由维生素 D 缺乏导致的。

（3）维生素 D 过量

维生素 D 摄入过多会导致中毒。早期症状有疲倦、厌食、恶心、呕吐、腹胀、便秘、低热等；严重者可以出现心血管、泌尿和神经系统症状，如血压升高、心动过缓、尿频、脱水、酸中毒等，甚至发生肾功能衰竭。神经系统症状表现为注意力不集中、头疼、嗜睡、定向能力减弱、语言及视听觉障碍、易激动或抑郁等。急性中毒会出现颅内压增高和惊厥等症状。

学习笔记

（4）维生素 D 食物来源

经常接受日照是幼儿获得维生素 D 的主要来源；此外，动物肝脏、蛋黄、奶油、鱼肝油中维生素 D 含量相对较高。

（5）维生素 D 需要量

幼儿每日约需维生素 D 10 μg。如果晒太阳不能满足对维生素 D 的需要，应从日常饮食中补充。

3. 维生素 B_1（硫胺素）

（1）维生素 B_1 生理功能

维生素 B_1 能促进糖类的正常代谢；促进胃排空，增进食欲；保持神经系统和心脏的正常生理功能。

（2）维生素 B_1 缺乏

维生素 B_1 摄入不足，轻者表现为肌肉无力、精神淡漠和食欲减退；重者会发生典型的脚气病，这是由全身性神经系统代谢紊乱所致。

（3）维生素 B_1 食物来源

维生素 B_1 主要来源于粮谷类。主要存在于谷类食物的外皮中，如果过度去除粮谷类的外皮，会造成维生素 B_1 大量丢失。因此，粗粮比细粮维生素 B_1 含量多，杂粮比精米维生素 B_1 含量多。

维生素 B_1 为水溶性维生素，在碱性环境中极易被破坏，在烹饪时应加以注意。

（4）维生素 B_1 参考摄入量

幼儿维生素 B_1 每日摄入量见表 4–4。

表 4-4 每日膳食中维生素 B_1 参考摄入量

年龄 / 岁	参考摄入量 /mg
1 ～ 3	0.6
4 ～ 6	0.8

4. 维生素 B_2（核黄素）

（1）维生素 B_2 生理功能

维生素 B_2 是酶的重要组成部分，能促进细胞的氧化还原反应，并参与物质和能量代谢，有助于消除口腔内唇、舌的炎症。

学习笔记

（2）维生素 B_2 缺乏

维生素 B_2 缺乏时会出现口腔溃疡、口角炎、舌炎、唇干裂及角膜炎、脂溢性皮炎等。

（3）维生素 B_2 过量

维生素 B_2 摄取过多，可能引起瘙痒、麻痹、流鼻血、灼热感、刺痛等症状。

（4）维生素 B_2 食物来源

维生素 B_2 在各类食品中广泛存在，但通常动物性食品中的含量高于植物性食品，如各种动物的肝脏、肾脏、心脏，蛋黄、鳝鱼以及奶类等。许多绿叶蔬菜和豆类中含量也高，谷类和其他蔬菜中含量较低。

（5）维生素 B_2 参考摄入量

人体对维生素 B_2 的需要取决于很多因素。一般情况下，能量消耗越多，维生素 B_2 的需要量越大。但当蛋白质摄入减少时，维生素 B_2 从尿中排出的量会增加。因此，要保证维生素 B_2 充足，蛋白质供给量也必须充足。幼儿维生素 B_2 每日摄入量见表 4-5。

表 4-5　每日膳食中维生素 B_2 参考摄入量

年龄 / 岁	参考摄入量 /mg
1～3	0.6
4～6	0.7

5. 维生素 C（抗坏血酸）

（1）维生素 C 生理功能

维生素 C 能促进胶原蛋白的合成，促进伤口愈合，促进人体对铁的吸收，有利于血红蛋白的合成。维生素 C 还有保护心脏、防止动脉硬化和提高免疫力等重要作用，甚至有人认为维生素 C 有一定的解毒、抗癌和预防感冒的作用。

（2）维生素 C 缺乏

维生素 C 缺乏易患坏血病，表现为毛细血管脆弱，皮下出血，牙龈出血、溃烂。维生素 C 缺乏还可引起骨膜下出血，以致出血局部疼痛、肿胀等。

（3）维生素 C 过量

如果短期内服用维生素 C 补充剂过量，会产生多尿、腹泻、皮肤发疹等不良反应；长期服用维生素 C 补充剂过量，可能导致草酸及尿酸结石的形成。幼儿过量补充维生素 C，容易产生骨骼疾病；如果一次性摄入维生素 C 2500～5000mg，甚至更高，可能会导致红细胞大量破裂，出现溶血等危重现象。

学习笔记

（4）维生素 C 食物来源

维生素 C 广泛存在于新鲜蔬菜和水果中。如番茄、菜花、青椒、深色叶菜、苦瓜、柑橘、苹果、葡萄、猕猴桃、鲜枣等均富含维生素 C。

维生素 C 为水溶性维生素，极易氧化，易被碱、热、铜破坏，在储存、加工、烹调中应特别注意。

（5）维生素 C 参考摄入量

幼儿维生素 C 每日摄入量见表 4–6。

表 4-6　每日膳食中维生素 C 参考摄入量

年龄 / 岁	参考摄入量 /mg
1～3	40
4～6	50

（五）无机盐

无机盐即无机化合物中的盐类，目前在人体中已经发现 20 余种，人体必需的无机盐可以分为两类，其中含量大于体重 0.01% 的称为常量元素，有钙（Ca）、磷（P）、钾（K）、硫（S）、钠（Na）、氯（Cl）、镁（Mg）；含量小于体重 0.01% 的称为微量元素，有铁（Fe）、锌（Zn）、硒（Se）、钼（Mo）、氟（F）、铬（Cr）、钴（Co）、碘（I）等。无机盐虽然在人体中的含量很低，但是作用非常大。

1. 钙

（1）生理功能

钙是人体中含量最多的无机盐，人体内 99% 以上的钙存在于骨骼和牙齿中，其余分布在血液、细胞间质及软组织中。钙能维持神经、肌肉的兴奋性，如血钙降低，神经、肌肉的兴奋性增强，会引起手足搐搦症；钙参与血凝过程、机体能量代谢过程和酶的激活过程。

（2）钙缺乏

幼儿缺钙，不仅会造成发育迟缓、牙齿不整齐，严重的还会引起手足搐搦症或佝偻病。

（3）钙食物来源

奶和奶制品中含钙量较高，且其中的钙易于被人体吸收和利用。鱼、虾、紫菜、海带、金针菜、豆类及豆制品、绿叶蔬菜及芝麻酱中含钙量也较高。

（4）幼儿的需要量

幼儿正处在生长发育时期，需钙量较多，6 个月以内每日需约 200mg，6～12 个月每日需约 250mg，1～3 岁每日需约 600mg，4～6 岁每日需约 800mg。

学习笔记

2. 铁

（1）生理功能

铁是人体中含量最多的必需微量元素。铁是合成血红蛋白的主要成分，人体中60%～70%的铁存在于红细胞中，参与氧的输送和组织的呼吸。

（2）铁缺乏

人体内铁的数量不足，可发生缺铁性贫血，表现为乏力、易倦、头晕、眼花、耳鸣、心悸、气短、面色苍白、心率增快，影响幼儿体格及智力的发育。

（3）铁食物来源

铁主要来源于动物性食物，如肝、瘦肉、蛋黄、动物血、鱼类等，且吸收率高；植物性食物中含铁量高的有黑木耳、海带、芝麻酱、淡菜等。

（4）幼儿的需要量

幼儿每日需铁10mg。

3. 锌

（1）生理功能

锌是体内的一种微量元素，但不能在体内合成，只能依靠食物提供。锌是很多酶的组成成分，也是某些酶的激活剂。锌参与氨基酸代谢与蛋白质合成，能促进幼儿的生长发育及创伤的愈合。唾液内有一种唾液蛋白，称为味觉素。锌通过味觉素影响味觉和食欲。锌可提高免疫能力，缺锌可造成机体内一些免疫功能降低，如呼吸道容易反复感染等。

（2）锌缺乏

幼儿缺锌表现为厌食、味觉减退，经常发生口腔炎及口腔溃疡。缺锌还会导致生长发育迟缓、皮肤发黄、脱发等，严重时会导致患异食癖及缺锌性侏儒综合征。

（3）锌食物来源

锌的食物来源广泛，主要来源是动物性食物，以牡蛎、鱼等海产品最为丰富，其次为肉类、肝、蛋等食物。

（4）幼儿的需要量

幼儿每日需锌5.5mg。

4. 碘

（1）生理功能

碘是人体必需的微量元素之一，有“智力元素”之称。碘是维持人体甲状腺正常功能所必需的元素，是合成甲状腺素的主要原料。它的生理功能是通过甲状腺素的作用体现出来的。碘能活化体内100多种酶，促进物质和能量代谢，

学习笔记

参与调节机体的新陈代谢，促进生长发育。

（2）碘缺乏

胎儿期缺碘可致死胎、早产及先天畸形，新生儿和幼儿期食物中长期缺碘会引起甲状腺肿大。严重的碘缺乏症是克汀病，也叫“呆小病”。

（3）碘食物来源

海带、紫菜、海鱼等海产品中含碘最丰富。

（4）幼儿的需要量

6 个月以内每日需 85 μg，6～12 个月每日需 115 μg，1～3 岁每日需 90 μg，4～6 岁每日需 90 μg。

（六）水

1. 生理功能

水在常温常压下为无色无味的透明液体，被称为人类生命的源泉。成人体内水分占体重的 55%～60%，而幼儿体内水分占体重的 70%～75%。

水是人体正常代谢所必需的物质。水能帮助人体生理活动的进行，并参与物质的吸收、运输及排泄。水是体腔、关节、眼球等器官的润滑剂。水有较高的热导性，可作为“载热体”在体内和皮肤表面间传递热量，有助于人体调节体温。

2. 缺乏症

人体失水 10% 会产生酸中毒，失水 20% 以上可危及生命。

3. 来源

水主要来源于饮水和食物。最理想的饮用水是白开水。

4. 幼儿的需要量

水的需要量与幼儿的活动量、外界气温和食物的性质等有关。在活动量大、出汗多、天气热的情况下，要及时为幼儿补充水分，不要等到口渴了再喝水。

幼儿新陈代谢旺盛，对水的需要量相对比成人多。4～6 岁儿童每 24 小时水的总摄入量为 1600～2000 毫升。

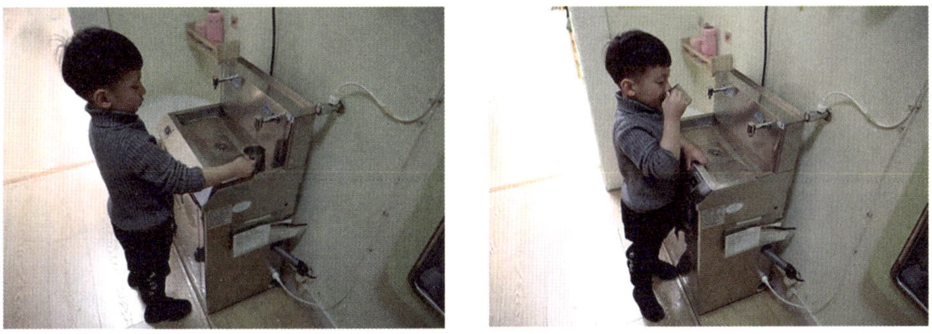

图 4-1 喝水

相关链接

为什么维生素的命名不连续

人们对于维生素 A、B、C、D、E 都很熟悉，再往下接，维生素家族的成员就直接到维生素 K 了。那么，中间的维生素 F、G、H、I、J 都去哪里了？让我们从“维生素”这个名字说起。

喂鸡发现了维生素

1886 年，脚气病在荷兰士兵和海员中泛滥。科学家克里斯蒂安·艾克曼选择用鸡做实验，寻找可能的致病菌。艾克曼发现，鸡饲料一度从糙米变成了精米，而小鸡的脚气病症状正是在吃精米时出现，喂糙米时消失的。最终，艾克曼确定在糙米里存在可以治疗脚气病的物质。1912 年，卡西米尔·丰克成功分离出了这种物质，并把它命名为“维生素”。

维生素最早写作“Vitamine”，即拉丁语中的生命“vita”+ 胺“amine”，大概意思就是生命所需的胺类。“维生素”这个概念刚出现时，定义就非常宽泛：生命所需的胺。

曾经计划的维生素 A~Z

在此后的数十年里，有很多人声称发现了新的维生素，这里面有不少是不同团队各自独立发现的相同物质，或者实际上是混合物。

最早，维生素指的是生命所需的胺类。现在，我们认为维生素指的是三大营养素之外（脂类、蛋白质、糖类），体内微量但对正常生理功能非常重要的物质，人体自己的合成量往往不能满足需要，可是一旦缺乏就会引发特定的疾病。在发现维生素的历程中，人们有过一套起名计划。

1915 年，人们发现，丰克所命名的“维生素”实质上包含了脂溶性和水溶性的两种物质。这两种物质分别被命名为维生素 A 和维生素 B。当时人们决定，以后如果发现了新的维生素，就按着字母表 A 到 Z 的顺序排下去。

从维生素 F 开始混乱

维生素 C、维生素 D、维生素 E 都按照这个规律出现了，然而到维生素 F 时出了问题。

20 世纪 20 年代，人们发现 B 族维生素不是一种物质，而是一群物质。科学家很快找出了其中 2 种，并把它们叫作“维生素 F”和“维生素 G”。不过，由于这两种物质都是从 B 族维生素里分离出来的，所以很多人也叫它们“维生素 B_1”和“维生素 B_2”。

不久后，“维生素 F”又被捡起来，作为人体必需脂肪酸的名字。随着研究的扩展和深入，人们又发现必需脂肪酸实际上是脂肪的组成成分，而脂肪不是维生素，因此必需脂肪酸被剔除出维生素的行列，“维生素 F”这一名称再次被废弃。

庞大的维生素 B 家族

如果说维生素 F 是被始乱终弃，那至今尚存的 B 族维生素则是维生素界的“霸主”，成员来来往往如流水。

在发现维生素 B_1 和维生素 B_2 后，B 族维生素不断添丁。B_3、B_4、B_5、B_6……B_{17} 陆续问世；还有人因为发现其中一种因子是鸡需要的，就把它命名为维生素 Bc（“c”就是英文单词“鸡”的首字母）。

不过，现在人们知道的B族维生素，大概只有B_1、B_2、B_6和B_{12}，其余雨后春笋一样长起来的B族维生素又纷纷消失了。其中很大一部分是因为它们实际上是其他维生素的混合物，同时也存在不同研究者重复命名的问题。

总结一下：维生素F、G、H、I、J等大部分因为重名、实质上为混合物、不符合维生素定义而被开除“维生素籍”；少部分拥有了更潮的名字，如生物素。

由于维生素的命名历史是如此混乱，看不过眼的国际营养科学联合会终于接管此事，并于1978年确定了现在的维生素命名原则。原则太长，比如规定“烟酸”是吡啶-3-羧酸化合物及其具有烟酰胺样生物活性的衍生物的总称。总之，维生素家族的混战就此终于告一段落。

（作者：黄慧，《重庆科技报》，2021-01-19，有改动）

学以致用

走出补钙的认识误区

钙是构成骨骼、牙齿的重要成分，孩子处于生长发育非常迅速的时期，特别要注意钙的合理摄入。

一、补钙认识的三大误区

（一）幼儿都需要补钙

钙的补充是根据人体钙的摄入量和需要量来决定的，并不是所有的孩子都需要补钙。如果孩子生长发育较同龄孩子落后很多，可以考虑是缺钙的表现，建议带孩子到医院进行血钙等相关检查，根据检查结果再对症补充钙质。

（二）钙与身高成正比

大多数人认为补钙能促进孩子身高的增长。研究表明，钙是骨骼的重要成分，能增强骨骼的密度和强度，但单纯补钙很难促进身高显著增长。

（三）补钙有益无害

盲目补钙会导致超量补钙的现象，短期内主要表现为胃肠道刺激，轻则出现食欲不振、腹痛、腹胀、便秘等肠道应激反应症状；长期超量服用钙剂，可出现高钙血症，造成铁及维生素等营养物质吸收障碍等。

二、补钙须知

（一）目前最好的钙源

在选择补钙产品时，人们往往会关注钙剂的一方面，如有的过于追求口味，有的过于追求品牌，而忽视了钙剂的吸收率和安全性这两个非常重要的方面。事实上，钙剂的选择有多重标准，其中最为重要的就是“五高一低”原则，即“含钙量高、溶解度高、生物利用度高、肠道吸收度高、安全性高，重金属含量低”。以下是几种钙剂的比较。

活性钙：用高温煅烧、电解的方法从天然贝壳转化而来。呈强碱性，对胃肠道刺激大，有害重金属比较难控制。

葡萄糖酸钙、乳酸钙：由于钙含量低，单纯制剂越来越少，多与其他钙盐制成复方制剂应用，如多种钙片等。

碳酸钙：含钙量最高，虽不溶于水，但在胃酸中可溶解，且有良好的吸收率。

因此，碳酸钙现已成为剂型最多、应用最广的补钙剂。

（二）一天中补钙最佳时间

一天中补钙的最佳时间是早餐后一小时和晚上睡觉前。

饭前空腹补钙和饭后半小时内补钙都不利于钙的吸收。因为钙剂需要胃酸的参与分解，饭前空腹吃钙片，胃酸会被消耗掉一部分，再给孩子吃饭容易对孩子的肠胃造成负担。而饭后半小时内给孩子吃钙片，钙元素容易和食物中的油脂结合，形成皂钙，引起便秘。同时，钙元素还可能会和食物中的草酸结合，形成不被人体吸收的草酸钙，最后形成结石。

饭后 1 小时补钙，吸收效果最佳。因为饭后 1 小时，孩子精力充沛、活动量大、血液循环好，钙质更易被吸收。夜间人体的血钙浓度会比白天低，晚上睡觉前补钙可以为睡眠期体内钙质的调整提供“能量”。

（三）佝偻病需要补充维生素 D

许多家长认为佝偻病是缺钙引起的。实际上，佝偻病是由于维生素 D 缺乏引起体内钙、磷代谢紊乱，而使骨骼钙化不良的一种疾病，其全称是“维生素 D 缺乏性佝偻病”。所以，“缺钙”最好同时补钙和维生素 D，因为维生素 D 可促进钙的吸收。

学习效果检测

专题四学习任务 4.1
云测试

一、单项选择题

1. 食物供给中既要考虑量的多少，又要考虑是否优质的营养成分为（　　）。

A. 糖类　　B. 脂类　　C. 无机盐　　D. 蛋白质

2. 人体最经济、最主要的热能来源是（　　）。

A. 糖类　　B. 脂类　　C. 蛋白质　　D. 无机盐

3. 食物中含有丰富维生素 A 的有（　　）。

A. 青菜、萝卜　　B. 鱼、瘦肉

C. 番茄、茄子　　D. 肝脏、蛋黄

4. 幼儿嘴角糜烂，口腔内黏膜溃疡，可能是缺少（ ）。

A. 维生素 D　B. 维生素 B_1　C. 维生素 B_2　D. 维生素 A

5. 脚气病患者缺乏的维生素和应多吃的食物是（ ）。

A. 维生素 B_1，豆类　B. 维生素 C，蔬菜

C. 维生素 B_2，精白粉　D. 维生素 B_1，鱼类

6. 三种主要产热营养素的食物特殊动力作用最大的是（ ）。

A. 糖类　B. 蛋白质　C. 脂类　D. 维生素

7. 测量基础代谢条件是（ ）。

A. 睡眠、空腹、室温 18℃～25℃　B. 清醒、空腹、活动后、室温 18℃～25℃

C. 清醒、空腹、静卧、室温 18℃～25℃　D. 剧烈运动后、空腹、室温 18℃～25℃

8. 缺铁的儿童可以补充下列（ ）食物。

A. 乳类　B. 猪肝　C. 大豆　D. 谷类

二、简答题

1. 幼儿必需的营养素有哪些？

2. 蛋白质、脂类、糖类各有哪些生理功能？

3. 人体失水多少会危及生命？如何给幼儿科学饮水？

学习任务 4.2
幼儿膳食配制与饮食卫生指导

学习任务单

学习目标	1. 能描述不同年龄段幼儿膳食的特点。 2. 明确幼儿膳食配制的原则。 3. 会制订幼儿的膳食计划。 4. 懂得幼儿饮食卫生，指导幼儿养成良好的饮食习惯。	
学习时数	3 课时	
学习方法建议	课前预习：采访幼儿家长和幼儿园食堂工作人员，了解幼儿膳食的特点和膳食配制、饮食卫生知识。 课上学习：课上分组汇报、分享课前采访后制作的课件，根据幼儿园的食谱讨论幼儿膳食配制的原则，结合案例分析幼儿园饮食卫生问题。 课后练习：阅读教材和课外相关资料，拓宽幼儿膳食配制方面的知识；调查幼儿园的膳食计划，在比较中进行思考、分析；并尝试给幼儿合理制作食谱。	
学习运用	根据所学知识制作幼儿食谱，指导幼儿膳食行为及良好饮食习惯的养成。	
学习收获		同学填
学习反思		同学填

学习情境描述

现在家长越来越懂得孩子的好身体是吃出来的，也知道不能盲目地补充维生素、钙等，懂得通过食物给孩子补充营养是较好的选择。因此，孩子喜欢吃什么就买什么、做什么，如肉、虾、鱼这些营养丰富的食材变着花样给孩子做。孩子爱吃零食，家里就零食不断；孩子爱吃快餐，也尽量满足，但是孩子却越来越挑食、偏食，营养也跟不上。家长感叹：“现在吃得好了，反而吃出毛病了。”这是为什么呢？到底应该给孩子吃什么？怎么吃才是正确的呢？

情境问题

孩子的吃饭问题总是让宝妈伤神不已，“我家孩子总是挑食，不吃青菜，真是让人头疼。”“你家孩子还算不错的，我家孩子青菜和肉都不吃，就吃零食，可愁死我了。”“我做了半天自认为营养可口的饭菜，可是孩子毫无兴趣，真让人心碎。”诸如此类，不一而足，不由得让人思考：如何解决孩子的吃饭难问题，变“大人让孩子吃饭”为“孩子自己要吃饭”呢？

想一想

幼儿膳食配制应遵循哪些原则？

学习驿站

一、幼儿膳食配制

（一）幼儿膳食配制原则

膳食是指日常食用的饭菜。膳食配制是指将一天的食物总量按一定数量、质量、次数和时间分配到每一餐次中。

要使幼儿获得全面而均衡的营养，科学安排幼儿膳食非常重要。幼儿膳食的配制应符合以下原则。

1. 膳食结构合理，营养丰富均衡

幼儿膳食中所含的营养素应种类齐全、数量充足、比例恰当。膳食中所提供的营养素应与幼儿生长发育所需保持平衡。

2. 促进幼儿食欲，适合消化能力

随着年龄的增长，幼儿逐渐注意膳食的色、香、味、形，因此在膳食调配上要注意种类多样，力求色诱人、香气浓、味可口、花样多。可有意识地请幼儿参与食物的选择与制作，增进幼儿对食物的认知与喜爱，增强幼儿的食欲。

食物的种类、数量和烹饪方法要以幼儿的咀嚼能力、胃肠道的消化和吸收特点为依据。为幼儿烹调加工食物时，宜采用蒸、煮、炖、煨等烹调方式，尽量少用油炸、烤、煎等方式。

3. 根据饮食习惯和季节，合理调整膳食

地域不同，饮食习惯不同，幼儿对膳食的喜好也不同，要适当考虑地域环境对幼儿膳食的影响。还应结合季节变化，尽量选购当季、新鲜的食材制作膳

学习笔记

学习笔记

食，及时更换和搭配膳食。

（二）幼儿食谱编制

1. 幼儿园膳食计划

幼儿园膳食计划是保证幼儿合理营养的一种科学管理方法，包括选择食物、按照各年龄幼儿的营养需要计算食物数量、编制食谱以及合理烹调等。

为幼儿选择的食品包括以下几类。

①优质蛋白类食物，如牛奶、鸡蛋、鱼虾类、瘦肉类、肝脏、豆类及豆制品等。

②富含无机盐、维生素、粗纤维的食物，如新鲜的蔬菜、水果等。

③保证热能供给的食物，主要有米饭、面食、粗粮等谷物类食物。

④其他食品，如坚果类食物和油、盐、酱、醋、葱、姜、蒜等调味品。

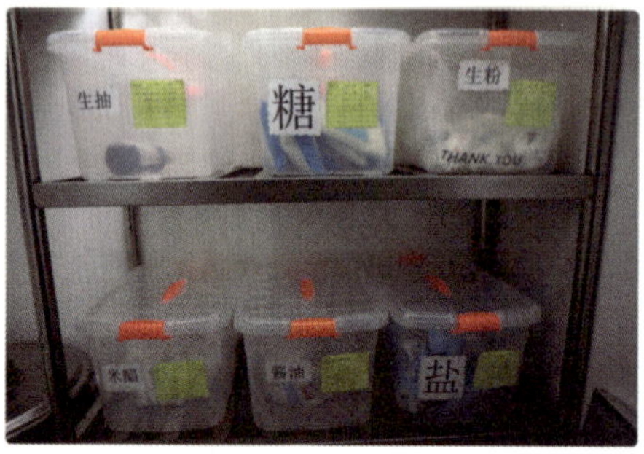

图 4-2　其他食品

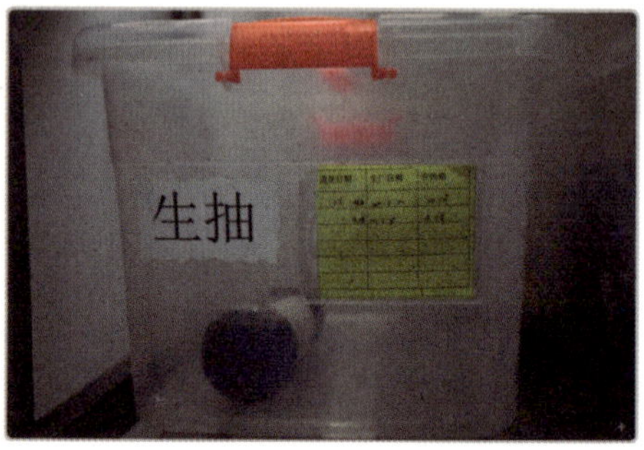

图 4-3　食品标注进货日期和有效期

2. 幼儿食谱编制

幼儿园食谱是幼儿园膳食计划的具体实施方案，是一日内定量的各种食物的配制和烹调方法的说明，包括食物的种类、数量、烹调方法和制成品名称。为保证膳食计划的顺利进行，幼儿园应每周制定一次食谱。

为幼儿编制食谱应注意以下几点。

（1）食物种类的多样化

每日食谱中含有谷物类、蔬菜、水果、肉、蛋、鱼、奶、大豆等各类食物，尽可能为幼儿提供全面、平衡的膳食，发挥不同食物中营养素的互补作用。

（2）巧妙搭配食物

通过粗细粮搭配、荤素搭配、干稀搭配等各种主、副食的巧妙搭配，加上合理烹饪，使食物的色、香、味俱全，促进幼儿食欲。

（3）合理分配各餐食物

按“早餐吃好、午餐吃饱、晚餐吃少”的原则，恰当分配三餐两点的食物。

（4）一周食谱的变化

一日各餐的主食品种应避免重复；一周副食不应有两次以上重复。可用同类食物的不同品种进行轮换，保持一周内食物品种多样、口感多样、烹饪方法多样。

考证指南

幼儿膳食的配制、食谱的制订与评价是需要掌握的重点内容。

情境问题

健康是成长的基础，如何让孩子吃得健康、吃得卫生呢？

核心概念

◆ 幼儿园膳食计划是保证幼儿合理营养的一种科学管理方法，包括选择食物、按照各年龄幼儿的营养需要计算食物数量、编制食谱以及合理烹调等。

◆ 幼儿园食谱是幼儿园膳食计划的具体实施方案，是一日内定量的各种食物的配制和烹调方法的说明，包括食物的种类、数量、烹调方法和制成品名称。

二、幼儿饮食卫生指导

（一）食品卫生

幼儿园在选购食物时，要保证食物的新鲜、优质和安全，应避免采购以下三种情况的食物。

1. 腐烂变质的食物

食物腐烂变质或超过保质期限，不仅营养素被大量破坏，营养价值降低，还会产生致病菌。无论是蒸煮灭菌还是化学药物消毒，都只能杀死食物中的微生物，对于食物中已经产生的毒素不能完全消除。例如，腐烂白菜中有亚硝酸盐，霉变玉米、花生中有黄曲霉素等，腐烂的肉类中有大量的普通变形杆菌、大肠杆菌。

2. 有毒副作用或致癌的食物

要避免食用发芽马铃薯等有毒副作用的食物，以及容易引起食物中毒的野生菌菇类食物。腌腊、烘烤和熏制的食物，如咸菜、火腿、熏鱼等，因含有亚硝胺和多环芳烃等致癌因子，也不宜提供给幼儿食用。

3. 含有农药、人工色素等有害物质的食物

要避免采购被农药、化肥等污染的食物，为防止农药中毒，蔬菜、水果必须洗净、浸泡后才能食用。有些颜色过于鲜艳的食物，可能含有人工色素或大量添加剂，也不宜给幼儿食用。

学习笔记

（二）厨房环境、用具卫生

厨房环境清洁卫生，无垃圾，无积水，无污垢，墙角、屋顶、屋脚无蜘蛛网，洗碗池无沉渣，下水道通畅无阻，抽油烟机无油垢。

①餐具、用具使用前必须“四过关”，即一洗、二刷、三冲、四消毒（蒸汽或开水消毒）。

学习笔记

②洗刷餐饮用具必须使用专用水池，不准与清洗蔬菜、肉类等的其他水池混用。

③洗涤、消毒餐饮用具使用的洗涤剂、消毒剂必须符合食品用洗涤剂、消毒剂的卫生标准和要求。

④消毒后的餐饮用具必须存放在餐具专用的保洁柜内备用。

⑤餐用保洁柜定期清洗消毒，避免污染。

⑥已消毒和未消毒的餐具分开存放，存放柜上必须有明显标志。

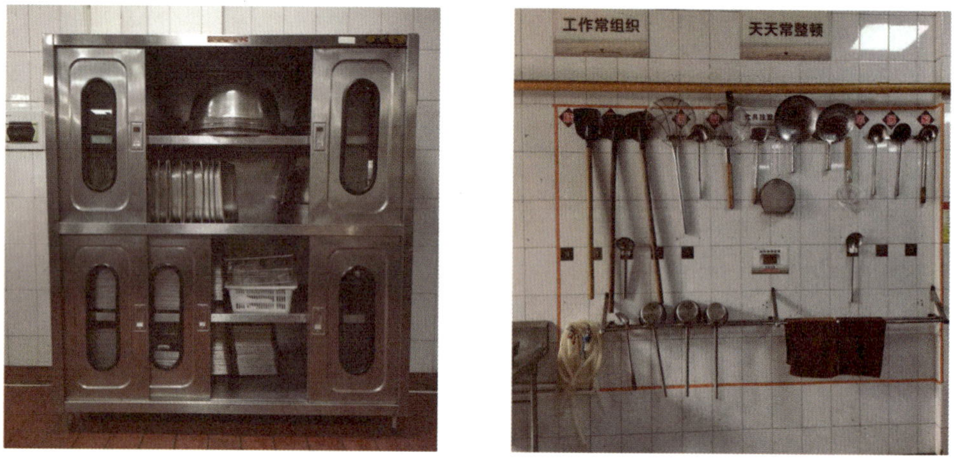

图 4-4　厨房整洁

（三）食品供应卫生

①供应的食品必须符合食品卫生标准，符合幼儿每日摄入的营养要求。

②不得供应生拌食品和改刀菜。

③食品供应场所具有良好的通风设施，由专人做好日常保洁工作。

④为体弱儿童、患有哮喘及过敏性体质儿童提供病号菜。

⑤应根据季节的不同，调整幼儿食品温度。冬季做到五热：热饭、热菜、热汤、热点心、热开水；夏季做到五凉：凉饭、凉菜、凉汤、凉点心、凉开水。

⑥烹饪后食品及时放入备菜间，烹饪结束至供应开始时间不得超过 2 小时。

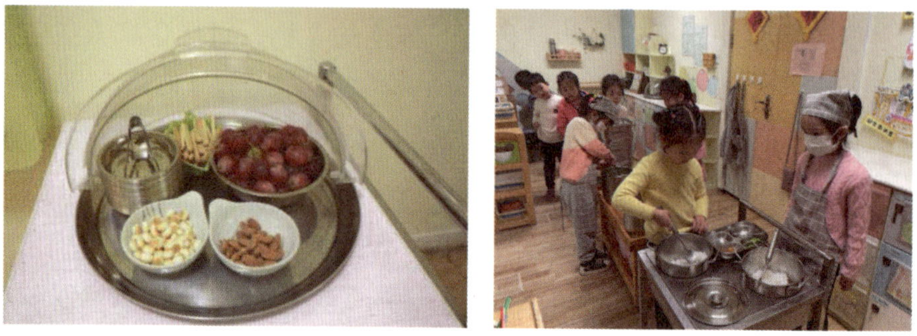

图 4-5　饮食卫生

想一想

通过调查或访谈，了解幼儿普遍存在哪些饮食卫生问题，并分组交流汇报需要从小培养哪些饮食卫生习惯。

相关链接

这样的早餐，孩子吃了更健康

对于上学的孩子来说，需要通过早餐获取合适能量及充足营养，如蛋白质、维生素、矿物质、必需脂肪酸和膳食纤维等。若选择牛奶、鸡蛋、肉类、粗细搭配的主食和蔬菜、水果，就意味着选择了高营养食品。反之，若选择高加工程度的蛋糕、饼干、方便面、奶饮料、咸菜、香肠等重口味或方便食品，不仅意味着高热量、低营养，还可能过多摄入亚硝酸盐、反式脂肪酸等危害健康的物质。

长期吃低营养素密度的食物，不仅会让孩子长胖，还会导致蛋白质、维生素、矿物质、膳食纤维等营养素摄取不足。在非疫情时期，会影响孩子身体、智力的正常发育；在疫情时期，则可能会降低孩子身体对疾病的抵抗力。所以，家长要给孩子安排高营养食物。

免疫系统的重要武器——抗体就是蛋白质。建议早餐食用牛奶、鸡蛋。一是营养价值突出，都属于优质蛋白质，生物利用率高；二是操作简单，早餐为孩子准备1杯鲜奶或酸奶、1个水煮蛋，省时省力；三是性价比高，牛奶加鸡蛋物美价廉。如三明治就是一种包含蛋白质类、蔬菜和谷物主食的混合食品，本质上跟我国的煎饼果子、鸡蛋灌饼、卷饼、肉夹馍等没多大区别。不过，中式早餐大多需要现场做、趁热吃，三明治的便利之处是可提前做好冷藏保存，早餐时用微波炉加热一下即可。

健康早餐至少应含三类食物。根据“学龄儿童膳食指南”，一顿营养充足的早餐至少应包括三类食物。谷薯类：谷类及薯类食物，如馒头、花卷、面包、米饭、米线等；肉蛋类：鱼禽肉等食物，如蛋、猪肉、牛肉、鸡肉等；奶豆类：奶及奶制品、豆类及豆制品，如牛奶、酸奶、豆浆、豆腐脑等；果蔬类：新鲜蔬菜水果，如菠菜、番茄、黄瓜、西兰花、苹果、梨、香蕉等。

具体安排是：1杯300mL左右的奶，1个煮鸡蛋；主食尽量选择固体食物，粗细搭配，粗粮可选择杂粮馒头、全麦面包、玉米发糕、蒸红薯、山药等；果蔬类可以是一个拳头大小的番茄或同等重量的其他蔬菜。

如果早餐是包子、三明治、牛肉面、米线等兼有蛋白质、糖类和脂类的混合食物，可根据上述早餐模式补齐不足，灵活调整蔬菜、蛋类和奶类的数量。

（作者：于永超，《中国妇女报》，2020-05-20，有删减）

学以致用

幼儿健康饮食习惯的培养

饮食习惯是生活习惯的重要组成部分，与健康息息相关。注重幼儿良好饮食习惯的培养，可使其终身受益。

一、做好餐前准备，营造良好进餐环境

进餐环境光线充足，空气新鲜，温度适宜；餐桌、食具清洁、美观，大小适宜；可适当播放柔美的音乐。

幼儿洗干净手，一起做进餐前的准备，帮助摆好餐具，坐在自己的椅子上，与大家一起愉快进餐。

二、言传身教，做好表率

进餐时，保教人员、父母或其他成人要以身作则，正面引导幼儿对食物的兴趣，讲究饮食卫生，注意就餐礼貌。

三、循序渐进，纠正不良饮食习惯

1. 使幼儿专注进食

幼儿注意力不容易集中，进餐时容易受外界环境的干扰而降低对食物的关注，应尽可能给幼儿提供固定的就餐座位，避免边吃边玩、边吃边走等行为；吃饭要细嚼慢咽但不拖延，最好在 30 分钟内吃完。

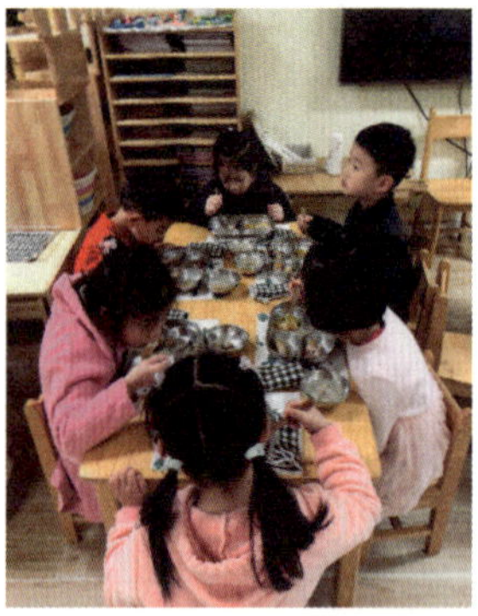

图 4-6 饮食习惯的培养

2. 避免挑食和偏食

幼儿对食物可能表现出不同的喜好，出现一时性的挑食和偏食行为，成人要适时、正确地引导，做好榜样，鼓励幼儿选择多种食物，多表扬、肯定幼儿的点滴进步，还应避免以食物作为奖励或惩罚的手段。

3. 正确选择零食

零食无节制或不加选择地吃，会影响正餐的进食。零食应选择新鲜、天然、易消化、营养丰富的食物，如奶制品、水果、蔬菜等；少选油炸和膨化食品；安排在两次正餐之间，量不宜多。睡前 30 分钟不要吃零食。

学习效果检测

专题四学习任务 4.2 云测试

一、单项选择题

1. 拟制食谱时，不正确的做法是（　　）。

A. 以精制大米为主，适当搭配白面　　B. 宜多选用绿色蔬菜

C. 夏季应多选用清淡、凉爽的食品　　D. 各类食物合理搭配

2. 睡前（　　）不要吃零食。

A. 10 分钟　　B. 20 分钟　　C. 30 分钟　　D. 1 小时

3. 全托幼儿每日膳食安排是（　　）。

A. 三餐一点　　B. 三餐两点　　C. 三餐　　D. 三餐，点心随时供应

二、简答题

1. 幼儿膳食的配制原则是什么？

2. 如何培养幼儿健康的饮食习惯？

三、实践题

1. 党的二十大报告提出，要建成教育强国、科技强国、人才强国、文化强国、体育强国、健康中国。要实现这个奋斗目标，保教工作者需从本职工作入手，从点滴做起。幼儿正处于生长发育的关键期，科学、健康饮食十分重要。请给幼儿制订一周食谱。

2. 针对幼儿出现的挑食现象，如有的喜欢吃肉，不爱吃蔬菜；有的不喜欢吃番茄、胡萝卜等，保教人员会通过相关营养知识的生动讲解、鼓励幼儿试吃等方法进行指导。请思考在膳食调配和制作中，我们可以做些什么。

学习任务 4.3 幼儿膳食调查与营养评价

学习任务单

学习目标	1. 了解膳食调查的意义。 2. 掌握膳食调查的方法和食物成分表的应用。 3. 学会营养评价及平衡膳食的方法。 4. 树立正确的营养观。	
学习时数	2 课时	
学习方法建议	课前预习：课前自学，尝试分析自身膳食情况，记录自己每日每餐的膳食情况，计算每日各种营养素的摄入量。 课上学习：利用情境问题导入，采用“想一想”“做一做”“评一评”等多种方法，参照中国营养学会“中国居民膳食营养素参考摄入量”标准进行膳食评价。 课后练习：完成课后“学习效果检测题”，将所学知识应用到实际生活中，并在见习、实习中，采用所学方法调查幼儿膳食，利用所学知识进行营养评价，提高实践能力。	
学习运用	利用学到的调查、评价方法，对身边幼儿进行营养状况测量评价，分析是否合理；也可对幼儿园膳食及营养供给进行分析评价，并提出改进建议。	
学习收获		同学填
学习反思		同学填

学习情境描述

近年来，人们常常会在幼儿园看到很胖的幼儿，并且肥胖幼儿的数量呈现出增加的趋势。这不由引人思考：在幼儿膳食调配中，如何从“吃饱”向“吃好”再向“吃得健康”转变呢？

学习笔记

情境问题

随着生活水平的普遍提高，人们对饮食的要求越来越高，也越来越讲究科学饮食，尤其对正在成长中的孩子。但是幼儿家长与幼儿园保教人员面对丰富的食物反而感到十分苦恼，既担心孩子吃多了会营养过剩，又担心孩子吃少了会营养不良。那么，应该如何判断幼儿膳食安排是否合理呢？

学习驿站

为了及时了解幼儿膳食安排是否合理，各营养素摄入是否达标，幼儿园通常会定期进行膳食调查和营养评价。

一、膳食调查

膳食调查是营养状况评估的一种方法，其目的是了解不同地区、不同生活条件下某一人群或某个人的饮食习惯以及膳食中存在的主要问题；在一定时间内，调查群体或个体通过膳食所摄取的能量和营养素的数量以及质量，根据食物成分表计算出每人每日各种营养素的平均摄入量，并据此来评定正常营养需要得到满足的程度。

幼儿园的膳食调查是计算幼儿每人每日摄取的热能与各种营养素的数量和质量，对照推荐摄入量，评定正常营养需求得到满足的程度，以便从中发现问题，了解影响幼儿健康及生长发育的因素，以采取相应的干预措施。

常用的膳食调查方法有四种，即称量法、查账法、询问法和化学分析法。四种方法各有特点，可根据具体情况选择相应的方法。

（一）称量法

称量法又称称重法，是运用日常的各种测量工具对食物进行称重或估计，从而了解被调查者当前食物消耗情况的方法。

称量法可用于团体、家庭或个人的膳食调查，根据食物消费量计算出每人每日各种营养素的平均摄入量，调查时间至少要 3 天，最好是 7 天。该法的调查结果比较准确，但工作量较大，耗费人力较多，在一定程度上对食堂工作人员的操作有所影响，不适合大规模地展开调查。

想一想

在幼儿膳食管理中，有的幼儿园采用“吃了算，算后调整”的方式。幼儿园具体应如何操作？

称量法操作步骤如下。

首先，记录食谱及所用食物名称，称取各种食物在烹调前和烹调后的重量。

其次，称取并记录每个班级的熟食分配量，进食完毕后再分别把吃剩熟食的重量称量记录。

再次，准确记录就餐人数，以便求得每人每餐的食物消耗量。

最后，按食物成分表中100克食品的可食部分计算，所求得的结果即这几天内平均每人每日所摄取的各种营养素和热能的数量。

（二）查账法

查账法是最早、最常用、可大规模进行膳食调查的方法。适用于账目清楚的学校、部队、机关等有集体食堂的单位。

查账法是指通过查阅食堂账本记录，确知某一时期内各种食物的消费总量和同一时期的进餐人数，粗略计算每人每日各种食物的摄取量，再按照食物成分表计算这些食物所供给的能量和营养素数量。

查账法简便、快速，但不够精确，因为对食物剩余量难以估算。账目清楚、进餐人数统计准确是此方法实施的前提，如与称量法结合使用，可提高准确性。

（三）询问法

询问法是通过问答的形式了解调查对象膳食情况的一种方法。该方法常用于散居儿童的膳食调查，有时也可用来了解日托幼儿在家的早晚餐情况。询问法具体有两种：一是膳食回顾法，询问调查对象在一段时间内（如24小时、3天等）每日进餐次数，食物种类、数量、剩余量，进餐时间及地点、膳食习惯（禁忌、偏食等）、菜肴的烹调方法等；二是膳食史法，询问调查对象在一段时期内（如过去的1个月、6个月等）的膳食习惯等方面的信息。

调查时，不仅应记录谷类、肉类、蔬菜类和豆类的摄入量，还应记录点心、水果等副食的摄入量，以便计算热量和各种营养素的摄入量。

询问法简便易行，但可能受被调查对象的记忆力和对度量判断差异的影响，结果不太准确。在客观条件受限制不能使用称量法或记账法时，用该方法也可以获得初步的结果。

（四）化学分析法

化学分析法是指收集调查对象一日膳食中摄入的所有主副食品，在试验中进行化学分析，测定其能量和各种营养素的数量和质量的方法。样品收集方法最准确的是双份饭菜法，即制作两份完全相同的饭菜，一份供食用，另一份作为分析样品。也可采用收集相同成分的方法，收集整个研究期间消耗的各种未加工的食物或从市场上购买相同食物作为样品。

该法手续复杂，除非特殊需要精确测定，一般不用。

学习笔记

考证指南

几种常用的幼儿膳食调查方法是需要掌握的重点内容。

核心概念

- 称量法又称称重法，是运用日常的各种测量工具对食物进行称重或估计，从而了解被调查者当前食物消耗情况的方法。
- 查账法是指通过查阅食堂账本记录，确知某一时期内各种食物消费总量和同一时期的进餐人数，粗略计算每人每日各种食物的摄取量，再按照食物成分表计算这些食物所供给的能量和营养素数量。
- 询问法是通过问答的形式了解调查对象膳食情况的一种方法。

学习笔记

情境问题

营养评价可以为食谱的制定和调整提供依据，幼儿园应该如何开展营养评价呢？

二、营养评价

（一）每日膳食与进餐观察

参照中国营养学会发布的3～6岁幼儿平衡膳食宝塔，对幼儿的膳食结构进行定性评价，并观察幼儿每日的进餐情况，是否引起幼儿的食欲，是否符合他们的消化特点。

（二）定期身体检查

对幼儿身高、体重和血红蛋白含量等指标进行定期测量，并根据检查结果对照各年龄段的标准数值，分析幼儿的生长情况，评价幼儿的营养状况。

（三）营养状况分析

进行营养状况分析，主要评估以下四项主要营养素的指标占比。

1. 各主要营养素的实际供给量与推荐摄入量的占比

根据中国营养学会推荐的不同年龄幼儿各种营养素推荐摄入量，合理计算食物供给，使热量摄入量达到推荐摄入量的90%以上为正常，低于80%则为摄入不足。蛋白质、无机盐和维生素的摄入量应达到供给量标准的80%以上，长期低于这一标准会使一部分儿童出现病症。

2. 三大热能营养素在总能量供给中所占的比重

膳食中产热营养素之间的比例要恰当，蛋白质、脂类和糖类所产热能分别占总热能的比例为：蛋白质10%～15%，脂肪25%～30%，碳水化合物50%～60%。此外，膳食中还应富含各种无机盐和维生素。

3. 一日三餐两点的热能分布占比

幼儿一日三餐两点的热能比例要合理分配，合理的热能分布占比约为早餐占20%，早点占10%，午餐占30%，午点占10%，晚餐占30%。

4. 优质蛋白质在蛋白质总供给中的占比

膳食中蛋白质的食物来源不同，营养价值差异很大。一般将蛋白质来源分为动物性食物、豆类、谷类、其他植物性食物四大类。蛋白质食物来源分配的计算方法为将各类食物蛋白质摄入量（克）除以蛋白质总摄入量再乘以 100%，即各类食物蛋白质占总蛋白质摄入量的百分比。动物性食物蛋白质和豆类蛋白质应占蛋白质总摄入量的 50%。如条件许可，最好使动物性食物的蛋白质达到总摄入量的 50%。

将上述各项结果与参考值进行对比分析，作出营养评价，若发现某种营养素供给不足或过量，应及时调整食谱。

相关链接

平衡膳食宝塔

中国居民平衡膳食宝塔是根据中国居民膳食指南，结合中国居民的膳食结构特点设计的。它把平衡膳食的原则转化成各类食物的重量，并以直观的宝塔形式表现出来，便于人们理解和在日常生活中应用。

膳食宝塔建议的各类食物摄入量都是指食物可食部分的生重。如加工的谷类食品，面包、切面、馒头等应折合成相当的面粉量来计算，而米饭、大米粥等应折合成相当的大米量来计算。

学龄前儿童平衡膳食宝塔共分五层，包含了幼儿每天应吃的主要食物种类。膳食宝塔各层位置和面积不同，对应各类食物在膳食中的地位和应占的比重不同。下面以 4 ～ 5 岁幼儿为例。

第一层（底层）：谷类食物每人每天应该吃 100 ～ 150g。谷类是面粉、大米、玉米粉、小米等的总和。它们是膳食中能量的主要来源，多种谷类掺着吃比单吃一种好。薯类适量

第二层：蔬菜类和水果类每天分别应吃 150 ～ 300g 和 150 ～ 250g。蔬菜和水果经常放在一起，因为它们有许多共性。但蔬菜和水果终究是两类食物，各有优势，不能完全相互替代。尤其是幼儿，不可只吃水果不吃蔬菜，也不可只吃蔬菜不吃水果。蔬菜、水果的重量按市售鲜重计算。一般来说，红色、绿色、黄色等颜色较深的蔬菜、水果含营养素比较丰富，所以应多选用深色蔬菜和水果。

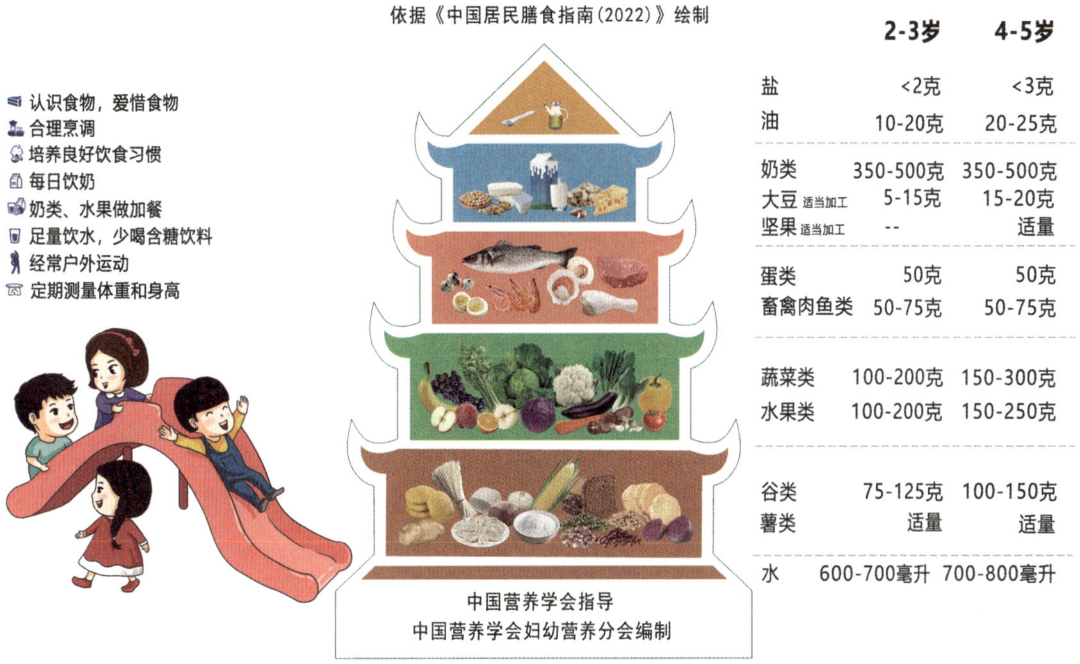

图 4-7　学龄前儿童平衡膳食宝塔

第三层：包括蛋类、畜禽肉鱼类等动物性食物。每天应该吃蛋类 50g，畜禽肉鱼类 50 ～ 75g。鱼、虾及其他水产品含脂肪很少，有条件的话可以多吃一些。这类食物的重量按购买时的生重计算。肉类包含畜肉、禽肉及内脏，重量按屠宰清洗后的重量来计算。这类食物，尤其是猪肉脂肪含量较高，所以不宜多吃。

第四层：奶类和大豆、坚果合居，每天应吃奶类 350 ～ 500g、大豆 15 ～ 20g。当前奶类主要包含鲜牛奶和配方奶，大豆包括许多品种，坚果适量。

第五层：膳食塔顶是盐和油，盐小于 3g，油每天为 20 ～ 25g。烹调油包括各种烹调用的植物油和动物油，植物油包括花生油、豆油、菜籽油、芝麻油、调和油等，动物油包括猪油、牛油、黄油等。烹调油要多样化，尽量少食用动物油，应食用多种植物油。

建议饮水量为 700 ～ 800 mL。

学以致用

膳食调查结果的计算

一、平均每人食物摄入量的计算

（一）就餐人日数

就餐人日数是指被调查者用餐的天数，一个人吃早、中、晚三餐为 1 个人日。在现场调查中，不一定能收集到整个调查期间被调查者的全部进餐次数，应根据餐次比（早、中、晚三餐所摄入的食物量和能量占全天摄入量的百分比）来折算。幼儿一日标准餐次比是早餐占 20%，早点占 10%，午餐占 30%，午点占 10%，晚餐占 30%。如某一位幼儿仅询问到早、午两餐和早点，其当日人日数为 1×20%+1×30%+1×10%=0.2+0.3+0.1=0.6 人日。

在做幼儿园集体膳食调查时，人数常常会发生变化，如果早餐、早点有 15 名幼儿进餐，午餐、午点有 20 名幼儿进餐，晚餐有 10 名幼儿进餐，则人日数计算为（15×0.2+15×0.1+20×0.3+20×0.1+10×0.3）=15.5 人日。

（二）平均每日食物摄入量的计算

即将调查对象在调查期间所消耗的各种食物量除以人日数所得的平均食物摄入量，单位为克，以常用食物成分表计算平均能量及营养素的摄入量。

计算幼儿食物实际消耗量公式如下。

幼儿食物实际消耗量 = 食物结存量 + 每日购进食物量 − 每日废弃食物总量 − 剩余总量。

平均每人每日各种食物摄入量 = 幼儿食物实际消耗量（kg）/ 幼儿总人日数。

（三）各类食物的进食量

在进行各类食物进食量累计计算时，应注意有些食物要进行折算才能同类相加，如计算乳类摄入量时，不能将鲜奶与配方奶直接相加，应将配方奶按标准冲配比例折算成鲜奶量再相加。其他类食物如豆制品，嫩豆腐、老豆腐干等也要按蛋白质含量进行折算后才能相加，否则应按不同食物分别计量。

二、平均每日营养素摄入量的计算

（一）平均每人每日营养素摄入量的计算

平均每人每日营养素摄入量是根据食物成分表中各种食物的能量及营养素的含量来计算的。计算时要

注意调查食物是生重还是熟重，若食物编码表中有熟食编码，尽量采用，注意食物的重量也要按熟重记录。还要注意调查的食物是净重还是毛重，如为毛重，先按食物成分表中各种食物的“可食部”换算成净重。

食物成分表中查不到的食物可用近似食物的营养成分代替，但要注明。

（二）能量来源与蛋白质、脂肪的食物评价

从表 4–7 中可以看出调查对象的基本食物结构。能量的食物来源可分为谷类、豆类、薯类、其他植物性食物、动物性食物和纯能量食物。能量的营养素来源分为蛋白质、脂类和糖类。

根据“中国居民膳食营养素参考摄入量”和《中国居民膳食指南（2022）》，可以对调查结果进行评价。

表 4-7 能量、蛋白质、脂肪的食物来源分布表

来源	种类	摄入量	占总摄入量 /%
能量的食物来源	谷类		
	豆类		
	薯类		
	其他植物性食物		
	动物性食物		
	纯能量食物		
能量的营养素来源	蛋白质		
	脂类		
	糖类		
蛋白质的食物来源	谷类		
	豆类		
	动物性食物		
	其他食物		
脂肪的食物来源	动物性食物		
	植物性食物		

学习效果检测

专题四学习任务 4.3 云测试

一、单项选择题

1.（　　）是运用日常的各种测量工具对食物进行称重或估计，从而了解被调查者当前食物消耗情况的方法。

A. 称量法　　B. 查账法　　C. 询问法　　D. 化学分析法

2.（ ）是最早、最常用、可大规模进行膳食调查的方法。

A. 称量法　　B. 查账法　　C. 询问法　　D. 化学分析法

3.（ ）是通过问答的形式了解调查对象膳食情况的一种方法。

A. 称量法　　B. 查账法　　C. 询问法　　D. 化学分析法

4. 以下叙述不正确的是（ ）。

A. 膳食调查方法各有特点，可根据具体情况选择

B. 平均每人每日营养素摄入量是根据食物成分表中各种食物的能量及营养素的含量来计算的

C. 幼儿食物实际消耗量 = 食物结存量 + 每日购进食物量 − 每日废弃食物总量

D. 烹调油要多样化，尽量少食用动物油，应食用多种植物油

二、简答题

1. 幼儿园常用的膳食调查方法有哪些？

2. 幼儿一日安排三餐两点，合理的热能分布占比是多少？

3. 平衡膳食宝塔共分几层？每层分别指什么？

致幼儿

亲爱的小朋友，我想对你说：

幼师宣言

所有的儿童教育都必须遵循帮助儿童身心发展的原则。

——蒙台梭利

专题五

幼儿安全与意外伤害救护

“幼儿安全无小事”，幼儿安全居于幼儿园工作首位，是其他一切工作的基础。从幼儿园园长、保教人员到家长都小心翼翼地呵护着孩子，但是近年来幼儿意外伤害事故仍时有发生。

为什么会发生幼儿意外伤害事故？如何预防意外伤害事故的发生呢？如果发生意外事故，如何第一时间做出判断并合理处置，将意外事故造成的伤害降到最低？这些问题必须引起保教工作者的关注和重视。为此，本专题分为“幼儿安全教育与防护”和“幼儿常见意外伤害及其处理”两个任务。

学习导航

幼儿安全与意外伤害救护

- 幼儿安全教育与防护
  - 幼儿园意外伤害发生的原因
  - 幼儿园安全管理
- 幼儿常见意外伤害及其处理
  - 常见意外伤害及其处理
  - 常用急救技术

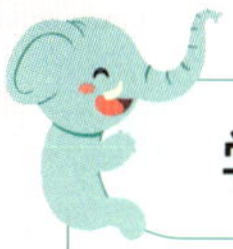

学习初体验

学习初体验：走访或通过互联网查找有关幼儿安全方面的资料。

学习交流：交流课前收集的资料，思考并分析目前幼儿安全问题所在。

学习任务 5.1 幼儿安全教育与防护

学习任务单

学习目标	1. 了解幼儿意外伤害的常见原因。 2. 掌握幼儿园安全教育的内容。 3. 了解幼儿园安全工作的方法。 4. 强化责任，具备敬业精神和安全防护意识。	
学习时数	4 课时	
学习方法建议	课前预习：课前通过走访，了解有关托幼机构安全教育内容和安全预防措施，同时了解幼儿意外伤害发生的现状。 课上学习：采用情境问题讨论、幼儿园场景再现、视频分析等多种方法进行学习；并结合搜集、查找到的有关幼儿安全教育、安全措施的材料，引发学习和思考，提高安全教育意识。 课后练习：巩固复习，尝试运用所学知识对幼儿开展安全教育，为幼儿园安全管理献计献策，使理论与实践相结合。	
学习运用	运用所学知识和案例分析的经验，解决幼儿园安全方面的实际问题，并利用去幼儿园见习、实习的机会开展幼儿安全教育工作。	
学习收获		同学填
学习反思		同学填

学习情境描述

王倩在幼儿园工作已有一段时间，对幼儿园的工作越来越熟悉，可是也有问题让她感到棘手。往往一不留神，班里就会发生一些小意外，好在事故不大，但是也让人烦恼。发生事故的原因何在？是每次活动前的安全检查没到位，还是一次次地强调、讲解安全要求被孩子们当作“耳旁风”？幼儿安全教育应如何着手，才能使幼儿树立安全意识，提升自我保护能力呢？

情境问题

意外伤害是危害儿童生命的一大“隐形杀手”。因意外伤害死亡的儿童数量，占我国 0 ~ 14 岁儿童死亡总数的 26.1%，而且这个数字还在增加。国际疾病分类（ICD-10）已将意外伤害单独列为一类。让儿童远离意外伤害刻不容缓！

了解意外伤害产生的原因是预防和减少事故发生的关键，让我们一起来探寻幼儿园发生意外伤害的原因吧。

想一想

为什么意外伤害中儿童的占比居高不下？这与其自身的身心特点有关吗？

学习驿站

一、幼儿园意外伤害发生的原因

幼儿园意外伤害，是指入园幼儿在幼儿园期间和进行离园集体活动而处于幼儿园管理范围内所发生的人身伤害。

造成幼儿园意外伤害的原因是多方面的，其范围、种类比较复杂，既有来自幼儿自身的因素，也与教职工的保育、教育以及幼儿园管理等因素密切相关。

（一）由幼儿特殊的身心发展特点而引起

1. 运动机能不完善

幼儿运动系统发育不成熟，运动机能不完善，走路或跑步不稳，经常出现摔伤、擦伤等情况。

2. 对危险缺乏正确判断和应对

幼儿生活知识和经验欠缺，对周围环境的危险缺乏正确理解和判断，在活动中重过程轻结果，安全防范意识不强。一旦发生意外，无法正确、理智地应对。

3. 天性好动、易冲动

幼儿天性好动，好奇心强，好探索，对周围的事物有浓厚的兴趣，有时还会情绪激动和冲动，但是自我保护能力弱，很容易遭受意外伤害。

（二）保教人员缺乏责任心

集体教育环境中幼儿人数多，保教人员少，如果保教人员缺乏安全意识、安全知识和责任心，容易引发幼儿意外事故。

学习笔记

（三）幼儿园管理不善

幼儿园在管理上有漏洞，没有制定合理的安全制度。有的幼儿园虽有较完备的规章制度，但是，制度执行不严格，造成不良甚至严重的后果。

核心概念

◆幼儿园意外伤害，是指入园幼儿在幼儿园期间和进行离园集体活动而处于幼儿园管理范围内所发生的人身伤害。

情境问题

在预防意外伤害发生方面，幼儿园应采取哪些措施加强安全管理呢？

学习笔记

二、幼儿园安全管理

2006年6月30日，教育部、公安部、司法部等部门联合发布了《中小学幼儿园安全管理办法》，对园内的安全制度、日常安全管理和安全教育作了相关规定，因此，幼儿园应采取有力措施，加强安全管理。

（一）提高保教人员安全意识

加强对幼儿园全体工作人员的职业道德教育。幼儿园工作人员要端正工作态度，把确保安全作为教育事业发展和幼儿成长的底线要求。

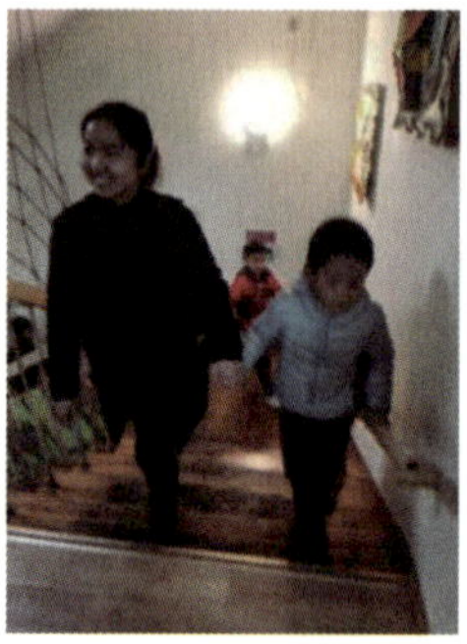

图 5-1　组织上楼梯

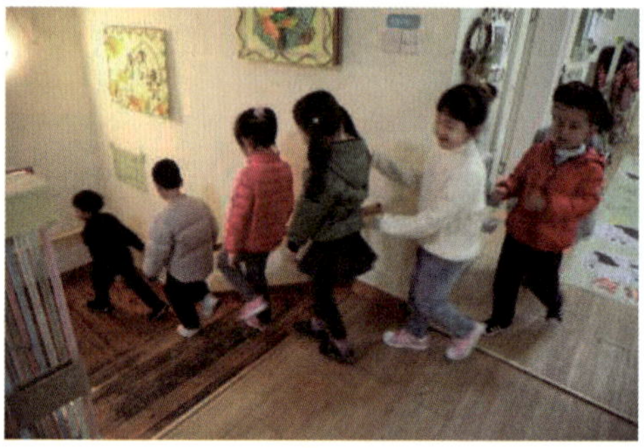

图 5-2　安全有序下楼梯

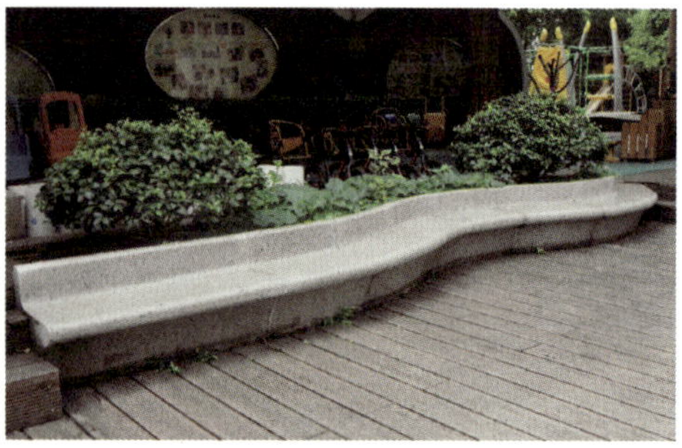

图 5-3　户外环境安全

（二）落实日常安全工作规范

1. 环境设施要安全

幼儿活动场地是幼儿游戏、运动的主要场所。场地环境和设施要安全，场地要经常打扫，要检查并清除不安全因素，如打扫活动场地，除去碎石、瓦砾、碎玻璃等，保持场地清洁及平坦。运动器械安置要稳固，运动器械防撞区域的地面防护不容忽视。

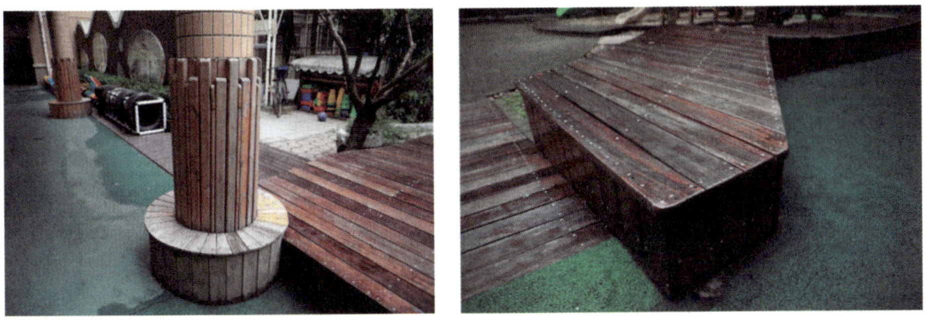

图 5-4 户外设施安全

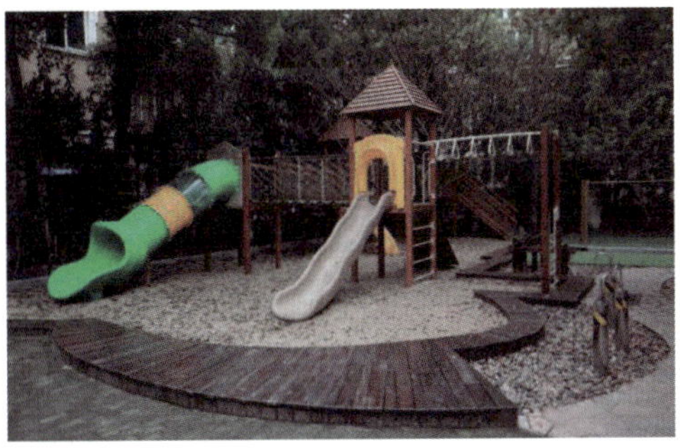

图 5-5 活动设施安全

幼儿园楼梯、窗户都要有栏杆。幼儿园家具、玩具要牢固，没有尖角和裂缝，以免引起幼儿外伤。玩具的大小与轻重应适合幼儿，过小的玩具易造成异物入体，而过重的玩具则易造成砸伤，带子弹的玩具极易造成身体伤害，均不要选购。不宜选用可以口吹的玩具。不要让幼儿玩塑料袋，以免无意中套在头上，口、鼻被紧裹，发生意外。

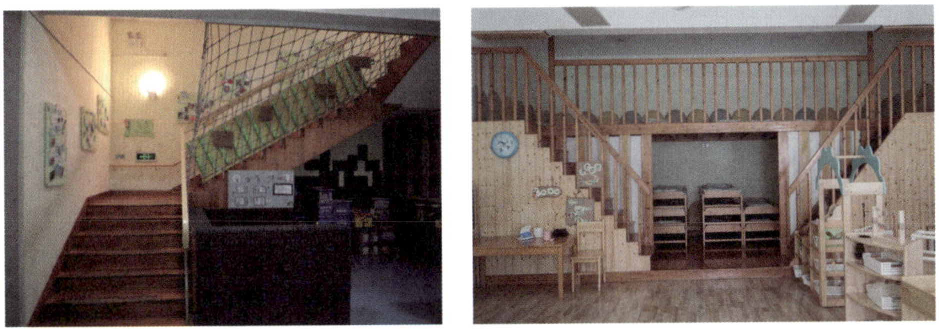

图 5-6 室内设施安全

学习笔记

幼儿园门上不宜安装弹簧，电灯开关要安全，电源插座应安装在幼儿接触不到的地方。热水瓶应放置在幼儿拿不到的地方，以免造成烫伤。打火机、刀、剪等危险物品应妥善存放，避免幼儿直接接触。

2. 专人负责安全检查

托幼园所要设专人定期、不定期地检查园内的房屋、场地、用具、玩具、生活用品、器械等，发现问题及时维修，防患于未然。

保教人员如发现安全隐患，要及时报修。没有维修的，要搬离场地或者设置警示牌。游戏时，保教人员要确保幼儿在自己的视线内，并做好保护工作。

3. 妥善保管药品、有毒物品

幼儿园要建立严格的药品、有毒物品的管理制度。

放置药品的位置要固定，放在幼儿拿不到的地方，并贴上标签，内服药、外用药应分开放置，药品用后放回原处。

学习笔记

保健人员给幼儿服药要仔细核准幼儿所服药物是否对症，核对姓名、药名、用量、服药时间和次数，应按时、准确地给幼儿喂药，并做好记录，防止重复用药。

幼儿园使用的消毒药品、杀虫剂等物品应由专人保管，平时应上锁保存，使用时应有记录，用完的瓶罐应统一回收，不可随便丢弃。

4. 健全幼儿接送制度

（1）认真落实门卫值守制度

幼儿园的大门应只在接送时间对外开放，其余时间一律关紧，防止幼儿溜出园外。非接送时间来园的家长和其他公务人员，均需进行登记，严防无关人员和危险物品进入校园。

（2）严格执行幼儿接送制度

幼儿的接送者一般应是幼儿的父母、祖父母、外祖父母或固定的接送人，临时改变接送人，保教人员应与家长取得联系，得到确认后方可允许其接走幼儿。

（3）建立交接班制度

各班应建立严格的交接班制度，保教人员在工作时间不得擅自离开幼儿。在带领幼儿进行室外活动前和活动后均应清点人数，防止幼儿走失或擅自离开。

相关链接

幼儿园安全教育儿歌六首

户外游戏

户外游戏真有趣，安全事项心中记。
荡秋千时要小心，蹦蹦床上不能挤。
滑滑梯时要谦让，争当安全小榜样。

早操安全

小朋友，听信号，早操时间已来到。
顺着安全标志走，不推不挤不打闹。
排好队伍做早操，伸伸臂，弯弯腰。
踢踢腿，蹦蹦跳，天天锻炼身体好。

上下楼梯

小朋友们上楼梯，扶好扶手右侧走。
一级一级向前进，一二三四五六七。
七六五四三二一，小朋友们下楼梯。
不跑不跳不着急，眼看台阶慢慢走。
安全第一要牢记。

小剪刀

小剪刀，轻轻拿，当心它的大嘴巴。
用的时候才拿它，走路时候要放下。
好朋友，用剪刀，握住刀尖递给他。
别让嘴巴咬到人，安全使用别忘啦！

小插座

小插座，真奇怪，两只眼睛不会眨。
有电藏在眼睛里，小朋友，要记牢。
快快把手缩回去！

安全知识要知道

宝宝从小要记住，危险工具要注意。
不玩电，不玩火，不随便吞吃小玩具。
上下楼梯靠右走，不与他人相互挤。
不上窗台高处玩，不带尖角小东西。
间操户外活动时，规则要求要记牢。
不乱跑，不乱闹，安全知识要知道。

学以致用

分小组讨论幼儿安全教育的内容和常用方法

一、交通安全教育

1. 行走中的安全

（1）道路上，要走人行道；没有人行道的道路，要靠路边行走。

（2）穿越马路，要听从交通警察的指挥，遵守交通规则，红灯停，绿灯行，黄灯亮时等一等。

（3）集体外出时，要有秩序地列队行走，跟紧本班教师和保育员，不擅自离开班级队伍；结伴外出时，不要相互追逐、打闹、嬉戏；行走时要专心，不要东张西望或边走边做其他事情。

2. 坐车的安全

（1）坐公共汽车：排队上车，先下后上；在车里，不要将头或手伸出窗外，以免被别的车刮伤；没有座位时，要扶好身边的扶手；不得向车内外乱扔东西；不要在开动的车厢里乱跑，容易摔跤；不要在车里吃东西。

（2）坐出租车：打出租车时应在路边招手；下车时要从右边下车，注意后面的车辆和行人；下车前看看座椅上有没有东西，不要把东西忘在出租车上；如果下车后要穿过马路，应从出租车后面走。

（3）坐父母开的车：系好安全带，不要让父母分心影响开车；不要去开车门，乖乖地在后排坐好，有安全座椅应坐安全座椅；不要在车里玩带尖角的玩具，容易受伤。

3. 了解交通标志的意义

在幼儿园环境中设计交通标志，帮助幼儿认识和明确其意义。

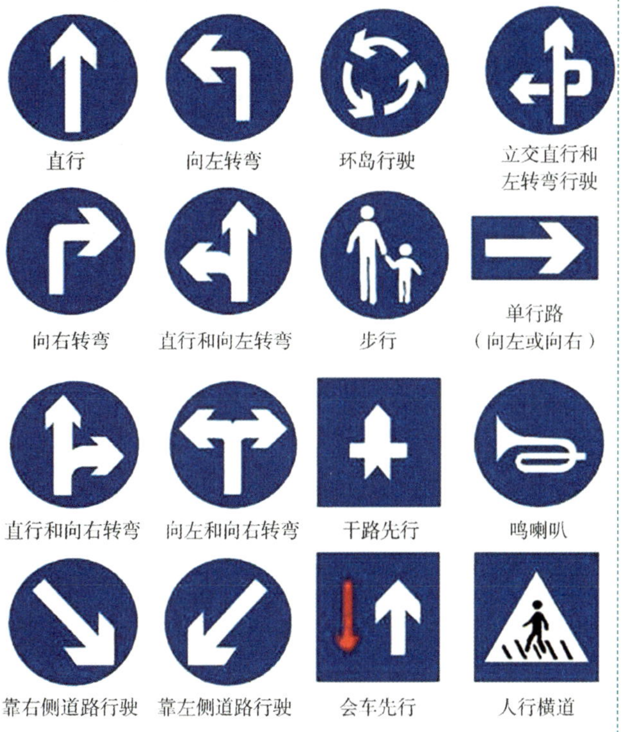

图 5-7　常用交通标志

二、消防安全常识教育

1. 消防安全常识教育

（1）告诉孩子不要玩火，打火机不是玩具，不能随便玩。

（2）教育孩子不要玩煤气、灶具开关等，这些都存在火灾隐患。

（3）教会孩子认识一些消防标志，让他们认识什么是安全出口、什么是疏散的方向等。

教给孩子怎样拨打“119”火警电话，怎样报火警。

（4）教会孩子在火灾发生时一定要保持镇定，以免在慌乱中做出错误的判断或采取错误的行动，受到不应有的伤害。

（5）教会孩子火灾发生时不能乘普通电梯逃生。

2. 指导幼儿安全逃生

在日常生活中，指导幼儿在发生火灾时如何安全逃生，并进行逃生演练。

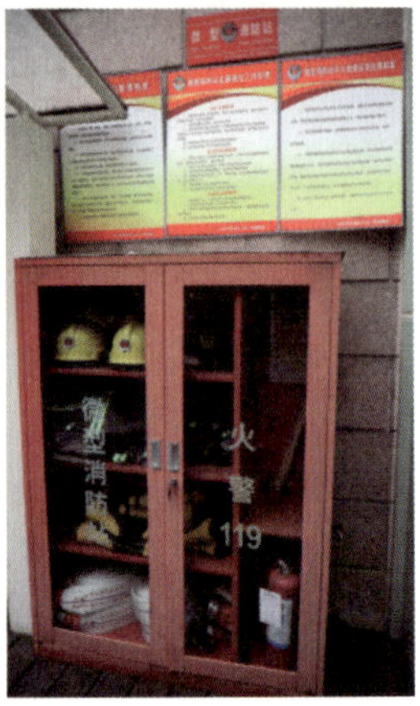

图 5-8　消防安全设施

（1）不要慌张，保持冷静。

（2）将毛巾用水打湿，拧至不滴水为宜，折叠后捂住口鼻，并尽可能蹲低身体。

（3）听从指挥，按照指示逃生。

（4）逃离时最好走安全通道和消防疏散通道。下楼梯时应抓住扶手，以免被人群撞倒。

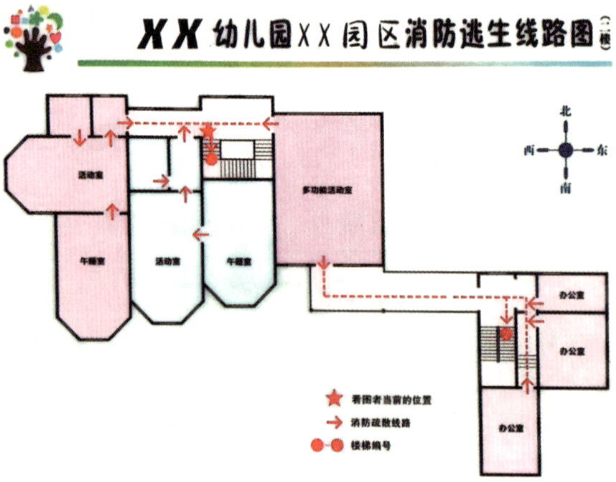

图 5-9　幼儿园逃生路线图

三、防电安全知识教育

（1）教育幼儿不玩电器开关、插头、插座等，不靠近电源。

（2）知道电的标志，见到高压电标志要远离。

（3）让幼儿知道雷电天气时不要看电视，并提醒成人拔插头。在室外遇雷雨时不要到大树下避雨，也不要在山坡上或空旷的高地上行走，以免发生被雷击的意外。

（4）不要爬到电线杆上玩耍，不要捡拾掉在地上的电线，也不要靠近电线，以防触电。

四、防水安全知识教育

（1）教育幼儿不要在离水较近的地方玩耍。

（2）游泳时要注意安全，如不能到水流湍急处游泳，也不要在饥饿、疲劳的情况下游泳。游泳前要做好充分的准备工作，以免在水中发生腿抽筋而无法游泳，造成溺水事故。

（3）遇到同伴溺水，要学会呼救。

> **考证指南**
> 幼儿安全教育内容是需要掌握的重点内容。

五、食品卫生安全教育

（1）不采食花、草、种子，以免误食有毒植物。

（2）不要捡拾地上的小物件，不能将小物件放入口、耳、鼻中。

（3）不随意打开或饮用不明饮料，以免误食有毒或强腐蚀性物体，如成人随意放置的消毒药水等。

（4）吃鱼时，要把鱼刺挑干净，以免鱼刺卡在喉咙里。进食时不嬉笑打闹，以免食物进入气管，等等。

学习效果检测

专题五学习任务 5.1 云测试

一、单项选择题

1. 幼儿由于缺乏知识和生活经验，对周围环境的危险缺乏认识，一旦发生意外，自我保护意识和能力较差，无法避免和应对。这说明意外伤害的产生源于（　　）。

A. 幼儿自身　　B. 环境　　C. 教职工　　D. 幼儿园管理

2.（　　）年，教育部、公安部、司法部等部门联合发布了《中小学幼儿园安全管理办法》。

A. 2005　　B. 2006　　C. 2010　　D. 2012

二、简答题

1. 什么是幼儿园意外伤害？

2. 幼儿园意外伤害发生的原因有哪些？

3. 幼儿园如何进行安全管理？

4. 幼儿园如何妥善保管药品？

三、实践题

1. 党的二十大报告提出，我们坚持人民至上、生命至上，最大限度保护了人民生命安全和身体健康。幼儿园保教人员尤其要关注幼儿的安全与健康。请联系幼儿园实际，制订一份安全管理计划。

2. 自选主题，设计幼儿安全教育活动计划。

3. 模拟演练：发生火灾时，如何指导幼儿安全逃生？

学习任务 5.2 幼儿常见意外伤害及其处理

学习任务单

学习目标	1. 了解幼儿园常见的意外事故。 2. 能对幼儿意外伤害做出准确的判断并进行合理处理。 3. 具有初步的急救知识和能力。 4. 能进行急救的准确操作。 5. 增强责任心，树立幼儿安全照护意识。	
学习时数	4 课时	
学习方法建议	课前预习：通过自学教材了解即将学习的内容，有初步印象，并标注出有疑问的地方。 课上学习：带着疑问听课，采用小组合作学习法、情境模拟法、操作法等进行学习，在老师的指导下，掌握相关知识和实践技能。 课后练习：在复习基础上完成“学习效果检测题”，并可在网上查找相关信息进行拓展，并模拟操作练习，真正掌握意外伤害的处理方法。	
学习运用	将所学知识迁移到幼儿园实习和日常生活中。	
学习收获		同学填
学习反思		同学填

学习情境描述

大班幼儿正在开展“你追我跑”的体育活动，孩子们玩得非常开心，体验着跑步活动中运动、竞赛和交往的乐趣。突然，佳佳摔倒在地上。因为今天她穿的是超短裙，刚才跑得又快，她的膝盖、腿部都磕破了，血流不止。当王倩扶起佳佳，看到伤口这么大，而且伤口上还沾了很多脏东西时，她有些不知所措。面对哇哇大哭的佳佳，王倩自己也想哭。隔壁班丁老师过来查看了佳佳的伤情后，立即对王倩说，佳佳摔伤了，伤口深，出血多，得赶紧送医务室处理。看着丁老师熟练地判断和从容地处理了这件事，王倩非常感激和佩服。

等事情处理完毕后，王倩意识到：书到用时方恨少，只有多一些对意外事故症状的了解，掌握事故发生后的处理方法，才能遇事冷静判断并从容应对。

你觉得王倩的想法对吗？

情境问题

幼儿常见的意外伤害有哪些？

想一想

幼儿小外伤经常发生，小外伤包括哪些呢？

学习驿站

学习笔记

一、常见意外伤害及其处理

（一）小外伤

1. 皮肤擦伤

幼儿在奔跑、跳跃、追逐时，很容易跌倒蹭破皮肤，造成皮肤擦伤，夏季更为常见。

蹭破皮肤后，应先观察幼儿伤口的深浅和污染程度。若伤口较浅，没有出血，只需将伤口处的泥沙清洗干净；若擦伤较重，有出血，应先用双氧水或生理盐水冲洗伤口，清除污物和沙土，再用碘酒对伤口由内向外消毒，然后使用酒精脱碘，处理后如不再出血，则不用包扎；若伤口较深且出血多，要先包扎止血，然后立即送医院进一步处理。

2. 跌伤

幼儿在奔跑、跳跃时不慎跌倒，很容易造成肢体，尤其是关节损伤。如跌倒后皮肤未破损，但伤处肿痛，颜色发青，可局部冷敷，用两块毛巾浸泡在冷水中交替使用，或用热水袋灌入 1/3～1/2 袋冷水，排出空气。要经常翻转，保证接触皮肤部位有凉感，达到冷敷的作用，使受伤部位血管收缩，减少出血，敷 1 小时左右即可。24 小时后如局部仍有红肿、疼痛，则改用热敷，以扩张血管，促进血液循环，促进康复。也可用中药外敷受伤部位，原则为活血化瘀。如局部疼痛严重，或有其他异常情况，应及时去医院诊治。

如果发现幼儿跌倒后，有一段时间意识丧失，几秒或十几秒后才有反应，应该注意观察有无呕吐、嗜睡等症状。遇到这种情况，应该立刻将幼儿平抱着送医院检查处理，观察数小时。幼儿因严重跌伤昏迷醒来后，保教人员在观察护理时应每隔一小时叫醒幼儿一次或遵从医嘱。

学习笔记

3. 刺伤

幼儿被周围尖锐或带刺的物品，如带刺的花草、木棍、竹棍等刺伤。竹刺、木刺扎入皮肤后，有时会有一部分露在皮肤外面，有刺痛感，应立即取出。

处理办法：先用清水或生理盐水清洗伤口，然后用消过毒的针或镊子顺着刺的方向把刺全部挑或拔出来，不应有残留，并挤出瘀血，随后再用酒精对伤口进行消毒。有的刺难以拔除，应送医院处理。

4. 割伤

幼儿在使用剪刀、小刀等文具或触摸纸边、草叶和打碎的玻璃器具、陶器时，都可能会划破皮肤。

处理办法：用干净的纱布按压伤口止血，止血后，在伤口周围用 75% 的酒精由里向外消毒，然后敷上消毒纱布，用绷带包扎。如果是被玻璃器皿扎伤，应先用清水清洗伤口，再用镊子清除碎玻璃片，消毒后进行包扎。

5. 挤伤

幼儿的手指可能会被门、抽屉挤伤，严重时，可出现指甲脱落现象。

处理办法：若无破损，可用水冲洗，进行冷敷，以便减轻疼痛；疼痛难忍时，可将受伤的手指高举过心脏，缓解痛苦；若指甲掀开或脱落，应立即去医院。

（二）扭伤和脱臼

1. 扭伤

扭伤多为关节处软组织受伤，患处疼痛，运动时疼痛加剧，可出现肿胀或青紫色瘀血。

处理方法：可对患处进行冷敷，使毛细血管收缩止血，同时还可以起到止痛的作用。一天后再改用热敷，以改善伤处的血液循环，减轻肿胀和疼痛。

2. 脱臼

在强大的外力作用下，幼儿的关节面容易失去正常对合关系，形成脱臼。通常以肩关节、肘关节脱位为常见，表现为功能丧失、局部疼痛。

处理方法：不要活动受伤的部位，迅速送往医院，让外科医生采用专业手法复位，教师切不可贸然试行复位。

（三）异物入体

1. 气管、支气管异物

幼儿口中含有花生米、瓜子、豆类、糖球、小瓶盖等小物品时哭闹、嬉笑、受到惊吓很容易使这些小物品呛入气管；重症或昏迷幼儿，由于吞咽反射减弱或消失，也会将呕吐物、食物等呛入气管，这些都需要急救处理。如处理不当

学习笔记

或处理不及时，可能造成窒息死亡。

异物进入气管后，引起呛咳，成人常会给幼儿拍背，这样很容易使异物进入气管的深处。合适的处理方法是，将幼儿倒置，头向下，拍击背部。或从身后将其抱住，双手握拳放在幼儿腹部正中顶端（即胸骨剑突下），然后突然向上用力，使一股气流猛然从气管中冲出，将异物排出。

2. 眼部异物

常见的眼部异物有沙子、尘土、小飞虫、植物飞絮等。眼部有异物时，切勿让幼儿用手揉眼，这样可能会使异物嵌入结膜或角膜导致损伤，更不易取出。

一般情况下，可将幼儿的眼睑翻出，用干净的手绢或消毒棉签轻轻擦去。嵌入角膜的异物，应及时去医院取出。

翻眼皮的方法：翻上眼皮时，让幼儿往下看，然后用拇指、食指捏住眼皮，食指轻压，拇指向上捻转；翻下眼皮时，用食指压住下眼皮，再向下扒开。

3. 外耳道异物

常见的外耳道异物有小石块、纽扣、豆类、草棍及小虫等。外耳道异物一般多有异物感，并引起幼儿耳鸣、耳痛。植物性异物遇水膨胀后，可引起外耳道炎；动物性异物在耳内爬动可引起剧烈疼痛，体积大的异物可引起听力障碍或反射性咳嗽。

活体昆虫进入外耳道，可在暗室中用亮光贴近耳部诱其爬出。如不成功，可向耳内滴入酒精或油类，把小虫杀死，再行取出。体积小的植物性异物，可用手将耳郭向后上方提起，告诉幼儿把头歪向异物一侧，单脚跳，促使异物掉出来。若无效，要及时就医。

4. 鼻腔异物

多因幼儿好奇，将异物塞入鼻腔而引起。时间久了，异物对鼻黏膜产生慢性刺激，会引起炎症，常有带血、有臭味的脓鼻涕流出。

异物如是纸片、棉花，可用镊子取出。如是小的异物，成人可用手紧按住无异物的鼻孔，指导幼儿用力做擤鼻涕的动作，把异物擤出；也可用棉花或纸捻刺激鼻黏膜，使幼儿打喷嚏，将异物喷出。若上述方法无效，应去医院取出。

5. 咽部异物

咽部异物以鱼刺、骨头渣较为多见，常嵌入扁桃体或其附近组织，引起疼痛，吞咽时疼痛加剧。在可能的情况下，可用镊子小心取出，切不可采用硬吞食物的方法，强使异物下咽，这样可能会把异物推向深处，一旦扎破大血管就很危险。对难以取出的异物，应及时去医院处理。

学习笔记

（四）鼻出血

鼻出血的原因很多，幼儿最常见的原因是用手抠鼻、发热或空气干燥，也可由某些疾病引起。

1. 处理方法

安抚幼儿情绪，使其安静坐下，然后压迫止血。具体做法：让幼儿头略前倾，张口呼吸，用手捏住鼻翼两侧，按压 5～10 分钟；前额、鼻部可用冷毛巾或包冰块冷敷，使局部血管收缩而止血。出血较多时，可及时就医，请医生用 0.5% 麻黄碱或 1/1000 肾上腺素湿棉球填塞出血侧鼻孔，需要深达出血部位。止血后 2～3 小时内不做剧烈运动，以避免再次出血。

若幼儿经常发生鼻出血，应去医院做全面检查。

2. 预防措施

提醒幼儿不要在活动室内跑动或拿玩具摔、扔，以免碰撞鼻子，造成无意磕碰；勤剪指甲；掌握正确的擤鼻涕方法。

（五）急性中毒

对于急性中毒患儿，要特别注意根据其神志、呼吸和循环状态来判断中毒的轻重，对重症患儿，要边检查边抢救；对轻症患儿，要随时注意病情变化。

1. 误服毒物

幼儿因缺乏生活经验，常将药片当作糖丸吞服。随着活动范围的扩大，幼儿接触毒物的机会增多，除植物中毒、药物中毒外，农药中毒和化学品中毒事件也时有发生。

（1）症状

患儿会出现皮肤潮红、恶心、呕吐、食欲差、血压下降、昏迷、抽搐、呼吸及循环衰竭等症状。

（2）处理方法

催吐是排出胃内毒物的简便而有效的方法。让幼儿喝大量清水，用羽毛、手指等刺激幼儿的咽部，引起呕吐。反复 2～3 次，以达到排出胃内毒物的目的。如果是强酸或强碱中毒，不能洗胃，可让幼儿服用牛奶、豆浆、生蛋清、食醋、橘汁等。因为牛奶、豆浆、生蛋清等内服后，可起到保护胃黏膜、延缓吸收的作用。

（3）预防措施

①培养幼儿良好的饮食习惯和卫生习惯。教育幼儿吃东西前要洗手，反复耐心地告诉幼儿什么东西能吃，什么东西不能吃、不能摸，使幼儿形成条件反射，不随便乱摸、乱吃东西。

②妥善保管幼儿园的各种杀虫剂、灭鼠药以及各种药品。杀虫剂、灭鼠药应放在幼儿接触不到的地方，不要随便扔到一个角落；药品应有专盒或专柜放置，必要时加锁。

2. 煤气中毒

煤气中毒实际上是一氧化碳中毒。在使用柴炉、煤炉时通风不良，或阀门关闭不严导致煤气外泄，常会引起煤气中毒。

（1）症状

一氧化碳是窒息性的有毒气体。它被人体吸入并通过肺泡进入血液后，会使血红蛋白失去运输氧气的功能，造成血液缺氧和组织缺氧，引起窒息。

轻度中毒者：症状一般为头痛、头晕、乏力、恶心、呕吐等。迅速打开门窗，移至空气新鲜处，上述症状可很快消失。

中度中毒者：除轻度中毒症状外，还有神志不清、肌肉无力、皮肤黏膜呈樱桃红色等症状。经抢救后可恢复健康。

重度中毒者：除有中度中毒症状外，还会出现意识丧失、惊厥、血压和体温下降、呼吸不规则、循环衰竭，甚至窒息死亡等症状。经抢救后可留下严重的后遗症。

（2）处理方法

立即开窗通风，把幼儿抬离中毒现场，移至通风处，松开衣襟，使幼儿呼吸到新鲜空气，并注意保暖。对重度中毒的幼儿，在为其做人工呼吸的同时，需及时拨打急救电话。

（3）预防措施

①帮助幼儿树立安全意识，教育幼儿不要自行拧开燃气灶的开关，冬季采用取暖设备时如有不舒服的症状要及时告诉成人。

②避免长时间在室内生炉子，用煤炉要有烟囱。如非使用不可，要特别注意通风。

（六）动物咬伤

1. 毒虫咬伤

（1）蚊子叮伤

夏秋季节多见。被蚊虫咬伤时要阻止婴幼儿搔抓，并将蚊不叮、防蚊花露水、乙醇、清凉油等涂于患处。

（2）黄蜂和黄刺蛾幼虫（洋辣子）蜇伤

被黄蜂和洋辣子蜇伤时，伤口处疼痛红肿。可先用橡皮膏把插入皮肤内的刺粘出来，然后用肥皂水清洗伤处。若被黄蜂蜇伤，因黄蜂的毒液呈碱性，可将食醋涂于伤处。

学习笔记

（3）蜈蚣咬伤

伤口是一对小孔，毒液注入伤口，局部红肿、疼痛、发麻。蜈蚣的毒液呈酸性，被咬伤后立即用肥皂水、氨水或小苏打水等碱性溶液冲洗伤口并进行冷敷，然后送医院处理。

2. 宠物咬伤

喜欢小动物是孩子的天性，但看似可爱的小动物却成为威胁儿童健康的"隐形杀手"，未接受过动物检疫的宠物，对人体健康存在极大威胁，被这些宠物咬伤、抓伤后，极易感染狂犬病病毒，威胁生命安全。

（1）处理方法

凡是被狗、猫咬伤，千万不要急着到医院，而应该立即、就地、彻底清洗伤口。

冲洗伤口一是要快。因为时间一长，病毒就进入人体组织，侵犯中枢神经，置人于死地。二是要彻底。要用力挤压伤口周围的软组织，而且冲洗的水量要大、水流要急，最好是对着自来水龙头用急水冲洗。三是伤口不可包扎。除个别伤口大、有伤需要止血外，一般不涂任何药物，也不需要包扎，因为狂犬病病毒是厌氧的，在缺乏氧气的情况下，会大量生长。

正确处理伤口后，应尽快把幼儿送医院。及时注射狂犬病疫苗，能行之有效地预防发病。应本着"早注射比迟注射好，迟注射比不注射好"的原则使用狂犬病疫苗。

（2）预防措施

①不要让幼儿单独与宠物相处，用皮带拴住宠物，随时控制它们。

②教导幼儿不要去碰不是自己宠物的那些动物。即使得到主人的允许，动物也不愿让陌生人摸它们。让幼儿懂得动物不是玩具，在宠物吃饭、睡觉时不要打扰它们。

③家养狗要定期注射疫苗，教育幼儿远离流浪狗。

④孩子 6 岁以前不宜养宠物，在孩子 6 岁后能友好地对待动物时再养宠物。

（七）烧（烫）伤

烧（烫）伤主要由火焰、沸水、热油、电流、化学物质（如强酸、强碱）等引起。因幼儿皮肤薄嫩，这些东西对幼儿造成的损伤比对成人造成的损伤更严重。

1. 烧（烫）伤的损伤程度

烧（烫）伤的严重程度，主要根据烧烫伤的部位、面积大小和烧烫伤的深浅度来判断，一般分为三度。

学习笔记

（1）Ⅰ度烧（烫）伤

只伤及表皮层，受伤的皮肤发红、肿痛，但无水疱出现。一般情况下，数日后可自愈，不留疤痕。

（2）Ⅱ度烧（烫）伤

伤及真皮层，局部红肿、发热，疼痛难忍，有明显水疱。浅Ⅱ度烧（烫）伤一般两周左右能自愈，可能不留疤痕。深Ⅱ度烧（烫）伤需要更长时间恢复，一般会留疤痕。

（3）Ⅲ度烧（烫）伤

全层皮肤或皮下组织、肌肉甚至骨骼都被烧伤，局部皮肤呈黄灰色，干燥，甚至形成焦痂。2～3 周后，焦痂下有液体渗出，易感染，愈合极慢，愈合后会留下疤痕。

2. 处理方法

迅速脱离危险环境，保护创面，及时冷疗。冷疗能防止热力继续作用于创面使损伤加深，并可减轻疼痛，减少渗出和水肿，越早效果越好，一般适用于中小面积烫伤，特别是四肢烫伤。

幼儿烧（烫）伤时，可按照“冲、脱、泡、盖、送”5 个步骤进行现场初步处理。

冲：用流动清水等充分淋洗烫伤处，以快速降低皮肤表面热度。一般冲洗 15～20 分钟，直至疼痛感明显缓解。

脱：小心脱去创面外的衣物，必要时可用剪刀剪开。衣物紧贴创面时，应暂时保留，切忌强行剥离而损伤创面。注意不要弄破水疱。因为水疱表皮在烧伤早期有保护创面的作用，能够减轻疼痛感。

泡：将创面继续浸泡于冷水中 30 分钟，以进一步降低热度和减轻疼痛感。但烫伤面积较大时，不应浸泡过久，以免延误治疗时机。

盖：用干净敷料或棉质布类覆盖创面，保护创面不再被污染或损伤。避免用有色药物涂抹创面，以免影响对烧伤深度的判断。切忌涂抹酱油、牙膏等，避免刺激创面、加重伤情或增加感染概率等。

送：应将患儿尽快送至医院，接受进一步检查和治疗。在转运时，应注意保护创面，勿使创面受压。Ⅰ度烫伤只需保持创面清洁，不需特殊处理，能自行消退。

注意：以上处理方法主要是针对烧伤面积不大的烧（烫）伤者。对于严重烧（烫）伤患者应立即送专科医院治疗，有条件的话，应在附近医院、诊所先进行静脉补液再进行转送，如果伤者意识清醒，感到口渴，可给适量冷开水或稀盐水，但如果伤者发生呕吐现象，应立即停止进食进水。

学习笔记

（八）中暑

夏天天气过于炎热，或日光暴晒婴幼儿头部过久，可致中暑，出现头晕、乏力、耳鸣、眼花、口渴，甚至昏迷的症状。

处理方法：家长或保教人员应迅速将中暑者移至阴凉通风处，解开患者衣扣，用凉毛巾冷敷其头部，用电扇或扇子扇风，助其散热。同时，给中暑者口服解暑药物或清凉饮料等。

（九）冻伤

冬季高发。幼儿冻伤多为轻度，常见于手、足、耳郭等部位，局部红肿，遇热发痒。可将冻伤药膏涂于患处，并要注意保暖，经常对容易冻伤部位进行揉搓、按摩，改善局部血液循环，促进伤处愈合。

重度冻伤，局部皮肤呈紫黑色，肿胀，有水疱。处理时应注意保暖，不要弄破水疱，不能用热水烫，也不能用火烤，应及时送医院处理。

（十）惊厥

惊厥是小儿时期常见的一种急症，以临床出现昏迷为主要特征，任何季节均可发生。引起惊厥的原因主要有高热（39℃以上）、代谢性原因（如低血钙、低血糖、维生素 B_1 缺乏症或维生素 B_6 缺乏症、低钠血症、低镁血症等）。急性传染病和癫痫也可引起惊厥。

1. 症状

突然失去知觉，头向后仰，眼球凝视，口唇青紫，呼吸微弱，四肢及面部抽搐，持续时间短者瞬息即止，长者数分钟至几十分钟不等。

2. 处理方法

家长和保教人员应保持镇定，尽快将患儿去枕平卧，头偏向一侧或取侧卧位，防止窒息及误吸；及时清除口腔、鼻腔中的分泌物，保持呼吸道通畅。在惊厥发作时，切忌给患儿灌退热药，否则会有发生吸入性肺炎的危险；也禁止一切不必要的刺激，如推、拉、揉、大声呼叫患儿等行为，保持安静，不要强行置压舌板于齿间，做好安全保护，防止碰伤、摔伤。一般情况下，经过数秒钟或1～3分钟惊厥可自行缓解，不会危及生命。如果惊厥发作时间超过5分钟或发作结束后患儿仍意识不清，请及时带患儿到医院进一步检查诊治。

（十一）晕厥

天气闷热、饥饿、疼痛、站立过久、精神紧张等，均可使大脑短时间内出现供血不足，引起晕厥。晕厥发生前，患儿多有短时间的头晕、恶心、心慌、出汗、四肢无力、眼前发黑等症状，然后摔倒在地。

处理方法：让患儿平卧，头部略低，脚略高于头，松开衣领、腰带，经短时间休息即可恢复。患儿清醒后，可适当补充热饮。

学习笔记

（十二）溺水

溺水是幼儿常见的意外事故，夏秋季节更为多见。儿童在河里游泳、河边玩水，或因失足落井、栽入大水缸，雨天掉入沟坑以及冬季在薄冰上落水或坠入冰洞等都会造成溺水。

1. 症状

当幼儿坠入水中身体被淹没时，口腔和鼻腔为水所充满，氧气不能进入；同时，因冷水或吸入水的刺激而引起反射性咽喉痉挛，易发生窒息。更因幼儿不断挣扎，使窒息愈加严重，发生缺氧和昏迷。如水继续被吸入肺内，幼儿可能会因缺氧而死亡。

2. 处理方法

①积极抢救，使溺水者脱水上岸。救护人员若不会游泳，可将竹竿、木板、绳索等抛给落水者，再拖其上岸。会游泳的救护人员可从溺水者后面进行救护，采取仰泳姿势，将幼儿头部托出水面救其上岸。

②观察情况，选择急救措施。如果溺水者是清醒的，只是有咳嗽和呼吸困难的症状，施救者只要给以安慰和鼓励，等待医护人员到达即可。如果溺水者神志不清，但是仍然有脉搏和呼吸，施救者要先检查溺水者口鼻，如有泥沙污物等堵塞，应及时予以清除，然后使溺水者呈侧卧位，保持气道开放，并密切观察其呼吸和脉搏状况，直到救护车到达。如果溺水者救上来后已经没有动作反应，施救者应一边轻拍溺水者的肩膀，一边大声地喊叫。如果溺水者已丧失意识，施救者应该要求周围的人马上帮助拨打急救电话 120。施救者立刻观察溺水者还有没有呼吸，观察时先清理溺水者口鼻异物，然后压额抬颏，打开气道，同时观察溺水者的胸腹部有没有上下起伏的动作，观察时间是 5 到 10 秒钟。如果溺水者没有呼吸，也没有脉搏，应立刻实施心肺复苏术进行急救。

3. 预防措施

①教幼儿游泳和游泳的规则，让幼儿知道自然水域游泳安全知识。

②告诉幼儿不要在没有成人看管的情况下单独游泳。学会用脚试探水的深浅，不要在水里吃东西，以免噎呛。

③冬季避免在安全冰场以外的冰上步行、滑冰或在薄冰上骑车，以防掉入冰窟窿。

④幼儿在水边的时候，教师要时刻严密监护。

（十三）触电

幼儿可因玩弄家用电器、电线插头等导致室内触电。此外，雷雨时，在大树或高大建筑物下避雨，也可被雷电击中。

学习笔记

1. 症状

触电后可出现深度灼伤，呈焦黄色，严重者创面极深，骨骼、肌肉炭化，数日后坏死、感染、出血。尤其是动脉出血后不易止血，可能危及生命。轻者有短时间意识丧失，醒后有头痛、恶心、呕吐、心悸和肌肉疼痛等症状。重者可发生昏迷、休克以致死亡。

2. 处理方法

（1）脱离电源

以最快的速度、适当的方法，使幼儿脱离电源，如关闭电闸，用干燥的木棍、竹片等不导电物体拨开电线。在患儿脱离电源前，避免直接拖拉，防止施救者触电。

（2）现场急救

对心跳、呼吸微弱或已停止的幼儿，应立即施行口对口人工呼吸及胸外心脏按压术，不可中断，直到送进医院。注意保护烧伤创面，用干净纱布、被单等覆盖创面，待医生做进一步处理。

3. 预防措施

①及时检修，排除隐患。室内电源插座应安装在幼儿摸不到的地方或使用保护装置。

②告诉幼儿千万不要用湿手开灯、关灯或接触其他电源开关，不能用手指、小刀和硬币去捅多用插座，那样容易导致触电。

③教育幼儿雷雨天气不要待在树下、电线杆旁避雨，以免被雷击或触电。

④教育幼儿在室外玩耍时，不要爬电线杆，遇到落在地上或半垂的电线，一定要绕行，因为那可能是带着高压强电的电线。如果高压线落地，就会以断落处为中心形成电场，周围 10 米内都会使人触电。电压越大、离电线落地点越近，危险越大。

情境问题

当人体受到意外伤害导致心跳骤停时，你知道抢救的黄金时间吗？常用的急救技术有哪些呢？

二、常用急救技术

有些意外事故发生后，必须在现场争分夺秒地进行正确而有效的急救，以防发生可以避免的死亡。当出现心跳骤停时，一般人的最佳抢救时间为4～6分钟。如果在6分钟之内得不到抢救，常引起不可逆的脑损伤或脑死亡，患者随即进入生物学死亡阶段，生还希望极为渺茫。

常用急救术有口对口（鼻）人工呼吸和胸外心脏按压术。

（一）口对口（鼻）人工呼吸

常用的简便且行之有效的人工呼吸法是口对口（鼻）吹气法，操作要领如下。

1. 畅通呼吸道

患儿取仰卧位（即胸腹朝天），头部尽量后仰，舌根抬起，保持呼吸道通畅。

2. 进行吹气

①对1岁以下患儿：救护者先深吸一口气，将嘴覆盖患儿鼻和嘴。吹完一口气，轻压其胸部，助患儿呼气，这样有节奏地进行，2～3秒做一次（一吹一压算一次）。婴儿肺部娇嫩，胸壁较薄，吹气时不可太用力。见到胸廓隆起，就把嘴松开。

②对1岁以上患儿：救护者深吸一口气，紧捏患儿鼻孔，对着患儿的口（两嘴要对紧，不要漏气）将气吹入，吹完一口气，嘴离开，将捏住的鼻孔放开，轻压其胸部，以助患儿呼气。3～4秒做一次，直至患儿自主呼吸恢复为止。若患儿牙关紧闭，也可对着鼻孔吹气，方法和口对口吹气法相同。

若吹气后不见患儿胸部隆起，可能是呼吸道仍不通畅，或自己的动作不合理，应及时予以调整。

（二）胸外心脏按压术

胸外心脏按压术是采用人工方法帮助心脏跳动，维持血液循环，最后使患儿恢复心跳的一种急救技术。具体操作步骤如下。

1. 对1岁以下患儿

用一只手托住患儿背部，用另一只手的两个手指按压胸骨下部的位置，压下的深度约为4厘米，救护者手放松时，心脏舒张，静脉血回流入心脏，每分钟按压100～120次。如此不断进行，直至患儿自主呼吸恢复。

2. 对1岁以上患儿

置患儿于平卧位，躺在硬板床或平坦的地上，去枕，解开衣扣，松解腰带。救护者把右手掌放在患儿两乳头连线中点偏下方，用掌根部按压，压下的深度约为5厘米，每分钟至少按压100次，直至患儿自主呼吸恢复。

抢救工作最好能由两个人进行，这样可以同时进行人工呼吸和胸外心脏按压。单人复苏时，心脏按压和人工呼吸的比例为30∶2；如果两个人配合施救，心脏按压和人工呼吸的比例为15∶2。如此交替进行，直至患儿心跳、呼吸恢复。

为了避免吹气和按压相互干扰，吹气时，按压动作暂停。

学习笔记

考证指南

幼儿意外事故的种类及其处理、预防是需要掌握的重点内容。

核心概念

◆ 胸外心脏按压术是采用人工方法帮助心脏跳动，维持血液循环，最后使患儿恢复心跳的一种急救技术。

◆ 惊厥是小儿时期常见的一种急重病症，以临床出现昏迷为主要特征，任何季节均可发生。

相关链接

现场如何判断出血类型

出血是创伤的常见现象，出血过多可引起患者休克，威胁患者生命。

根据损伤血管的不同，出血可分为动脉出血、静脉出血、毛细血管出血三种。

1. 动脉出血

因动脉血管损伤引起。表现为出血呈喷射状、血色鲜红、出血量大，一般可找到出血点。

2. 静脉出血

因静脉血管损伤引起。表现为血液流出缓慢、血色暗红、出血量相对较少，可找到出血部位。

3. 毛细血管出血

因较小的血管损伤引起。表现为血液从伤口（或创面）渗出，血色鲜红，常找不到出血点。出血常可自行凝固成血痂。

根据出血部位不同，出血可分为外出血、内出血、皮下出血三种。

（1）外出血

可见血液从伤口中流出。一般外伤所致的出血都属于外出血。医护人员在抢救外伤患者时，需要及时止住的出血大多为外出血。

（2）内出血

出血的血液存于腹腔或组织内，一般不能直接观察到。通过患者的临床表现及各种检查手段，才能确定出血部位。若部分创伤患者有出血性休克的表现，应高度警惕是否有内出血。

（3）皮下出血

皮下组织出血。出血以皮肤出现青紫斑、局部组织肿胀、皮肤局部出现张力性水疱为特点。皮肤表面完整，无破损。患者在受伤过程中，组织出现挫伤，可引起皮下出血，一般无须特殊处理。

（作者：张光武）

学以致用

利用简易急救包，同学间开展模拟练习，学习常用止血方法

止血的方法很多，各有优缺点。要灵活运用，做到既能有效止血，又能防止并发症发生，为到医院后的进一步治疗创造条件。

一、加压包扎止血法

绝大多数出血可用加压包扎止血法止住。

操作时先用消毒纱布垫或将干净的毛巾、布块、帽子等折叠成比伤口略大的垫子，放在伤口上，然后用三角巾、绷带或能找到的替代品加压包扎。包扎的压力应适宜，以既能止血又不影响远端血运为宜（远端能摸到动脉搏动且出血颜色正常）。

本法适用于小动脉、静脉及毛细血管出血，伤口内有碎骨时不能用此法。包扎时严禁将所谓止血中草药、泥土或其他粉末撒在伤口上，以免加重伤口污染，给以后的清创处理造成困难。

二、指压止血法

用于急救现场较急剧的动脉出血，而手头又一时缺乏包扎材料或止血带时。

操作时将手指放在伤口上方的动脉压迫点上，然后用力将动脉血管压在骨骼上，通过中断血流达到

止血的目的。该方法迅速有效，缺点为不宜持久，在止住出血后，需立即换用其他止血方法。

①脸下部及口腔一侧出血：可通过按压颞动脉或颌外动脉达到止血的目的。按压颞动脉时可用拇指与食指在耳屏前稍上方对下颌关节处用力按压；按压颌外动脉时用拇指或食指在下颌角前约半寸处，将颌外动脉压在下颌骨上。

②大范围的头部、颈部和口咽部出血：可通过按压颈总动脉达到止血的目的。把拇指或其余四指放在伤侧的气管外侧与胸锁乳突肌前缘之间的沟内，摸到颈总动脉搏动后将其向颈后压迫止血。

注意：此法仅用于紧急止血，且不可两侧同时按压，以免导致心脏骤停。

③肩部、腋部及上肢出血：主要是压迫锁骨下动脉。操作时先用拇指在锁骨上凹处摸到动脉搏动，其余四指放在伤员颈后，用拇指向凹处下压，将动脉血管压向第一肋骨止血。

④上臂下端、前臂和手部出血：可压肱动脉止血。在肱二头肌触到动脉搏动后，将此动脉用力压在肱骨干上。

⑤下肢出血：在腹股沟中点稍下方，摸到动脉搏动后用力将其压向股骨。

三、止血带止血法

较大的上下肢动脉出血用其他止血方法无效时，可采用止血带止血法。止血带有橡皮制的和布制的两种，急救时可就地取材，用宽皮条、三角巾或毛巾等代替。

因使用止血带易造成身体残疾，故必须按要求操作。必须要用止血带时，压力一定要合适，上肢不应超过 300mmHg，下肢不能超过 600mmHg，如为简易止血带不能测量压力时，只能以用止血带后伤口不出血、远端肢体动脉搏动刚摸不到为宜。

注意事项

①止血带不能直接缠在皮肤上，必须用毛巾、三角巾等做成平整的垫子垫上。

②止血带要缠在伤口的近心端靠近伤口处。

③为避免用止血带伤及神经，上肢应扎在上 1/3 处，下肢应扎在大腿中部。

④为防止远端肢体缺血坏死，在一般情况下，上止血带的时间不应超过 2 ～ 3 小时，每隔 40 ～ 50 分钟放松一次，以暂时恢复肢体远端的血运。

⑤上好止血带后应做好标记，注明时间。

⑥严禁用铁丝、电线、绳索等代替止血带。

用橡皮止血带时，用左手拇指、食指和中指持住止血带的一端，右手拉紧止血带缠绕肢体两周，然后将止血带末端放入左手食指与中指间，食指和中指将止血带夹住，并拉出固定；用布条或其他布质代用品时，先将布条松松缠绕肢体一周打结，然后在结下穿一根短木棍，拉紧木棍，沿一个方向旋转，使布条绕紧肢体，至伤口不再流血为止。

学习效果检测

专题五学习任务 5.2
云测试

一、单项选择题

1. 幼儿跌伤，如果皮肤未破损，但伤处肿痛，颜色发青，可局部冷敷，（　　）小时后如局部仍有红肿、疼痛，改用热敷。

A. 1　　B. 2　　C. 12　　D. 24

2. 幼儿因用力不当，造成脱臼，正确处理应当是马上（　　）。

A. 用手轻搓患肢　　B. 自己试行复位

C. 送医院，请医生复位　　D. 关节复位后仍需保护关节

3. 对煤气中毒处理不当的是（　　）。

A. 原地实施人工呼吸　　B. 中毒者必须抬离现场

C. 开窗通风，注意保暖　　D. 立即送医院急救或呼叫“120”

4. 小朋友不小心被黄蜂蜇伤，当你把刺拔出后，可用以下哪种液体中和毒液（　　）。

A. 肥皂水　　B. 氨水　　C. 碱水　　D. 食醋

5. 当发现有人触电时，救护人员错误的做法是（　　）。

A. 关闭电源　　B. 人工呼吸　　C. 直接拖拉　　D. 脱离电源

6. 室外如果高压线落地，就会以断落处为中心形成电场，周围（　　）米内都会使人触电。

A. 1　　B. 5　　C. 10　　D. 12

二、简答题

1. 幼儿发生气管异物后，应如何处理？

2. 幼儿烫伤后，应如何处理？

3. 幼儿被宠物狗咬伤后，应如何处理？平时应如何预防幼儿被狗咬伤？

三、实践题

开设幼儿健康安全小剧场，请各小组选择一种意外伤害，有针对性地开展该意外伤害的预防和处理。

致幼儿

亲爱的小朋友，我想对你说：

幼师宣言

做人，做中国人，做现代中国人。

——陈鹤琴

专题六

幼儿常见疾病预防与护理

幼儿免疫系统尚未发育成熟，抵抗力弱，稍有不慎就可能患病。任何一种疾病都会对孩子的生活乃至生长发育造成一定的影响。为减少疾病的发生率，幼儿园教师应该学会识别幼儿常见疾病，并及早发现疾病，初步具有预防幼儿常见疾病的能力，学会常用的护理技术，能够对特殊体质幼儿进行合理照护。幼儿常见疾病预防与护理这一专题主要包含幼儿常见传染病防护、幼儿常见病防护、常用的护理技术和特殊体质幼儿的照护四个学习任务。

学习导航

幼儿常见疾病预防与护理

- 幼儿常见传染病防护
  - 认识传染病
  - 幼儿常见传染病
- 幼儿常见病防护
  - 呼吸系统常见疾病
  - 消化系统常见疾病
  - 常见营养性疾病
  - 五官常见疾病
- 常用的护理技术
  - 测体温
  - 发热的护理
  - 口服给药
  - 耳内给药
  - 鼻腔给药
  - 眼部给药
  - 便秘的护理
  - 呕吐的护理
- 特殊体质幼儿的照护
  - 肥胖儿的照护
  - 体弱儿的照护

学习初体验

学习初体验：用电子体温计给自己测量体温。

学习交流：在身体不同部位（如腋下、口内、额）测量体温，数据一样吗？测量体温时应注意什么问题？

学习任务 6.1 幼儿常见传染病防护

学习任务单

学习目标	1. 能说出传染病的基本特征和预防措施。 2. 了解幼儿常见传染病的病因和主要症状。 3. 能够根据幼儿常见传染病的症状进行初步判别，并有针对性地进行预防与护理。 4. 学会细心观察幼儿的身体状况。 5. 增强保护幼儿的意识，提高卫生保育能力。	
学习时数	4 课时	
学习方法建议	课前预习：根据学习目标和“学习情境描述”里提出的问题，自主学习书本有关知识，并查找相关资料进行学习。同时向家长或幼儿园教师调查：幼儿容易得哪些常见传染病？应如何预防传染病？ 课上学习：带着问题上课，师生共同探讨常见传染病的病因、症状、护理、预防等问题。要求积极参与讨论和发言。 课后练习：课后及时复习，并在此基础上关书独立完成“学习效果检测题”，以巩固基础知识。在生活中学以致用，学会根据疾病的主要症状及时发现疾病。	
学习运用	在本任务中学习的知识可运用于幼儿园一日生活的全日健康观察和保健老师的日常保健工作中。	
学习收获		同学填
学习反思		同学填

学习情境描述

上午户外活动时，王倩发现班里的晨晨小朋友感冒了，出现了发热、咳嗽、流鼻涕的症状。王倩觉得感冒没什么，出点汗就好了，因此还是让晨晨和小朋友一起滑滑梯。晨晨玩得气喘吁吁，出了很多汗。可是到了下午，晨晨的感冒更严重了，而且口腔出现了黏膜斑。保健老师看了之后初步判断晨晨可能得了麻疹。你认为感冒症状会是哪些传染病的前驱症状？有感冒症状应该怎么办？

情境问题

前两天珍珍小朋友患了手足口病。你知道幼儿在幼儿园中容易患哪些传染病吗？怎么知道幼儿得了传染病？

想一想

什么是传染病？传染病与一般的疾病有什么区别？

学习驿站

学习笔记

一、认识传染病

我们生活的环境中有许多病原微生物（如细菌、病毒、寄生虫等）。能侵入机体并引起疾病的微生物叫病原体。病原体侵入人体后，能在人群之间、人与动物之间传播的疾病就叫传染病。

（一）传染病的基本特征

传染病有别于一般的常见病，有其独有的特征。

1. 有病原体

传染病由活的病原微生物引起。病原体具有活性，在适宜的条件下能够生长繁殖。每一种传染病都有特异性的病原体，如水痘的病原体是水痘病毒，细菌性痢疾的病原体是痢疾杆菌。

2. 有传染性

这是传染病与其他感染性疾病的主要区别。传染病具有传染性，意味着病原体可以通过某种途径感染他人。

3. 有流行病学特征

传染病的流行，需要传染源、传播途径和易感人群，有这三个基本环节才能够构成传染和流行。

4. 有免疫性

免疫功能正常的人在接触传染病病原体之后，能产生针对这种病原体或者针对这种病原体毒素的特异性免疫，也就是产生特异性的抗体。

（二）传染病的预防措施

传染病发生和流行的三个基本环节是：传染源、传播途径和易感人群。预防传染病，只要抓住传染病流行的三个环节就可以了。若能完全切断其中的一个环节，即可防止该传染病的发生和流行。

学习笔记

1. 管理传染源

传染源是指能排出病原体的人和动物，如传染病患者、病原体携带者和受感染的动物。早发现和早控制传染源是预防传染病非常关键的措施。对有传染病的患者要及时进行隔离和治疗，对携带者要进行隔离、治疗和教育，对接触者要进行检疫和预防，对感染的动物要进行处理，等等。为及早发现传染病患者，幼儿园必须严格执行健康检查制度，严格做好幼儿入园前的全面体格检查和幼儿园工作人员的体检工作，做好每天的晨、午、晚间检查和全日的健康检查工作，发现问题及时处理。

2. 切断传播途径

传染病的传播途径指病原体由传染源到达易感者体内所经过的途径，主要有空气飞沫传播、日常生活接触传播、饮食传播、虫媒传播、医源性传播、母婴传播等。如果想要传染病不发生或不发展下去，切断传播途径是非常重要的，切断传播途径主要是隔离和消毒。对患者或者疑似患者进行隔离，对其分泌物、排泄物、物品进行消毒处理。

3. 保护易感人群

主要措施是提高幼儿的人体免疫力，包括提高非特异性免疫力（又称先天性免疫，指人先天具有的正常的生理防御机能）和特异性免疫力（又称获得性免疫，是指人体后天获得的抵抗某种病原体的能力）。可以通过以下措施提高非特异性免疫力，如摄入合理的营养，进行适当的体育锻炼，养成良好的卫生习惯，制定和执行合理的生活制度等。

提高特异性免疫力的主要措施就是预防接种。预防接种是指利用人工制备的抗原或抗体通过适宜的途径注入人体，使人体获得对某种传染病的特异性免疫力。根据预防接种制剂的不同，预防接种又可以分为人工自动免疫和人工被动免疫。人工自动免疫是指人体接种自动免疫制剂（即抗原，属于疫苗类制品），使人体自动获得特异性免疫力的措施。人工被动免疫是指把被动制剂（即抗体，属于免疫血清类制品）注入人体，使人体获得特异性免疫力的措施。人工被动免疫既可用于预防，也可用于治疗。预防接种对传染病的预防、控制和消灭，起着非常关键的作用。

核心概念

- 传染病是指病原体侵入人体后，能在人群之间、人与动物之间传播的疾病。
- 人工自动免疫是指人体接种自动免疫制剂（即抗原，属于疫苗类制品），使人体自动获得特异性免疫力的措施。
- 人工被动免疫是指把被动制剂（即抗体，属于免疫血清类制品）注入人体，使人体获得特异性免疫力的措施。

学习笔记

情境问题

保教人员和家长都发现，幼儿容易患呼吸系统和消化系统的传染病。你知道为什么幼儿容易患呼吸系统和消化系统的传染病吗？

二、幼儿常见传染病

从发病率角度看，幼儿常见传染病主要有呼吸道传染病、消化道传染病等。

（一）幼儿常见呼吸道传染病

1. 病因与症状

（1）流行性感冒

①病因：流行性感冒简称流感，是由流感病毒引起的急性呼吸道传染病，传染性极强，传播迅速，易发生大范围的流行。主要经空气中的飞沫传播，也可通过直接接触传播。

②症状：潜伏期短，一般是1～3天。一般以发热、头痛、肌痛、畏寒、乏力起病，体温可达39℃～40℃。常有鼻塞、流涕、咽喉痛、干咳、眼结膜充血等症状，部分患儿出现呕吐、腹痛、腹泻等现象。三四天后体温逐渐趋于正常，全身症状好转。

（2）水痘

①病因：水痘是由水痘—带状疱疹病毒引起的小儿常见呼吸道传染病。水痘传染性强，主要通过呼吸道飞沫或直接接触传播。

②症状：该病潜伏期为12～21天，平均14天，出疹前有发热、头痛、全身乏力、恶心、呕吐、腹痛等症状。在发病24小时内出现皮疹，皮疹先发于头皮，呈向心性分布。最开始为粉红色小丘疹，1天后变成米粒大小的水疱。三四天后水疱干缩结痂。其中水疱期瘙痒明显。

（3）麻疹

①病因：麻疹是由麻疹病毒引起的小儿常见的急性呼吸道传染病。麻疹传染性强，主要通过空气飞沫传播，亦可通过受病毒污染的手、日用品和衣物等接触传播。

②症状：潜伏期大多为6～18天，平均为10天。前驱期有咳嗽、流涕、发

学习笔记

热等症状，并出现结膜炎和口腔麻疹黏膜斑（也称柯氏斑）。发热后三四天出皮疹，皮疹先见于耳后、发际、颈部，然后逐渐蔓延到躯干和四肢。出疹三四天后皮疹按出疹顺序开始消退，一般7～10天痊愈。

（4）流行性腮腺炎

①病因：腮腺炎是由腮腺炎病毒引起的急性呼吸道传染病，主要通过空气飞沫传播，少数通过接触传播；一般在冬春两季较多见。

②症状：起病较急，有发热、畏寒、头痛、咽痛、食欲不振等不适症状。患者首先感觉一侧腮腺肿大、疼痛，两三天后，另一侧腮腺也肿痛，肿块以耳垂为中心，边缘界限不清，手压时有弹性感和痛感。四五天后肿胀逐渐消退，全身症状随之减轻。

（5）猩红热

①病因：猩红热是由溶血性链球菌引起的急性呼吸道传染病，主要通过空气飞沫传播，也有部分通过接触传播。

②症状：潜伏期一般为2～4天；起病期，寒战发热，体温一般为38℃～39℃。咽痛，舌乳头红肿如杨梅，称杨梅舌。皮疹于发病后24小时迅速出现，最初见于耳后及颈部，随后遍布全身。皮疹为弥漫性猩红色针头大小丘疹，像寒冷时的鸡皮样疹。病后一周左右皮疹消退。

2. 呼吸道传染病的一般护理与预防

（1）护理要点

①发热期应卧床休息。

②多喝温水，提供易消化、富营养的流质或半流质食物。

③适当隔离，保持室内空气新鲜，阳光充足。

（2）预防措施

①管理传染源：主要做到早发现、早诊断、早隔离、早治疗。

②切断传播途径：呼吸道传染病基本上是通过空气飞沫传播的，部分还可通过接触传播。所以保持室内空气新鲜，养成良好的卫生习惯，进行常规性消毒，疾病流行季尽量不去人多的公共场所等措施很重要。

③保护易感人群：参加户外活动和体育锻炼，合理摄入营养，适当接种疫苗，进行人工自动免疫，根据情况进行人工被动免疫。

（二）幼儿常见消化道传染病

1. 病因与症状

（1）手足口病

①病因：手足口病是由肠道病毒引起的常见传染病，易感人群以婴幼儿为

学习笔记

主。既可以通过空气飞沫传播，也可以通过接触传播。以春夏季多见，冬季发病者较为少见。

②症状：一般潜伏期为3～5天，有低热、咳嗽、咽痛、全身不适等前驱期症状。继而患儿口腔、手心、足心、肘部、膝盖、臀部等部位出现红色丘疹，很快发展成疱疹。口腔内的疱疹破溃后出现溃疡，患儿往往因疼痛而拒食。一般一周之内皮疹干枯消退。

（2）病毒性肝炎

病毒性肝炎是由多种肝炎病毒引起的以肝脏病变为主的一种传染病。目前公认的有甲、乙、丙、丁、戊五种肝炎病毒，以甲型肝炎、乙型肝炎为多见。

①病因：甲型病毒性肝炎是由甲型肝炎病毒引起的一种肝炎。甲肝病毒通过粪便排出体外，通过污染的手、水和食物等经口感染，即粪—口传播。乙型病毒性肝炎是由乙型肝炎病毒引起的。传播途径主要有医源性、伤口感染和母婴垂直传播。

②症状：发病期间主要症状为乏力、食欲减退、怕油腻、恶心、呕吐、肝肿大及肝功能损害。甲型病毒性肝炎一般为黄疸型肝炎，患者皮肤、巩膜黄染，尿色加深。乙型病毒性肝炎一般为非黄疸型肝炎，隐性感染较常见。

（3）细菌性痢疾

①病因：细菌性痢疾是由痢疾杆菌引起的常见急性肠道传染病。痢疾杆菌随患者的粪便排出体外，污染了外环境，通过生活接触、食物、水、苍蝇和手经口感染，即粪—口传播。以夏秋季多见。

②症状：起病急，畏寒、高热，继以恶心、呕吐、腹痛、腹泻症状，有里急后重感，每天排便10～20次，便中带有黏液和脓血。积极治疗一般1周左右逐渐恢复，少数病程超过2个月成为慢性痢疾。重者可有全身中毒症状，甚至死亡。

2. 消化道传染病的一般护理与预防

（1）护理要点

①隔离：发热期应卧床休息。室内空气新鲜，阳光充足。

②消毒：患儿用过的物品要彻底消毒。

③饮食：提供易消化、富营养的流质或半流质食物。

（2）预防措施

①管理传染源：主要做到早发现、早诊断、早隔离、早治疗。

②切断传播途径：消化道传染病大多是通过接触传播的，特别是通过粪—

口传播。所以关键是要做好消毒工作，创设干净整洁的环境，养成幼儿良好的卫生习惯，以及加强粪便管理、保护水源等工作。

③保护易感人群：讲究卫生，提高抵抗力；接种疫苗进行人工自动免疫，也可根据实际情况进行人工被动免疫。

相关链接

狂犬病

狂犬病为狂犬病病毒引起的一种人畜共患的中枢神经系统急性传染病，多见于狗、狼、猫等动物。人多因被病兽咬伤而感染。一旦发病，死亡率达 100%。临床表现为特有的狂躁、恐惧不安、怕风恐水、流涎和咽肌痉挛，终至发生瘫痪而危及生命。预防接种对本病有极其重要的意义。

【流行病学】

狂犬病在我国流行已久，自 1951 年起开展全国性灭犬活动，狂犬病控制工作大见成效，但 20 世纪 70 年代以后疫情又开始呈上升趋势，并日趋严重。

①传染源：病犬和无症状带毒犬是主要传染源，其次为病猫、病狼等患病动物。值得注意的是，无症状带毒动物作为狂犬病的传染源，危害极大，给预防工作带来了困难。

②传播途径：患病动物通过咬伤、抓伤人体皮膜、黏膜而将病毒传染给人，也可由染毒唾液污染外环境（石头、树枝等）后，再污染普通创面而传染给人。

③人群普遍易感，被病兽咬伤后如果不进行预防免疫，发病率达 15% ～ 60%。

④流行特征：本病为恒温动物的传染病，分布广泛，国内以家犬密度大的地方多见。本病全年都有发生，但冬季发病率略低。患者以接触家犬或野兽机会多的农村青壮年和儿童居多。

【狂犬病的预防】

1. 管理传染源：如果养了猫、狗等宠物，应经常保持宠物清洁。有可疑狂犬、狂猫时要立即处理，不剥皮，不食，要焚烧或深埋。

2. 切断传播途径：重要的是防止被猫、狗咬伤，教育幼儿不要戏弄小动物。狂犬病患者的污染物、分泌物和住处，应彻底消毒。

3. 保护易感人群：要紧的是被咬伤后的预防注射和及时正确处理。

4. 立即预防注射：凡被猫、狗以及其他兽畜咬伤的当天，以及其后的第 3、7、14、28 天各肌内注射 1 支狂犬病疫苗。

经常接触可疑病犬、病猫者和实验人员，应进行暴露前预防接种，分别于第 1、7、21 天各接种 1 次，以后每年再加强免疫 1 次。

【狂犬病的急救】

急救原则是不论被什么狗咬伤都应立即急救。

一是洗。被咬的伤口赶快用 20% 肥皂水或 0.1% 新洁尔灭液（两者不能同时使用）反复冲洗，然后再用清水冲洗，或直接用清水反复洗伤口 20 分钟左右，把含病毒的唾液、血水冲掉。

二是挤。能挤压的地方，边冲水边往伤口外挤，不让病毒进入人体内。或用吸奶器或火罐将伤口内的血液吸出，随之把毒素也吸出。

三是消毒。冲完后，马上用75%的酒精或碘酒擦伤口内外，尽可能杀死狂犬病病毒。

四是注射抗体。以抗狂犬病病毒的免疫球蛋白，在伤口周围皮下肌肉浸润注射，以中和狂犬病病毒。

五是注射狂犬病疫苗。被咬后，应尽快注射狂犬病疫苗，越早开始效果越好。

学以致用

你认为应该怎么预防流感？如何护理得了流感的幼儿？

一、幼儿流感的预防

1. 增强体质，积极组织幼儿进行户外活动和体育锻炼；提供均衡膳食。
2. 多开窗通风，保持室内空气新鲜。疾病流行季尽量不去人多的公共场所。
3. 注意天气变化，及时增减衣物，关注幼儿身体的冷暖。
4. 养成良好的卫生习惯，进行常规性消毒。
5. 对患儿要早发现、早诊断、早隔离、早治疗。

二、幼儿流感的护理

1. 发热期应卧床休息，高热时需降温。
2. 多喝温开水，提供易消化、富营养的流质或半流质食物。
3. 适当隔离，保持室内空气新鲜，阳光充足。

学习效果检测

专题六学习任务 6.1
云测试

一、单项选择题

1. 皮疹呈向心性分布的疾病是（　　）。

A. 麻疹　　B. 水痘　　C. 手足口病　　D. 猩红热

2. 进行预防接种的目的是（　　）。

A. 提高易感人群抵抗力　　B. 切断传播途径

C. 杜绝传染病的发生　　D. 控制传染源

3. 人工被动免疫多用于治疗，也可用于预防，应向机体输入（　　）。

A. 死病毒　　B. 抗体　　C. 菌苗　　D. 抗原

4. 冬春，幼儿出现发热等症状疑似麻疹时，应检查口腔颊部黏膜是否出现（　　）。

A. 柯氏点　　B. 溃疡面　　C. 小红点　　D. 出血点

5. 关于细菌性痢疾主要症状的描述，不正确的是（　　）。

A. 冬春多见发病　　B. 高热、恶心、呕吐

C. 黏液脓血便　　D. 大便次数多在 10 次以上

二、简答题

1. 什么是传染病？传染病有什么特征？

2. 如何鉴别麻疹和水痘？

3. 流感是怎么引起的？应该如何预防流感？

三、案例分析题

1. 某幼儿园中班发现一名幼儿患手足口病，患儿被隔离后该班应采取哪些措施预防该病的传播？

2. 小强最近总感到没力气，不想吃饭，厌油腻，还时常感到恶心、想呕吐，你觉得小强可能患了什么病？平时应该如何预防该病？

学习任务 6.2 幼儿常见病防护

学习任务单

学习目标	1. 能说出幼儿容易得哪些常见病。 2. 了解幼儿呼吸系统常见疾病、常见营养性疾病、五官常见疾病、消化系统常见疾病的病因和主要症状。 3. 能够根据幼儿常见病的症状进行辨识，并有针对性地预防与护理。 4. 学会细心照料幼儿，增强预防疾病意识，提高保育能力。	
学习时数	3 课时	
学习方法建议	课前预习：课前根据学习目标自主学习书本有关知识，并查找相关课外资料进行学习。同时可以向家长或幼儿园教师了解幼儿容易得哪些常见疾病。 课上学习：课堂上师生共同探讨常见病的护理、预防等问题，主要采用讨论法、情境模拟法、案例法进行学习。 课后练习：课后及时复习，并独立完成“学习效果检测题”，以巩固基础知识。在生活中关注身体健康，增强疾病预防意识。	
学习运用	在本任务中学习的幼儿常见病的病因、症状、预防措施与护理方法，可以用于幼儿园一日活动的全日健康观察、保育工作和保健老师的日常保健工作中。	
学习收获		同学填
学习反思		同学填

学习情境描述

有一天，王倩班里的小朋友刚刚户外活动结束回到室内，有一个小朋友看到桌子上摆了一大盆炸鸡翅，就手也不洗，急不可待地径直跑过去用手抓鸡翅。王倩看见了，急忙阻止并让他去洗手。另有一个小朋友觉得热就自己去开电风扇，当时觉得很舒服，可是过了一会儿有好几个小朋友都打起了喷嚏，王倩急忙把电风扇关了。你觉得王倩为什么要阻止这两名幼儿的行为？幼儿的这两种行为分别会造成什么后果？

情境问题

王倩刚来幼儿园工作不久，就发现小朋友有很多状况，今天有的说牙齿痛，明天有的说耳朵痛，后天又有的说肚子痛……你知道幼儿容易发生哪些常见病吗？

想一想

上呼吸道感染与流行性感冒有什么区别？

学习笔记

学习驿站

一、呼吸系统常见疾病

（一）上呼吸道感染

上呼吸道感染，简称上感，亦称感冒，是指鼻、咽、喉等上呼吸道部位出现的急性炎症，是幼儿常见疾病之一。

1. 病因

当人体的免疫力较低时，就容易引起上呼吸道感染。幼儿由于受凉、过度疲劳、睡眠不足等原因导致免疫力下降，细菌、病毒等病原体容易侵入机体而导致上呼吸道感染。

2. 症状

一般呼吸道症状明显，如咽痛、鼻塞、流鼻涕、打喷嚏、咳嗽等，一些患儿还有发热、腹痛、恶心、呕吐、腹泻等症状。若高热不退，咳嗽有增无减，考虑并发肺炎。

3. 护理

①高热时卧床休息，并采取降温措施使患儿体温下降。

②多喝温开水，提供易消化的食物。

4. 预防

①增强体质。多让幼儿进行户外活动，锻炼身体。

②保持房间空气新鲜，经常开窗通风。

③科学安排生活，有动有静，劳逸结合，要有充足的睡眠时间。

④根据天气情况，随时增减衣服，注意腹部、足底的保暖。

学习笔记

（二）肺炎

肺炎是幼儿的常见病，以冬春季多见，是由细菌或病毒侵入肺泡引起的肺部感染。

1. 病因

由于幼儿呼吸系统没有发育完善，防御功能差，细菌和病毒容易侵入肺部引发疾病。体弱儿或患有某些疾病（如上呼吸道感染、佝偻病、麻疹等）的幼儿更容易得肺炎。

2. 症状

一般先有呼吸道症状，如咳嗽（开始为频繁干咳，随后咽喉部出现痰鸣音）、气喘，甚至是呼吸困难等症状，体温逐渐升高，可达 40℃。严重的可出现精神萎靡、烦躁不安、食欲不佳、腹泻呕吐、嗜睡、昏迷等症状。

3. 护理

①高热时采取降温措施使患儿体温下降。严重的要住院治疗。

②多喝温开水，提供易消化、富营养的食物。

③室内空气新鲜，保持合适的温度和湿度。

4. 预防

①增强体质。多让幼儿进行户外活动，锻炼身体。

②保持房间空气新鲜，经常开窗通风。

③及时治疗上呼吸道感染、佝偻病、麻疹。

二、消化系统常见疾病

（一）腹泻

腹泻是幼儿时期的常见病和多发病，也是其他多种疾病的症状。

1. 病因

腹泻可分为感染性腹泻与非感染性腹泻两大类。非感染性腹泻往往是饮食不当、消化不良、对某些食物过敏、腹部受凉或吃冷食过多等因素引发的。感染性腹泻又分为消化道内感染和消化道外感染两类。消化道内感染主要是指食物或食具被细菌或病毒污染引起的胃肠道感染；消化道外感染是指其他疾病引起的感染，如上呼吸道感染、支气管肺炎、中耳炎、佝偻病等疾病引起的消化功能紊乱。

2. 症状

腹泻症状轻的一般大便次数为一天 3～10 次，粪便呈稀糊状或蛋花汤样，无脱水症状，一般会在数日内痊愈。症状重的常有呕吐现象，食欲不振，腹泻频繁，大便每日十至数十次，多为黄色水样，有少量黏液，严重的会出现高热、眼窝凹

学习笔记

陷、精神萎靡、嗜睡，甚至昏迷、休克的症状。

3. 护理

①多喝温开水，摄入稀软烂、易消化的食物。

②患儿每次大便后要清洗臀部。

③严重的要住院治疗。高热时采取降温措施使患儿体温下降。

4. 预防

①科学饮食，提供适合幼儿消化能力的食物。

②增强体质。让幼儿多进行户外活动，锻炼身体。

③注意培养幼儿良好的卫生习惯和饮食习惯，如饭前便后洗手，不暴饮暴食，少吃冷饮等。

④做好生活照料工作，避免幼儿腹部着凉。

⑤发现有腹泻患儿，要做好隔离和消毒工作。

（二）蛔虫病

蛔虫病是由蛔虫寄生在肠道中而引发的疾病，是幼儿常见的肠道寄生虫病。

1. 病因

蛔虫病经粪—口传播。虫卵随粪便排出体外，在适宜的温度、湿度下，经4周左右发育成感染性虫卵。通过受污染的食物、水、食具以及双手感染性虫卵进入消化道，经过约两个半月时间在小肠内发育为成虫。蛔虫在肠内可生存1～2年。

2. 症状

病初脸上可见蛔虫斑，不及时治疗会引起消化不良、食欲不振、贫血，甚至生长发育迟缓等。蛔虫成虫释放毒素会使幼儿发生荨麻疹，皮肤瘙痒、哮喘，同时会刺激神经系统引起幼儿烦躁、睡眠不安、夜惊、磨牙等。严重的会引起胆道蛔虫病、蛔虫性肠梗阻等并发症。

3. 防护

①有症状就必须及时治疗。

②注意饮食卫生和个人卫生，饭前便后洗手，不喝生水，不暴饮暴食，少吃生冷的食物。防止食入蛔虫卵，减少感染的机会。

③普查普治，如果有必要应服用驱蛔药。

④对粪便进行无害化处理，消灭蛔虫卵。

（三）蛲虫病

蛲虫病是由蛲虫寄生在肠道内而引发的疾病，是幼儿常见的肠道寄生虫病。

学习笔记

1. 病因

成虫寄生于人体小肠、盲肠、阑尾及直肠等处。雌虫在夜间移行至肛门周围产卵，产卵时会使肛门周围奇痒，患儿用手抓痒，手指上会沾上虫卵，虫卵也会脱落在被褥、衣服上，最后经口感染。成虫一般存活一个月，只要避免重复感染，一般一两个月即可自愈。

2. 症状

雌虫产卵会引起肛门、会阴部皮肤瘙痒，使幼儿哭闹不安。雌虫产卵往往发生在夜间幼儿入睡后，因此会严重影响幼儿睡眠，使幼儿出现夜惊现象。蛲虫对肠壁的刺激还会引起食欲不振、腹痛等症状。

3. 防护

①避免重复感染。

②注意个人卫生，饭前便后及起床后洗手，不吸吮手指。勤换洗内衣裤，勤剪指甲。

③做好日常消毒工作。日用品、玩具要经常清洗消毒。

情境问题

现在经济条件好了，很多家长都很注意孩子的营养，但还是有不少孩子患营养性疾病，你认为这是为什么？

三、常见营养性疾病

营养性疾病是指因长期饮食不均衡或代谢异常导致的疾病，分为营养过剩、营养缺乏、代谢失衡等类型。

（一）佝偻病

佝偻病是由于维生素 D 缺乏引起体内钙、磷代谢不正常，从而使骨骺发育不良的一种疾病。

1. 病因

缺乏维生素 D 的原因主要有以下几个。

①日光照射不足：晒太阳是幼儿获得维生素 D 的主要方式，因为太阳光中的紫外线照射到皮肤，会使皮肤中的 7- 脱氢胆固醇转化成维生素 D。如果户外

学习笔记

活动少就会影响体内维生素 D 的合成。

②生长发育快：幼儿由于生长发育快，因此对维生素 D 的需要量大。

③食物中缺乏维生素 D：往往由饮食不当、偏食挑食所致。

④慢性腹泻导致营养流失。

2. 症状

一般表现为烦躁不安，夜间睡觉多汗，食欲不振。严重地导致各种骨骼的改变：方颅、肋骨外翻、前囟闭合延迟、串珠肋、鸡胸、下肢“O”形或“X”形，以及动作发育迟缓、语言发育延迟。

3. 护理

①注意冷暖，晚上睡觉不要盖太厚的被子。

②多进行户外活动。

③按医嘱用药。

4. 预防

①多进行户外活动，接受阳光中的紫外线照射。

②科学饮食，注意维生素 D、钙、磷的摄入。

③及时治疗腹泻等疾病。

（二）缺铁性贫血

缺铁性贫血是 3 岁以下婴幼儿常见的疾病，主要是由体内缺铁使血红蛋白合成减少造成的。

1. 原因

①先天不足。母体缺铁会导致生下来的孩子缺铁，特别是早产儿、双胞胎因体内储存的铁少，而出生之后生长发育迅速，可能会导致贫血。

②饮食缺铁。营养供应失衡、幼儿偏食挑食均会导致缺铁性贫血。

③疾病导致。慢性腹泻、钩虫病等疾病会导致铁的吸收和利用不正常，从而引起缺铁。

2. 症状

面色苍白，呼吸、脉搏次数加快，食欲不振，影响智力发展。由于患儿缺铁导致血红蛋白含量较低，所以面色苍白，口唇、眼结膜、指甲床等处都缺乏血色，还会出现注意力不集中、容易发脾气、头痛头晕、心慌气短的现象。

3. 护理

①注意饮食：均衡饮食，注意高铁、高维生素 C 食物的摄入。

②按医嘱用药。

4. 预防

①科学饮食，提倡母乳喂养，及时添加含铁丰富的辅食，如猪肝、瘦肉、

学习笔记

动物血、蛋黄、鱼类等。

②及时治疗胃肠道疾病等。

四、五官常见疾病

（一）弱视

弱视指视力低下但眼球没有器质性病变，而戴矫正镜片后视力仍达不到正常的情况。

1. 病因

弱视的病因主要有斜视、屈光参差、形觉剥夺、先天性弱视。

2. 护理

弱视治疗的关键是早发现、早治疗。

3. 预防

①定期体检。幼儿每学期进行视力检查，对视力不正常的幼儿，应通知家长及早到医院做进一步的检查和诊断。

②及早发现异常。发现有视觉障碍表现的，如视物时眯眼、歪头、靠得很近或有斜视等现象就要引起重视，及时提醒家长带幼儿到医院检查，发现问题要及时治疗。

（二）中耳炎

由于咽鼓管相对较粗短且平直，所以幼儿很容易患中耳炎，尤其是化脓性中耳炎。

1. 病因

化脓性中耳炎是由化脓性细菌侵入中耳所致的炎症。幼儿上呼吸道感染时鼻咽腔的细菌或被污染的分泌物很容易进入中耳，引起感染和炎症，这是最常见的病因。还有擤鼻涕的方法不正确、掏耳朵时导致鼓膜破损也都可能导致细菌入侵中耳引起炎症。

2. 症状

急性化脓性中耳炎往往有耳痛、耳闷、耳鸣、听力下降和耳道流脓的症状，可伴有发热、头痛、眩晕、乏力、食欲减退等症状。如果鼓膜穿孔，脓液会从耳中流出，症状会逐渐减轻。严重的并发症有颅内并发症，如脑膜炎、脑脓肿等。

3. 护理

急性化脓性中耳炎要及时治疗，否则就会形成慢性中耳炎；饮食要清淡，容易消化，营养丰富，要多吃新鲜蔬菜和水果。

学习笔记

4. 预防

①预防和及时治疗上呼吸道疾病。

②掌握正确的擤鼻涕的方法，压住一侧鼻翼擤鼻涕。

③尽量不要给幼儿掏耳朵，以免损伤耳内黏膜和鼓膜。

④注意耳部卫生并保持耳部干燥。游泳或洗头、洗澡时不慎有水进到耳朵里，一定要及时用棉签擦干净。

（三）龋齿

龋齿也叫“蛀牙”，是牙齿硬组织进行性损坏的一种慢性细菌性疾病。龋齿发病率极高，世界卫生组织已将龋齿与肿瘤、心血管疾病并列为人类三大重点防治疾病。

1. 病因

龋齿的主要原因是口腔中细菌的破坏作用。如不注意口腔卫生，或者牙齿发育不良，牙齿排列不齐，牙面有沟裂等，都容易积存食物残渣，致龋菌使这些食物残渣发酵产酸，从而溶解破坏牙的无机物产生龋齿。

2. 症状

龋齿在早期会出现白色斑点或黄褐色斑点，此时患者一般无自觉症状。之后患者会出现对冷、热、酸、甜敏感的现象，同时牙齿上出现龋洞。如果不及时治疗，龋洞会越来越大，龋损牙本质深层，此时疼痛加剧，并可引发牙髓炎等并发症。

3. 护理

当牙齿遇到冷、热、酸、甜的食物有酸痛感时，应及时检查诊断。饮食上应尽量减少对牙齿的刺激。进一步重视口腔卫生，使用防龋牙膏刷牙。

4. 预防

①爱护牙齿：幼儿不可用牙齿咬过于坚硬的食物，但可适当啃骨头等；可使用含氟化物牙膏刷牙（高氟地区除外）。

②口腔卫生：培养幼儿早晚刷牙、饭后漱口、临睡前不吃零食的好习惯。

③合理饮食：提供给幼儿合理的营养，使幼儿多摄入富含磷、钙、维生素D的食物，如豆类制品、牛奶、蛋黄等。饮食应粗细搭配，适当多吃些富含膳食纤维的蔬菜、水果、粗粮等。

④定期进行口腔检查，及早发现问题及早处理。由于幼儿乳牙龋病发展得很快，家长要经常查看孩子的牙齿，发现情况，及时就医。

核心概念

◆ 营养性疾病是指因体内各种营养素摄入过多、过少或不平衡，引起机体营养过剩或营养缺乏以及营养代谢不正常而引发的疾病。

相关链接

如何预防儿童扁桃体炎和消化不良

一、扁桃体炎

儿童扁桃体炎可分为急性扁桃体炎和慢性扁桃体炎。急性扁桃体炎是由病原体侵入扁桃体引起的。症状是发热、咳嗽、咽痛，严重时高热不退，患者吞咽困难，检查可见扁桃体充血、肿大、化脓。扁桃体炎一年急性发作达 4 次以上，可诊断为慢性扁桃体炎。

预防措施

1. 保证充足的睡眠时间，随天气变化及时增减衣服。
2. 坚持锻炼身体，提高机体抵抗疾病的能力。
3. 坚持良好的饮食习惯，均衡膳食，加强营养。
4. 多饮水，勤洗手，注意个人卫生。

二、消化不良

消化不良发生的原因有很多，主要有以下几种。

1. 吃得太多。
2. 食品搭配不合理。
3. 吃的食物不太容易消化。
4. 吃生冷、辛辣刺激食物。

消化不良常见症状有上腹痛、腹胀、胃气胀、早饱、嗳气、恶心、呕吐、上腹有灼热感等。

消化不良的预防和护理如下。

1. 调节饮食结构，少吃肉类、零食，少喝冷饮、碳酸饮料。应注意避免进食诱发症状的食物，如油炸食物等。
2. 养成良好的进餐习惯，不要过饱，按时进餐，多吃蔬菜、水果是调整消化功能的好方法。教育儿童养成良好的排便习惯，排便正常化可能有助于改善消化不良症状。
3. 保证户外活动时间。

（资料来源：医学教育网）

学以致用

小组学习：发现班里有个幼儿说牙痛，你会怎么处理？

分组讨论并汇报：为预防幼儿龋齿，幼儿园可采取哪些举措？

1. 先安慰幼儿不要紧张，要放松。
2. 向幼儿初步了解情况：是因为咬了硬东西，还是吃了什么东西。
3. 让幼儿坐在小凳子上张开嘴巴看一看。如果有龋齿，要和家长联系，建议到医院治疗。
4. 如果幼儿牙齿痛得厉害，可以用冷敷的方法减轻疼痛感，或用讲故事、做游戏的方法转移注意力。
5. 教育幼儿平时应注意保护好牙齿，注意口腔卫生。

学习效果检测

专题六学习任务 6.2
云测试

一、单项选择题

1. 预防佝偻病的不当措施是（　　）。

A. 多进行户外活动　　B. 科学喂养

C. 治疗腹泻　　D. 多服用鱼肝油

2. 幼儿夜间会阴部或肛门奇痒时，考虑得了（　　）。

A. 蛔虫病　　B. 钩虫病　　C. 蛲虫病　　D. 痢疾

3. 关于缺铁性贫血主要原因的表述不正确的是（　　）。

A. 先天贮铁不足　　B. 铁摄入量不足

C. 铁丢失过多　　D. 机体中对铁的需要量少

4. 蛔虫不会引起（　　）症状。

A. 面黄肌瘦、贫血　　B. 食欲大增

C. 阵发性脐周腹痛　　D. 睡眠时磨牙

5. 弱视治疗的关键在于（　　）。

A. 晚发现晚治疗　　B. 在成年时治疗

C. 最好在学龄前　　D. 最好在学龄后

6. 有关预防蛲虫病的措施，不当的是（　　）。

A. 饭前便后洗手　　B. 提倡穿开裆裤睡觉

C. 勤洗床单、内裤　　D. 避免重复感染

二、简答题

1. 如何预防上呼吸道感染？

2. 如何预防中耳炎？

3. 幼儿腹泻往往是怎么引起的？应如何预防？

三、材料分析题

有的老师认为蛔虫病是幼儿常见的肠道寄生虫病，平时不用多理会，只要每年服用一次驱蛔药就可以预防。你觉得对吗？你认为应该如何预防？

学习任务 6.3 常用的护理技术

学习任务单

学习目标	1. 知道各种给药的方法，如口服给药、耳内给药、鼻腔给药和眼部给药。 2. 熟悉幼儿便秘及呕吐的护理方法。 3. 掌握用水银体温计给幼儿量体温的方法。 4. 在操作中学会耐心细致地照料幼儿，增强保护幼儿的意识，提高护理幼儿的技能。	
学习时数	2 课时	
学习方法建议	课前预习：课前通过自学教材的相关内容，初步了解用水银体温计给幼儿量体温的方法及其他各种护理方法。 课上学习：带着预习中的疑问上课，师生共同探讨各种护理技术问题。主要采用操作法进行学习。要求学生认真参加实操，在老师的指导下，尽快掌握各项护理技能。 课后练习：课后及时完成“学习效果检测题”，并重点进行各项护理技能的训练，要求在生活中活学活用。	
学习运用	在本任务中学习的幼儿常用护理技术，可以用到幼儿园教师、保育员和保健老师的日常保健工作中。	
学习收获		同学填
学习反思		同学填

学习情境描述

王倩班里的萱萱小朋友今天早上来园时就无精打采，萱萱的妈妈和王倩说萱萱有点咳嗽，带了止咳糖浆。萱萱的妈妈临走时还不断和萱萱说：“吃过中饭，不要忘记喝糖浆哟。”因为早上很忙，王倩就随手把止咳糖浆放到身边的桌子上了。吃完中饭，王倩突然发现萱萱自己在喝糖浆，她急忙走过去，但发现萱萱已喝了大半瓶糖浆……你觉得王倩哪里做得不对，应该如何安全科学地给幼儿服药？

学习笔记

情境问题

幼儿生病是难以避免的事情，但有的幼儿园老师不知道怎么护理，干等着家长来接孩子，把幼儿晾着，这是不可以的。作为幼儿园的保教人员，你认为应该掌握哪些基本的护理技术？

学习驿站

一、测体温

（一）测量方法

常见的体温计主要有水银体温计、电子体温计、红外线体温计三种。传统的水银体温计测出的体温相对准确，使用率最高。依据测量的部位，水银体温计又可分为口温表、腋温表和肛温表三种。不同部位量出的体温是有差异的，幼儿正常的口腔温度是36.2℃～37.3℃，腋温比口温低0.2℃～0.4℃，肛温比口温高0.3℃～0.5℃。

想一想

什么情况下需要给幼儿量体温？

测量前先检查体温计是否完好无损，如有破损不能继续使用。继而将消过毒的体温计水银柱甩到35℃以下，准备测量体温。

1. 口温表

口温表的头部比较细长。测量时让幼儿张口向上卷舌，将口温表水银头部轻放在幼儿舌下，让幼儿牙齿轻轻合拢，紧闭口唇。测量3分钟，取出体温计查看数值并记录。

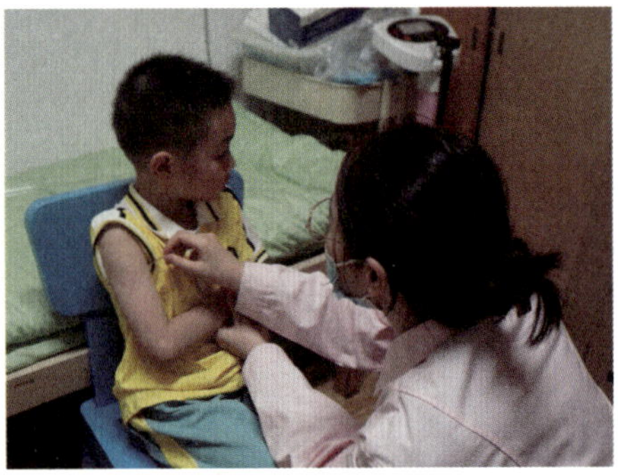

图6-1　给幼儿量腋温

2. 腋温表

将幼儿腋下的汗液擦干，将腋温表的头部置于腋窝的中央，让幼儿屈臂夹紧体温计，5分钟后取出体温计查看数值并记录。

3. 肛温表

肛温表的头部粗且短，一般3岁以下的婴幼儿使用较多。让婴幼儿取侧卧位，将涂过石蜡油的肛温表的头部慢慢插入肛门2～3厘米，测量3分钟后取出，查看数值并记录。

（二）注意事项

①测体温应在幼儿进食或喝水半小时后并且情绪稳定、不哭闹的情况下进行。

②测体温时，要有专人看护，以免体温计掉落引起意外。

③测完体温，体温计要进行清洁、消毒并擦干，放在干净的盒子里备用。

考证指南

给幼儿量体温和物理降温方法是需要掌握的重点内容。

二、发热的护理

发热是指口腔温度高于 37.3 ℃或 1 天内体温波动大于 1 ℃的现象。幼儿正常体温为 36.2 ℃～37.3 ℃，37.4 ℃～38 ℃为低热；38.1 ℃～39 ℃为中度发热；39.1 ℃～41 ℃为高热；41 ℃以上为超高热。

发热是机体的一种防御反应，当体温略有升高时可以促进抗体的生成，利于提高机体抵抗力。但是如果发烧过久或高热不退，会对机体造成一定的危害，应采取必要的处理措施。

①幼儿发热时要保持室内空气流通，温度适宜（室温保持在 26 ℃～28 ℃比较适宜），衣被不宜过厚。

②多喝水并及时补充有营养、易消化的食物，因为发热会消耗更多的营养物质和水分。

③物理降温。如果幼儿高热（即体温超过 39 ℃），要及时退热。退热的方法有药物降温法和物理降温法。对幼儿来说，采用物理降温法更安全。

温水擦浴：将幼儿身上衣物解开，用温水毛巾全身上下搓揉，可使幼儿皮肤的血管扩张散热。

冷敷法：在前额或腋下、大腿根处放置冰袋或凉毛巾。

④查明病因，进行有针对性的治疗。发热是幼儿许多疾病常有的症状，多种呼吸道疾病和消化道疾病都会引起发热。如果高热不退，要根据不同的伴随症状诊断疾病，从而进行有针对性的治疗，如发热伴随着咳嗽、呼吸急促和气喘常见于肺炎。

学习笔记

情境问题

幼儿生病少不了要用药，如前几天彤彤感冒了要服用感冒冲剂，冰冰患中耳炎要用耳药，豆豆眼睛不舒服要滴眼药水。幼儿园教师应该如何给幼儿用药？

学习笔记

三、口服给药

药物进入人体并被人体吸收才能发挥治疗作用。药物进入人体的方法叫给药途径，常用的给药途径有口服给药、皮肤黏膜给药、注射给药等。

口服给药是指药物通过口腔，经胃肠道吸收而发挥治疗作用的方法。幼儿生病需要服药，家长往往会在幼儿当日早上来园时将药物放在班级教师或保健老师处，并进行“幼儿给药登记卡”（表 6–1）的登记，包括患儿所在班级、姓名、药物名称、给药时间、给药用量、注意事项等内容，家长必须签名以确保无误。之后教师应妥善保管药物，内服药和外用药分开放，且放在幼儿看不见也够不着的地方，以免幼儿误服。

表 6-1　幼儿给药登记卡

患儿姓名	班级	日期
患病情况		
药物名称		
给药时间		
给药途径和用量		
注意事项		
家长签名	给药教师签名	

老师给药前要进行“三匹配”的确认，即要确保幼儿、药物和幼儿给药登记卡三者的匹配，清洗双手，并准备好药物、用药量杯、小毛巾、温开水。如果是水剂药，必须先将药液摇匀，使用量杯倒出正确的药量；如果是大颗粒的片剂药，需要掰成小份，幼儿取坐位，将药服下并喝几口温开水。

让幼儿服药时不要强行灌，也不要强行命令吃。保教人员可以采用灵活的方法让幼儿自主吃药，如采用奖励、示范、讲故事、做游戏等方式。

四、耳内给药

将药液滴入外耳道，以达到治耳病目的的给药方法。给耳药前认真检查耳药名称、用药量和用药时间，并进行“三匹配”的确认。点耳药时，让幼儿侧卧，病耳朝上，用棉签轻轻擦去幼儿外耳道内的脓性分泌物。教师左手朝后上方牵拉幼儿的耳垂，右手将药液滴入幼儿的外耳道后壁，轻压耳屏使药液深入耳道。滴药后让幼儿保持侧卧位 5～10 分钟，使药液充分吸收。

五、鼻腔给药

给幼儿滴鼻药前，先进行“三匹配”的确认，然后把幼儿的鼻涕擦干净或

学习笔记

者用棉签蘸清水清理干净幼儿鼻腔内的分泌物。滴鼻药时，让幼儿平卧或者坐在椅子上，头尽量往后仰，鼻孔朝上，避免药液流到口腔内。教师用左手拇指轻轻推起幼儿的鼻尖以更好地露出鼻腔，右手持药瓶对准患儿的鼻孔，距鼻孔1～2厘米处，沿着鼻腔壁慢慢地滴入药液。轻轻按揉鼻翼，使药液与鼻腔黏膜充分接触。滴药后幼儿保持原姿势3～5分钟，不要立即抬头或者站立。

六、眼部给药

给眼药之前，先进行“三匹配”的确认，并清洗双手，然后让幼儿仰卧或者取坐位，头向后稍仰。教师先用消毒棉签将患儿眼部分泌物清除干净，然后用左手拇指轻轻向下拉开幼儿的下眼睑，让幼儿眼睛向上看，右手持眼药水瓶将1～2滴药水滴在眼球和下眼睑之间。滴完后，教师用左手拇指和食指轻轻提起幼儿的上眼睑，让幼儿轻轻转动眼球，使药水均匀分布，然后叮嘱幼儿闭眼2～3分钟。

眼药膏比较适宜在睡前涂用。让幼儿坐着头向后仰或者仰卧，眼睛向上看，教师用拇指和食指拨开幼儿的上下眼睑，将眼药膏挤在幼儿的下眼睑内，让幼儿闭上眼睛，用手指轻轻按摩眼球使药膏分布均匀。

七、便秘的护理

便秘是指肠道运动缓慢、水分被吸收过多，导致大便干燥坚硬、排出困难的现象。幼儿便秘，除患有器质性病变外，大都是由平时饮水少、饮食结构不合理，或者没有养成按时排便的习惯造成的。

便秘的护理要注意以下几点。

1. 调整饮食结构

饮食宜清淡，增加富含膳食纤维的食物，多吃蔬菜、水果和粗粮，避免饮食过于精细，适当减少蛋白质的摄入。

2. 养成定时排便的习惯

一般安排在早晨起床后或早饭后排便，使机体形成条件反射，以养成良好的排便习惯。

3. 生活作息有规律

生活作息要有规律，有动有静，有张有弛。不能让幼儿精神上持续高度紧张。

4. 适当使用开塞露

可以按照医生的叮嘱使用开塞露，但不能长期使用，否则会形成习惯性便秘。

5. 适当增加运动量

平时应鼓励幼儿多参加体育运动，因为运动可增加肠蠕动，促进排便。

八、呕吐的护理

呕吐是幼儿常见的身体不适症状，原因很多，如进食、喂养不当，喂食过多、过快，吃了不合适的食物。多种疾病也会引起呕吐，如上呼吸道感染、肺炎、支气管炎、神经系统疾病（脑膜炎、脑炎）、消化道感染性疾病（肠炎、胃炎、阑尾炎、痢疾）等。

核心概念

◆ 便秘是指肠道运动缓慢，水分吸收过多，导致大便干燥坚硬，排出困难的现象。

呕吐的护理要注意以下几点：

①幼儿呕吐时尽量站着或者坐着，千万不要躺下来，以免呕吐物进入气管造成窒息。

②幼儿停止呕吐后，教师要让幼儿用温开水漱口，清洁口腔，以消除口腔内的异味。

③呕吐完后，不要急着进食，一般 4 小时后再进食比较稳妥，其间让孩子多喝水，以防止脱水。

④及时为幼儿更换因呕吐弄脏的衣服，弄脏的地面也要及时清理。

如果幼儿出现脱水症状（如周身乏力，排尿减少，眼窝下陷，心跳、呼吸加快等），应尽快送医院诊治。

相关链接

体温计的种类

量体温是幼儿日常生活照料中一件很重要的事情。量体温当然少不了体温计，不同的体温计各有其优缺点。一般来说，幼儿的体温计依材料种类来分，可分为下列几种。

1. 水银体温计

水银体温计便宜，使用方法简便，易清洗，易消毒，是测量体温的“金标准”。但是其缺点也是难以忽视的，包括测量时间长，一般需要 10 分钟；玻璃材质，容易摔碎；摔碎后露出的水银会污染环境，对健康不利；需要被测量者的配合，不适用于行为不受控制的人群等。

2. 电子体温计

使用方法和注意事项与水银体温计差不多，都是放在舌下、腋下或直肠内，最符合大众的使用习惯。它的缺点是测量体温需要的时间略长，不同品牌所需时间从 30 秒到 3 分钟不等。

另外，饮食、剧烈运动、洗澡等都会影响测量结果，需要等 30 分钟后再测量。电子体温计的示值准确度还会受到电子元件、电池供电状况等因素的影响。

3. 红外线体温计

红外线体温计是一种利用辐射原理来测量人体体温的测量计，它采用的红外传感器只吸收人体辐射的红外线而不向外界发射任何射线，通过非接触的方法感应人体的体温。人体的红外热辐射聚集到检测器上，检测器将辐射功率转换为电信号，该电信号在被补偿环境温度之后可以以温度单位显示。目前常见的红外测温仪器主要有耳温枪、额温枪。

（1）耳温枪

耳温枪测量的是鼓膜的温度，鼓膜的温度可以反映人体核心体温。但是因为人的耳道并不是直的，3 岁以下的婴幼儿在测量耳温时，需要把耳郭向后外下方拉，3 岁以上儿童或者成人应该把耳郭向右外上方提，才能将耳温枪放在正确的位置。要注意，6 个月以下小宝宝的耳道直径较小，不适宜用耳温枪。

（2）额温枪

额温枪主要依靠传感器接收人体的红外线来判断体温。在理想状态下，测量的结果是准确的，但是影响因素很多，室温、皮肤的干燥程度等都会影响结果。但额温枪方便、快捷，所以经常用在幼儿园、机场、火车站等人流量大、需要快速筛查发热患者的地方。

4. 红外成像测温仪

目前，这种测温仪也加入了疫情防控战。根据辐射理论，任何物体只要在绝对零度（约为 −273℃）以上，都存在热辐射。红外热成像的工作原理是依据物体辐射的能量来测量温度。利用红外探测器和光学成像物镜接收被测目标的红外辐射能量分布图形，反映到红外探测器的光敏元件上，从而获得红外热像图，这种热像图与物体表面的热分布场相对应。

通俗地讲，红外成像仪就是将物体发出的不可见红外能量转变为可见的热成像，图像中的不同颜色代表被测物体的不同温度。

学以致用

学习用物理降温法为高热幼儿散热降温

物理降温法是采用物理的方法（如使用冰袋或温水擦浴等），使体温下降的一项重要的护理技术。患者体温在 39℃以上，可用物理降温技术降温。

一、物品准备

小毛巾、大毛巾、冰袋、内盛冰块的冰桶、脸盆、内装 38℃～ 40℃温水的水桶、布套、热水袋等。

二、操作方法

（一）使用冰袋降温

1. 操作者清洗双手，让患儿躺在床上，取舒适的仰卧位。

2. 将冰块装入冰袋，约 1/2 满，排气后将盖拧紧并倒置，检查冰袋是否漏水，擦干水渍，将冰袋装入布袋中，扎紧袋口。

3. 将冰袋放置于患儿的前额、颈部、腋窝、腹股沟或腘窝等血管丰富处。

4. 每 10 分钟观察一次局部皮肤颜色，有无皮肤苍白、青紫等冻伤情况，注意询问患儿的感受。

5. 使用冰袋降温时要经常更换部位，以免局部冻伤。

6. 每次冰袋放置时间一般为 10 ～ 30 分钟，或当患儿体温降至 38℃以下时，取下冰袋。

（二）温水擦拭

1. 操作者清洗双手，让患儿躺在床上，取舒适的仰卧位。

2. 让幼儿暴露擦拭部位，将浴巾垫于擦拭部位下，用浸湿的毛巾包裹手掌，以离心方向边擦拭边按摩，先擦上肢，从上到下，再擦额部、颈部、腋下、腹股沟，最后擦下肢，从上往下。

3. 在擦拭过程中注意询问患儿的感受，并和患儿做情感上的交流。

4. 擦浴不宜超过 20 分钟，以免患者着凉。擦拭完毕再用浴巾擦干。

三、注意事项

1. 当患者体温降至 38℃以下时，不宜继续降温。

2. 选择合适的擦拭水温，温度为 38℃～40℃，室温为 25℃以上。

3. 用温水擦至腋窝、腹股沟、腘窝等血管丰富处时，停留时间应稍长，以助散热。但禁止擦拭胸前区、腹部、耳后、足底。

4. 在擦拭过程中，若患儿出现寒战、面色苍白、脉搏呼吸异常症状，应立即停止，给予保暖，并采取相应措施。

5. 注意不论哪种降温方法，都应同时在脚心放置热水袋，以促进散热，并增加患儿舒适度。

学习效果检测

专题六学习任务 6.3 云测试

一、单项选择题

1. 关于口温、腋温和肛温之间关系的表述，正确的是（　　）。

A. 口温比腋温高，比肛温低　　B. 口温比腋温低也比肛温低

C. 口温比腋温高也比肛温高　　D. 口温比腋温低，比肛温高

2. 一般幼儿的正常体温是（　　）。

A. 35.6℃～36.2℃　B. 36.2℃～37.3℃　C. 37.4℃～37.9℃　D. 38℃～38.5℃

二、简答题

1. 什么是高热？应该如何护理高热的幼儿？

2. 为什么幼儿容易便秘？应该如何护理便秘的幼儿？

3. 有哪些物理降温的方法？

三、材料分析题

最近中班的琪琪小朋友感冒了，琪琪的妈妈带来了医生开的药，让琪琪吃好中饭后再服用。因为前几次琪琪都不肯服药，所以李老师今天就把药掺到了饭里让琪琪吃，琪琪一吃到苦的饭就“哇”地一口吐掉了，而且还大哭，再也不肯吃饭了。你认为李老师哪里做错了？幼儿园教师应该如何给幼儿喂药？

学习任务 6.4 特殊体质幼儿的照护

学习任务单

学习目标	1. 了解肥胖儿和体弱儿的主要病因和表现。 2. 能够根据肥胖儿的具体情况进行有针对性的照护。 3. 能够根据体弱儿的具体情况进行合理照护。 4. 爱护、关心特殊体质幼儿，学会细心照料幼儿。 5. 树立科学育儿观，平等对待所有孩子，提高对特殊体质幼儿的照护能力。	
学习时数	1 课时	
学习方法建议	课前预习：课前根据学习目标自学教材里的有关内容，并查找课外资料，大致了解肥胖儿和体弱儿的主要病因和表现，初步懂得如何照护特殊体质幼儿。 课上学习：课堂上师生共同探讨照护特殊体质幼儿问题，积极开动脑筋参与讨论，认真进行模拟操作。 课后练习：课后及时复习，在此基础上关书独立完成“学习效果检测题”，并进行相关的操作训练，掌握照护特殊体质幼儿的技能。	
学习运用	在本任务中学习的幼儿园常见特殊体质幼儿的护理方法，可以用于幼儿园教师、保育老师和保健老师的日常保健工作中。	
学习收获		同学填
学习反思		同学填

学习情境描述

王倩班里的明明小朋友长得胖乎乎的，挺可爱。他食欲特别好，每次进餐都吃得特别欢，要多加两三次饭菜。而珊珊刚好相反，长得瘦瘦小小的，脸色有些苍白，而且经常感冒，饭吃得很慢，饭量特别小，经常吃一点点饭菜就不想吃了。老师想了很多办法想让她多吃点饭菜，但都无济于事。

在户外活动时，明明和珊珊一样，玩一会儿就嫌累，不想玩了，接着他们就坐在边上看其他小朋友玩。王倩看着他们，不知道该怎么办。如果明明和珊珊在你身边，你知道该怎么帮助他们吗？

情境问题

小明长得白白胖胖的，食欲很好，吃什么都特别香，你觉得幼儿是不是胃口越大越好？

想一想

特殊体质幼儿是指怎样的幼儿？

学习驿站

学习笔记

特殊体质幼儿是指体质状况比较特殊的幼儿，如肥胖儿、体弱儿等。由于种种原因，每个幼儿园都会或多或少存在特殊体质幼儿。做好特殊体质幼儿的照护工作，促进每位幼儿健康成长，是每位保教人员义不容辞的责任。

一、肥胖儿的照护

肥胖儿是指因体内脂肪储存过多，使体重超过相应身高标准体重 20% 的儿童。肥胖会严重影响幼儿的身心健康及正常生长发育。肥胖儿长大之后容易得高血糖、高血脂、高血压等慢性疾病。

吃得多运动少，这是肥胖的主要原因，此外还有遗传因素、内分泌失调、药物因素和精神因素等。幼儿喜欢吃热量高的食物，而相对运动少，从而使多余的热量转化成脂肪导致的肥胖叫单纯性肥胖。

超过标准体重的 20%～30% 为轻度肥胖，超过标准体重的 30%～50% 为中度肥胖，超过标准体重的 50% 为重度肥胖。肥胖儿的特点是体重超标，体脂聚集过多，且往往聚集在乳房、腹部、臀部等处；食欲奇佳，喜欢吃甜食和淀粉含量高的食物；行动相对比较笨拙，一般不喜欢运动，爱睡觉。

肥胖儿的照护主要需做好下面四个方面的工作。

1. 建立管理档案，每月进行身高体重监测

考证指南

肥胖儿的照护是需要掌握的重点内容。

幼儿园保健老师要建立幼儿园肥胖儿童管理档案，每月为肥胖幼儿测身高体重，测查后把结果填写在管理档案里，并对测查结果进行分析和评价，对肥胖儿的护理工作提出指导性建议。表 6–2 为杭州市某幼儿园某位特殊体质儿童部分管理档案。

表 6-2　杭州市 xx 幼儿园特殊体质儿童管理档案

儿童姓名 xxx 出生日期 2016 年 12 月 19 日 性别 女 班级 小二班 疾病 轻度肥胖

病因：1、4、5【1. 喂养不当　2. 急、慢性疾病　3. 遗传因素 4. 运动过少　5. 不良生活方式　6. 生活环境不良　7. 其他】

详细叙述：吃饭速度快，喜爱吃甜点、喝饮料，胃口大，睡眠时间过长

结案时间：2020 年 12 月 28 日，结案结论：2（1. 痊愈　2. 好转 3. 长期外出　4. 转园　5. 毕业）

检查追踪记录

日期	足龄	测量指标与评价	饮食、生活行为问题	症状体征表现	指导和处理
2020年9月	3.9	身高：107.5cm 体重：21.5kg 身高：中上 体重：上	喜欢油炸食品和甜食，对喜欢吃的东西没有节制，在家不爱出去玩，睡眠时间过长	身高和体重增长快，不爱运动，怕热，易疲劳；腹部脂肪堆积尤为突出；食量大，吃饭快	1. 清淡饮食，家长要控制食品的摄入，让她多吃蔬菜水果 2. 吃完晚饭尽量带她到户外散步运动 3. 调整进餐顺序和速度：水果—汤—菜—肉—主食；细嚼慢咽，进餐时间长于 20 分钟
2020年10月	3.10	身高：109cm 体重：22kg 身高：中上 体重：上	会吃素菜，但还是爱吃荤菜，晚上还是喜欢吃零食，偶尔会和父母一起出去散步，睡眠时间过长	不爱运动，怕热，易疲劳；腹部脂肪堆积尤为突出；食量大，吃饭快，大腿粗肥	1. 家长和学校有计划地带她去户外活动，进行有氧运动，每天不少于 2 小时 2. 吃完晚饭后不能再给她吃零食 3. 合理分配三餐，按时、有规律地进食
2020年11月	3.11	身高：109.5cm 体重：22kg 身高：中上 体重：上	爱吃荤菜，食量大，吃饭速度快，睡眠时间太长。喜欢吃零食，偶尔会和父母一起出去散步	不爱运动，怕热，易疲劳；腹部脂肪堆积尤为突出；食量大，吃饭快，大腿粗肥，活动后气急，不愿意与别的小朋友交流	1. 清淡饮食，循序渐进地控制摄入量，不能放任她只吃爱吃的食物，保持营养均衡，少食多餐 2. 家长和幼儿园督促她每天坚持进行有效的有氧运动 3. 每月 1 次体重、身高监测
2020年12月	3.12	身高：110m 体重：22kg 身高：中上 体重：上	爱吃荤菜，食量大，吃饭速度快，睡眠时间太长。喜欢吃零食，偶尔会和父母一起出去散步	不爱运动，怕热，易疲劳；腹部脂肪堆积尤为突出；食量大，吃饭快，大腿粗肥，活动后稍感气促	1. 清淡饮食，循序渐进地控制摄入量，不能放任她只吃爱吃的食物，保持营养均衡，少食多餐 2. 家长和幼儿园督促她每天坚持进行有效的有氧运动 3. 每月 1 次体重、身高监测

学习笔记

2. 进行膳食管理，培养幼儿良好的饮食习惯

注意提供合理平衡的膳食，各种营养素要合理搭配。肥胖儿一日三餐热量要适当调整分配：早餐占35%，午餐占45%，晚餐占20%。根据导致单纯性肥胖的原因进行科学的管理，如减少高热量食物的摄入，增加蔬菜摄入量。烹饪方法上多用清蒸、炖煮，少用煎、炸、炒。注意培养幼儿良好的进餐习惯，如进餐时放慢吃饭速度，要细嚼慢咽，少吃甜食、西式快餐，尽量不喝碳酸饮料，尽量不吃膨化食品等。在进餐时，建议让肥胖儿先喝汤，然后再吃菜和主食。

3. 开展户外活动，增强对体育锻炼的兴趣

积极组织户外活动。在户外活动中，老师尽量多关注肥胖儿，引导其他幼儿和肥胖儿一起活动，并有目的地通过各种有趣的体育游戏提高肥胖儿对活动的兴趣，必要时老师也可以参与其中。在户外锻炼过程中，老师可通过引导、鼓励等方式使肥胖儿保持一定的运动量（一般运动时脉搏达到每分钟150次左右比较合适），同时还要观察肥胖儿的身心状况，如面色、出汗、精神情况等，在活动中对幼儿进行及时有效的护理。

4. 密切家园协作，巩固并增强管理效果

要巩固并增强管理肥胖儿的效果，必须密切家园协作。首先，要经常和家长进行沟通，并通过各种形式进行宣传，让家长认识到孩子不是越胖越好，明白肥胖会对幼儿的身心健康造成很多不良影响。其次，与家长达成共识，一定要改变肥胖儿的饮食习惯及生活方式。孩子在家时，家长一定要管理好幼儿的饮食，控制高油、高脂、高糖食物的摄入。另外，还要增加孩子的户外活动量，让孩子体重得到有效控制。最后，指导家长和幼儿一起制订家庭的饮食和锻炼计划。如锻炼计划，每天家庭户外活动时间可以由少到多，刚开始可以是15分钟、20分钟，逐渐增加到45分钟，内容可以是跳绳、跑步、快速走、踢毽子等。家长和孩子一起运动，能大大提高孩子运动的兴趣，运动效果会更好。

如果是内分泌、精神因素等造成的肥胖症，家长要及时带孩子到医院进行有针对性的治疗。

情境问题

现在家长一般很注意孩子的身体健康，但为什么还是有一些体弱儿？

二、体弱儿的照护

学习笔记

体弱儿是指由于先天或后天因素而使生长发育明显受到影响的儿童，主要表现为贫血、佝偻病、先天性心脏病、呼吸道反复感染（如哮喘等）、消化道反复感染、营养不良等。先天不足与后天的不良生活习惯、不合理的饮食结构及某些疾病都是造成儿童体弱的重要原因。对体弱儿的照护要注意以下几点。

1. 建立管理档案，进行生长监测

由幼儿园保健老师建立幼儿园体弱儿管理档案，并进行生长监测，每月为体弱儿测身高体重，测查后把结果填写在管理档案里，并对测查结果进行分析和评价，对体弱儿的护理工作提出指导性建议。全园保教人员要互相配合，共同关心体弱儿的生活、护理和教养工作，共同促进体弱儿的健康成长。

2. 进行膳食管理，培养良好习惯

不少体弱儿的饮食结构不合理，营养不均衡。幼儿园和家庭都要注意提供合理、营养均衡的膳食，食物品种多样化，荤素搭配，保证供给幼儿足够的热量和营养素。在此基础上，要针对体弱儿的具体情况，制定特殊的食谱，如贫血的幼儿，应选择优质蛋白质和含铁丰富的食物，如瘦肉、鱼类、动物肝脏、蛋黄，还要多摄入富含维生素 C 的蔬菜和水果；患佝偻病的体弱儿，不仅要多晒太阳，还要多摄入富含维生素 D、钙、磷的食物，如蛋类、鱼虾、奶类、豆类及豆制品等。

此外，要培养幼儿良好的进餐习惯。注意饮食卫生，餐前洗手。进餐时注意力集中，细嚼慢咽，不偏食挑食，不暴饮暴食。平时不吃或少吃零食。

3. 进行户外活动，增强身体素质

体弱儿的身体素质相对较弱，所以要积极引导他们参加户外活动进行体育锻炼，增强体质，促进其健康成长。第一，保证户外活动时间。幼儿园教师利用一日生活当中各个可以利用的活动时间，尽量多组织户外活动，除非天气情况不允许，体弱儿原则上每天应有 2 小时的户外活动时间。第二，运动量要合适。每个幼儿的活动量由小到大逐步增加，并且活动与休息适时交替。此外，要根据不同体质安排不同的运动量和运动方式。如患有先天性心脏病的幼儿不宜参加剧烈运动，可以进行一些轻松愉悦的游戏活动。第三，注意户外活动中的护理。运动前，根据天气情况和幼儿的穿衣情况及时增减衣物，并且备好毛巾和开水，做好热身运动。在活动过程中，及时帮助幼儿擦汗，注意观察幼儿的身体情况，时刻关注其运动量，适时提醒幼儿休息。运动后，做好整理活动，提醒幼儿穿上活动前脱掉的衣服，适当休息，及时补充水分。

4. 做好日常照护，促进健康成长

要真正促进体弱儿的健康成长，幼儿园的所有保教人员应该互相配合，共

同关心体弱儿，共同做好照护工作。例如，根据季节做好降温、保暖工作；午餐时，注意观察体弱儿的食欲，鼓励他们吃完自己的一份饭菜；午睡时加强巡查，观察体弱儿的脸色、呼吸、冷暖，细致照顾体弱儿，及时为体弱儿盖被、擦汗，起床时提醒体弱儿及时穿衣等。

核心概念

- 肥胖儿是指因体内脂肪储存过多，使体重超过相应身高标准体重20%的儿童。
- 体弱儿是指由于先天或后天因素而使生长发育明显受到影响的儿童。

另外，针对不同体质的幼儿进行有针对性的照护。针对反复呼吸道感染的幼儿，应根据天气变化及时增减衣服，特别注意头部、颈部的保暖，睡眠时应避免着凉，让幼儿避开对流的窗户；冬春季少去人多的公共场所。针对反复消化道感染的幼儿，要特别注意培养良好的卫生习惯，如饭前便后洗手，不用手抓食物，不吸吮手指等，为幼儿提供易消化、富营养、卫生干净的食物。

此外，密切家园协作，共同做好体弱儿营养摄入、锻炼和睡眠方面的管理工作，以真正全方位地促进孩子的健康成长。

相关链接

小儿哮喘的家庭护理

哮喘常反复发作，难以根治，不但严重影响患儿的身心健康，也给患儿家长带来了沉重的经济负担和精神压力。然而，小儿哮喘也不是不可战胜的。只要了解哮喘的起因，掌握正确的预防和控制方法，就可以有效地减少哮喘的发病次数和减轻发病程度，逐渐摆脱哮喘的困扰。

1. 密切观察发作时的先兆，如发现患儿咳嗽、咽痒、打喷嚏、流涕等呼吸道黏膜的过敏症状，或有发热、咳嗽、咳脓痰，而且咳嗽逐渐加重等上感症状，应按医嘱给药，以控制哮喘症状。

2. 由于哮喘多在夜间发作，常会使家人惊慌，特别是首次发作，最好去医院明确诊断病因。以后可视情况而定，一般轻症、中症可在家治疗和护理。发作时可按医嘱给药。

3. 若患儿咳痰无力，可帮助排痰，方法是五指并拢，略弯曲，轻拍患儿背部，先自边缘向中心，再自下而上拍打，一边拍打，一边鼓励患儿将痰咳出。

4. 保持环境安静，帮助患儿取半坐位或最舒适体位，并用亲切的语言安慰，以解除其恐惧与不安，使之身心得到充分休息。

5. 饮食上要给清淡、易消化的半流质或软食，让患儿多吃新鲜蔬菜、水果，以利通便，忌吃刺激性食物及冷饮，减少诱发因素。鼓励患儿多饮水，以补充水分。平时应多带患儿进行户外活动，晨起散步，呼吸新鲜空气，做广播体操或游泳以增强体质。一年四季坚持用冷水洗脸、洗手，可增强冬季的耐寒能力，预防感冒。年长儿可训练其做胸、腹式呼吸操，吸气用鼻，呼气用口，在胸腹部加压，使呼气时间延长，尽量排出肺部剩余气体，增强换气功能。

6. 帮助患儿养成规律的生活习惯，保证充足的睡眠（一般为10～12小时），白天最好午睡1～2小时，不偏食，按时刷牙、漱口，正确执行生活日程表。在患儿能耐受的前提下，尽可能让患儿提高自理能力，以减少依赖性。

学以致用

小组学习：如果你发现班里有个体弱儿，他的饮食习惯很不好，总是这个不吃那个不要。你会如何纠正他偏食挑食的习惯？

第一，心情愉快，轻松就餐。

教师要创设轻松愉悦的进食环境，餐前听听有趣的故事，餐中欣赏轻松愉悦的乐曲。教师语言亲切，态度和蔼，不强迫体弱儿进食，鼓励其愉快进食。此外，选择符合幼儿心理特点的餐具也很重要。

第二，感受成功，体验自信。

让体弱儿先进餐，刚开始少盛饭菜，后面多添几次，每次添能够很快吃完，教师及时给予表扬和鼓励，让体弱儿感受到成功的喜悦。另外，在中大班，教师将饭菜放在安全方便的位置，让幼儿自己去盛。这样不仅让他们有一种新鲜感，而且可以增强他们的自信心。

第三，同桌进餐，学习榜样。

提供模仿的机会。幼儿好模仿，容易受周围小伙伴的影响。利用幼儿的心理特点，发挥榜样的力量，让体弱儿与食欲好、食量大的幼儿同桌进餐，使其受到感染，可增加其进食量。

第四，增进认知，改变行为。

进餐前，教师形象生动地向幼儿介绍饭菜的营养和味道，让幼儿懂得各种食物对身体的作用和好处，由此让幼儿对食物产生好感，这样幼儿会吃得特别香甜。这有利于纠正幼儿挑食的不良习惯，尤其是对中大班的幼儿，这个方法效果会很好，有了正确的认知就会有意识地改变不良的行为习惯。

第五，改善烹饪方法，提高食欲。

通过改善烹饪方法，尽量把食物做得适合幼儿的心理特点，色、香、味、形俱佳，以引起幼儿的食欲；把幼儿原来不爱吃的菜包到馄饨、饺子、包子里面，使其不知不觉地吃下去。这样既可以避免营养缺乏，又可以让幼儿对各种食物都有好感。

学习效果检测

专题六学习任务 6.4
云测试

一、单项选择题

1. 预防单纯性肥胖的不当措施是（　　）。

A. 少喝含糖多的饮料　　B. 少吃油腻的食物

C. 平衡膳食，加强锻炼　　D. 节食减肥

2. 体重超过标准的（　　）为轻度肥胖。

A. 10% ～ 20%　　B. 20% ～ 30%　　C. 30% ～ 50%　　D. 50% 以上

3. 关于肥胖儿一日三餐热量分配表述正确的是（　　）。

A. 早餐 35%、午餐 45%、晚餐 20%　　B. 早餐 45%、午餐 35%、晚餐 20%

C. 早餐 25%、午餐 45%、晚餐 30%　　D. 早餐 20%、午餐 45%、晚餐 35%

4. 关于可能造成儿童体弱的重要原因表述正确的是（　　）。

A. 先天不足　　B. 后天的不良生活习惯

C. 不合理的饮食结构、某些疾病　　D. 以上都是

5. 关于组织体弱儿进餐描述不正确的是（　　）。

A. 心情愉快，轻松就餐　　B. 少盛勤添，感受成功

C. 同桌进餐，学习榜样　　D. 严肃认真，多多吃饭

二、简答题

1. 形成肥胖的原因有哪些？
2. 简述对肥胖儿的照护。
3. 体弱儿是什么因素造成的？
4. 应如何全方位地护理体弱儿？

三、材料分析题

一般肥胖儿食欲都特别好，有的教师会有意识地控制其食量，但有的家长认为胖一点没关系，孩子食欲好多吃饭菜是好事，教师不用管。你怎么看待这件事？

致幼儿

亲爱的小朋友，我想对你说：

幼师宣言

教育儿童服从真理、服从集体，养成儿童自觉的纪律性，这是儿童道德教育最重要的部分。

——陈鹤琴

专题七

幼儿园健康管理制度

幼儿正处在生长发育过程中，各器官、系统都没有发育完善，机体调节能力和抵抗力差，很容易患病，再加上幼儿自我保护意识差，不知道该如何保护自己。为了让幼儿尽量少生病或不生病，幼儿园必须建立各种保健制度，进行必要的健康管理以保障幼儿身心健康发展。本专题主要包含三个学习任务：健康检查制度、卫生与消毒制度以及疾病防控制度。

专题导图

幼儿园健康管理制度

- 健康检查制度
  - 幼儿的健康检查制度
  - 工作人员的健康检查
- 卫生与消毒制度
  - 幼儿园卫生制度
  - 幼儿园消毒制度
- 疾病防控制度
  - 传染病防控制度
  - 疫情防控应急预案和现场处置
  - 常见病预防管理制度

学习初体验

学习初体验：观看晨检视频。

学习交流：幼儿园为什么要组织晨检？晨检的主要内容是什么？

学习任务 7.1 健康检查制度

学习任务单

学习目标	1. 能说出幼儿园健康检查制度的基本内容。 2. 熟悉晨检、午检的操作方法。 3. 掌握晨检的主要内容和方法。 4. 学会细心地做好晨检及全日健康观察的工作。 5. 增强幼儿保健意识，提高卫生保育责任心。	
学习时数	2 课时	
学习方法建议	课前预习：课前根据学习目标，自主学习书本有关知识，并查找相关课外资料进行学习。有条件的可以到附近的幼儿园了解幼儿园健康检查制度的基本内容。 课上学习：带着问题上课，师生共同探讨幼儿园健康检查制度的基本内容和方法。积极参与讨论和发言，认真操作，掌握晨检的操作方法。 课后练习：课后及时复习，独立完成“学习效果检测题”，以巩固基础知识，并进行晨检技能的巩固训练。	
学习运用	在本任务中学习的健康检查制度知识可以用于幼儿园一日活动的全日健康观察和晨检活动中。	
学习收获		同学填
学习反思		同学填

学习情境描述

一天早晨，王倩刚刚走到幼儿园门口，便有一位年轻的妈妈疾步走到她身边，说自己的宝宝今年三周岁可以入园了，但不知道入园前要不要进行体检，应该到哪里体检，入园后幼儿园有哪些制度可以保障幼儿的身体健康，和幼儿密切接触的保教人员是不是也要体检。王倩说孩子和老师应该都是要体检的，但具体不清楚什么时候在什么地方体检，至于健康保障，幼儿园有晨检等制度。如果你是王倩，会怎么回答呢？

情境问题

晨晨要上幼儿园了，请你试着解答家长的疑问：幼儿入园前应该什么时候到哪里体检？幼儿入园后又有哪些健康检查？

学习笔记

学习驿站

一、幼儿的健康检查制度

（一）入园健康检查

为了全面了解幼儿的生长发育情况和身体状态，入园前，幼儿必须进行全面的体格检查。体格检查一般在当地妇幼保健机构或卫生行政部门指定的医疗卫生机构进行，有统一规定的健康检查项目。幼儿体检合格后才能入园，体检结果一个月内有效。幼儿入园时应将填写完整的健康检查表和预防接种证交幼儿园审核。

入园体检时如发现有一般性疾病（如营养不良、贫血等）可以先入园后矫治；如患传染性疾病应先隔离治疗，痊愈后凭医院证明方可入园；有严重先天性心脏病、癫痫、中度以上智力低下（不适应集体生活，不能接受教育）等疾患的儿童未矫治前不宜入园。

想一想

如何才能及时了解幼儿的身体健康状况？

（二）定期健康检查

为了动态了解幼儿的生长发育情况，幼儿入园后要定期体检。儿童定期健康检查项目包括测量身长（身高）、体重，检查口腔、皮肤、心肺、肝脾、脊柱、四肢等，测查视力、听力，检测血红蛋白或血常规。

1～3 岁儿童每年进行健康检查 2 次，每次间隔 6 个月；3 岁以上儿童每年进行健康检查 1 次。定期体检后应当及时向家长反馈健康检查结果，并进行幼儿健康状况分析评价和疾病统计，发现疾病或营养问题要及时矫治。

儿童离开幼儿园 3 个月以上需重新按照入园检查项目进行健康检查。

视频：晨检

（三）晨、午、晚检

为随时了解幼儿的健康状况，及时发现疾病，控制疾病，在幼儿早晨起床

（寄宿制幼儿园）或入园、午睡起床后、晚间入睡前（寄宿制幼儿园），都必须进行健康情况的检查。

考证指南

幼儿晨、午、晚检的内容和方法是需要掌握的重点内容。

晨间检查应相对做得仔细些。检查的主要内容和方法可概括为一问、二摸、三看、四查。具体除观察幼儿精神、脸色，测（或手感）体温，询问在家健康状况外，还应根据幼儿的年龄、健康状况、传染病发病季节等做重点检查，如咽喉是否红肿、腮部有无肿大、皮肤有无皮疹、是否携带不安全的物品等。晨检无异常者发给表示健康的晨检牌，让幼儿进班。如发现异常情况，要及时处理并记录。对有疑似传染病或其他疾病者，可由家长带幼儿去医院就诊或留在观察室临时隔离观察。

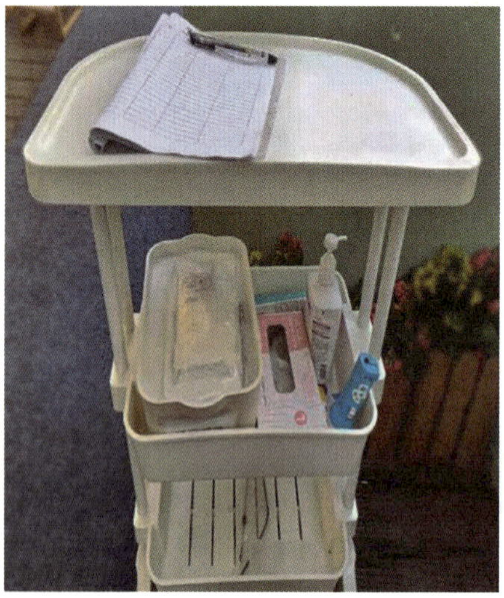

图 7-1 晨检所需物品

（四）全日健康观察

幼儿的身体状况随时会发生变化，在晨、午、晚检中没发现问题，并不代表幼儿身体一整天都没有问题，所以保教人员要全天在各环节中观察和了解幼儿健康状况，应当对幼儿进行全日健康观察，内容包括饮食、睡眠、大小便、精神状况、情绪、行为等。对有病和体弱的幼儿加强生活护理，发现异常情况立即与保健老师联系，并做好全日观察记录。

保健老师应每日上午、下午巡视各班级，向班上老师、保育员了解幼儿的健康状况，发现患病、疑似传染病儿童应当尽快隔离并与家长联系，及时到医院诊治，并追踪诊治结果。

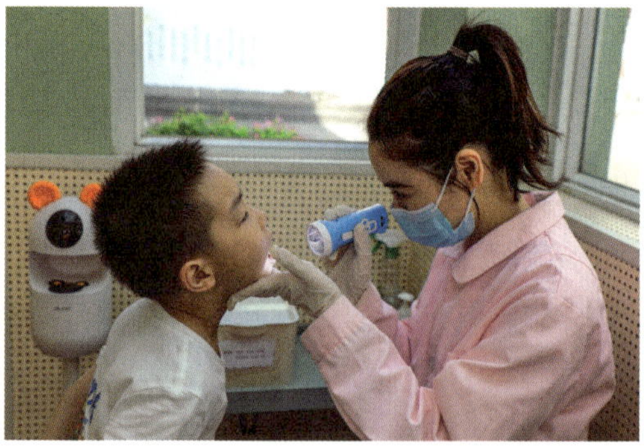

图 7-2 晨检

学习笔记

情境问题

有的家长认为幼儿的健康检查是比较多的，如果患病一般都能及时发现。但是他们还有疑问：保教人员需要体检吗？如何及时发现保健人员是否患有传染病？请你试着回答一下。

二、工作人员的健康检查

学习笔记

（一）上岗前的健康检查

幼儿园工作人员上岗前必须按照《托儿所幼儿园卫生保健管理办法》的规定，到县级以上人民政府卫生行政部门指定的医疗卫生机构进行健康检查，取得《托幼机构工作人员健康合格证》后方可上岗。患有传染性疾病的人员未治愈前不得在托幼机构工作，精神病患者、有精神病史者不得在托幼机构工作。

（二）上岗后定期健康检查

上岗后，幼儿园在岗工作人员必须按照《托儿所幼儿园卫生保健管理办法》规定的项目每年进行1次健康检查。检查合格后方可继续留用，必须持证上岗。入职后如患有传染性疾病，必须立即离岗治疗。工作人员离岗1个月以上，由县级以上人民政府卫生行政部门指定的医疗卫生机构出具诊断证明，并取得《托幼机构工作人员健康合格证》后，方可回园工作。

相关链接

《托儿所幼儿园卫生保健管理办法》已于2010年3月1日经卫生部部务会议审议通过，并经教育部同意，自2010年11月1日起施行。

《托儿所幼儿园卫生保健管理办法》节选

第一条　为提高托儿所、幼儿园卫生保健工作水平，预防和减少疾病发生，保障儿童身心健康，制定本办法。

第二条　本办法适用于招收0～6岁儿童的各级各类托儿所、幼儿园（以下简称托幼机构）。

第三条　托幼机构应当贯彻保教结合、预防为主的方针，认真做好卫生保健工作。

第十二条　托幼机构聘用卫生保健人员应当按照收托150名儿童至少设1名专职卫生保健人员的比例配备卫生保健人员。收托150名以下儿童的，应当配备专职或者兼职卫生保健人员。

第十三条　托幼机构卫生保健人员应当定期接受当地妇幼保健机构组织的卫生保健专业知识培训。

托幼机构卫生保健人员应当对机构内的工作人员进行卫生知识宣传教育、疾病预防、卫生消毒、膳食营养、食品卫生、饮用水卫生等方面的具体指导。

第十四条　托幼机构工作人员上岗前必须经县级以上人民政府卫生行政部门指定的医疗卫生机构进行健康检查，取得《托幼机构工作人员健康合格证》后方可上岗。

托幼机构应当组织在岗工作人员每年进行1次健康检查；在岗人员患有传染性疾病的，应当立即离岗治疗，治愈后方可上岗工作。

精神病患者、有精神病史者不得在托幼机构工作。

第十五条　托幼机构应当严格按照《托儿所幼儿园卫生保健工作规范》开展卫生保健工作。

托幼机构卫生保健工作包括以下内容：

（一）根据儿童不同年龄特点，建立科学、合理的一日生活制度，培养儿童良好的卫生习惯；

（二）为儿童提供合理的营养膳食，科学制订食谱，保证膳食平衡；

（三）制订与儿童生理特点相适应的体格锻炼计划，根据儿童年龄特点开展游戏及体育活动，并保证儿童户外活动时间，增进儿童身心健康；

（四）建立健康检查制度，开展儿童定期健康检查工作，建立健康档案。坚持晨检及全日健康观察，做好常见病的预防，发现问题及时处理；

（五）严格执行卫生消毒制度，做好室内外环境及个人卫生。加强饮食卫生管理，保证食品安全；

（六）协助落实国家免疫规划，在儿童入托时应当查验其预防接种证，未按规定接种的儿童要告知其监护人，督促监护人带儿童到当地规定的接种单位补种；

（七）加强日常保育护理工作，对体弱儿进行专案管理。配合妇幼保健机构定期开展儿童眼、耳、口腔保健，开展儿童心理卫生保健；

（八）建立卫生安全管理制度，落实各项卫生安全防护工作，预防伤害事故的发生；

（九）制订健康教育计划，对儿童及其家长开展多种形式的健康教育活动；

（十）做好各项卫生保健工作信息的收集、汇总和报告工作。

第十六条　托幼机构应当在疾病预防控制机构指导下，做好传染病预防和控制管理工作。

托幼机构发现传染病患儿应当及时按照法律、法规和卫生部的规定进行报告，在疾病预防控制机构的指导下，对环境进行严格消毒处理。

在传染病流行期间，托幼机构应当加强预防控制措施。

第十七条　疾病预防控制机构应当收集、分析、调查、核实托幼机构的传染病疫情，发现问题及时通报托幼机构，并向卫生行政部门和教育行政部门报告。

第十八条　儿童入托幼机构前应当经医疗卫生机构进行健康检查，合格后方可进入托幼机构。

托幼机构发现在园（所）的儿童患疑似传染病时应当及时通知其监护人离园（所）诊治。患传染病的患儿治愈后，凭医疗卫生机构出具的健康证明方可入园（所）。

儿童离开托幼机构 3 个月以上应当进行健康检查后方可再次入托幼机构。

医疗卫生机构应当按照规定的体检项目开展健康检查，不得违反规定擅自改变。

学以致用

分组模拟保健老师进行晨检训练

一、活动准备

1. 学习《幼儿园健康检查制度》，了解有关幼儿入园的健康要求。

2. 熟悉晨检的内容和方法，做好相关物品的准备工作。

（1）晨检教师提前到岗，换好干净的工作服，保持仪表整洁，不留长指甲，手指上不戴饰物，以免刮伤幼儿。

（2）用消毒水和清水将晨检台和晨检器械擦干净。放好晨检用品，如压舌板、手电筒、消毒毛巾、体温计、棉签、晨检牌等。

（3）准备好幼儿的晨检记录表和家长委托的幼儿吃药的记录本。

（4）准备一瓶免洗消毒液。每晨检一人，消毒手一次。

二、活动过程

（一）晨检过程

1. 一问：询问家长，幼儿有无不舒服，以及在家的饮食、睡眠和大小便情况。有药带至幼儿园的，及时与家长做好“三核对”工作，即核对姓名、药剂名称、用药时间和方法，并请家长签名。

2. 二摸：用手触摸幼儿额头，了解是否发热，可疑幼儿要测量体温。触摸幼儿颈部淋巴结及腮腺是否肿大。

3. 三看：察看幼儿的咽喉、面色、皮肤、精神状况等有无异常。

4. 四查：检查幼儿是否携带危险物品或幼儿不宜食用的食品。发现问题一定要及时处理。

5. 记录：及时记录《晨间检查登记表》。

6. 特殊情况处理：发现疑似传染病的幼儿，应立即带到隔离室隔离留验，并请家长带幼儿到医院就诊，要说明必须待疾病痊愈且隔离期满后方可返园。

（二）晨检后续工作

1. 统计汇总晨检情况，并将《晨间检查登记表》归档。

2. 晨检后，晨检教师要认真巡视各班级，告知各班教师晨检基本情况，提醒班级教师对身体欠佳的幼儿和情绪低落的幼儿加倍关注和照顾。

3. 晨检完成后，将异常情况汇总后报告给幼儿园领导、教育行政管理部门以及辖区疾病预防控制机构。

学习效果检测

专题七学习任务 7.1 云测试

一、单项选择题

1. 幼儿园晨检的主要内容和方法可概括为“一问、二摸、三看、四查”，其中“一问”不包括（　　）。

A. 询问家长幼儿在家的饮食情况　　B. 询问家长幼儿在家的睡眠情况

C. 询问家长幼儿在家的排便情况　　D. 询问家长幼儿在家的学习情况

2. 幼儿园晨检中的“二摸”是指（　　）。

A. 摸额头和手心　　B. 摸腋下和额头

C. 摸额头和腮部　　D. 摸手心和腮部

3. 下列不属于全日健康观察内容的是（　　）。

A. 游戏情况　　B. 睡眠情况

C. 食欲情况　　D. 大小便情况

4. 下列属于晨、午、晚检检查内容的是（　　）。

A. 测查视力　　B. 观察精神状况

C. 测量身高　　D. 测量体重

5. 幼儿入园前必须经过（　　）。

A. 身高体重测量　　B. 头围胸围测量

C. 全身健康检查　　D. 心理健康测查

二、简答题

1. 幼儿园晨检的主要内容和方法有哪些？

2. 幼儿的健康检查制度包括哪些内容？

3. 为何保教人员入职前必须进行健康检查？

三、实践题

到幼儿园进行一日活动的见习，观察保健老师是如何进行晨检的，并了解保教人员是从哪几个方面进行一日健康观察的。

学习任务 7.2
卫生与消毒制度

学习任务单

学习目标	1. 了解幼儿园卫生制度的基本内容。 2. 掌握消毒的主要内容和方法。 3. 熟悉玩具消毒、餐桌消毒等的操作方法。 4. 学会耐心做好幼儿园环境卫生和个人卫生的工作。 5. 增强保健意识，提高卫生保育责任心。	
学习时数	2 课时	
学习方法建议	课前预习：课前根据学习目标，自主学习书本相关知识，并查找相关课外资料进行学习。可到附近的幼儿园了解幼儿园卫生与消毒制度的基本内容。 课上学习：课堂上师生共同探讨幼儿园卫生与消毒制度的基本内容和方法。主要采用讨论法、情境模拟法、操作法进行学习，要求积极参与讨论和发言，认真操作以熟悉消毒的操作方法。 课后练习：课后及时复习，并在此基础上关书独立完成“学习效果检测题”，并进行玩具消毒技能的巩固训练。	
学习运用	在本任务中学习的卫生和消毒制度可以用于保育员的清洁与消毒的具体工作中和带班老师的生活管理工作中。	
学习收获		同学填
学习反思		同学填

学习情境描述

王倩每天早上到幼儿园后的第一件事情就是和本班的保育员一起搞卫生，把教室打扫得干干净净，但其他地方的卫生工作做得很少。王倩发现，厕所常有臭味，玩具也是比较长的时间才清洗和消毒一次。王倩觉得保育员有些工作做得不到位，但具体哪些工作做得不到位她也不清楚。幼儿园的卫生制度应该包含哪些内容？幼儿园的消毒制度有什么要求？

情境问题

幼儿园是幼儿的第二个家，为了使幼儿少生病，健康快乐地成长，你认为幼儿园应该为幼儿提供怎样的环境，每日应有哪些常规的清洁工作？

学习驿站

想一想

幼儿园卫生制度应该包含哪些内容？

学习笔记

一、幼儿园卫生制度

依据《托儿所幼儿园卫生保健工作规范》，每所幼儿园都应建立适宜的卫生制度，一般应包括以下内容。

（一）环境卫生制度

①幼儿园应当建立室内外环境卫生清扫和检查制度，每周全面检查 1 次并记录，为儿童提供整洁、安全、舒适的环境。

②保持室内空气清新、阳光充足。采取湿式清扫方式清洁地面。

③教室、各功能室的地面、墙壁、黑板、门窗、桌椅、讲台等室内所有物品均要整齐整洁，表面干净，做到无味无污渍、无果壳、无纸屑、无垃圾。

④卧室内无蜘蛛网，无积尘，无乱牵线索，无乱挂衣服。地面拖洗干净，无污水，无纸屑果皮。被褥折叠整齐，日常用品摆放整齐。

⑤厕所清洁通风，地面不湿滑，保持干燥，便池要及时冲刷，定时打扫并消毒，保持干净、无异味。

⑥室外整洁、美观、安全。做到无味、无积土、无瓜皮纸屑、无废弃物、无垃圾。

⑦保持玩教具、图书表面的清洁卫生，每周至少进行 1 次玩具清洗，每两周图书翻晒 1 次。

⑧抹布用后及时清洗干净，晾晒干燥后存放；拖把清洗后应当晾晒或控干后存放。

⑨被褥每两周晒 1 次，被套、床单每月清洗 1～2 次。夏天枕席、凉席每日用温水擦拭。

（二）个人卫生制度

①幼儿每人一巾一杯、一床一被，日常生活用品专人专用，做好清洁消毒工作。

②幼儿饭前便后要用肥皂、流动水洗手，手脏了随时洗，经常保持清洁。

③养成早晚洗脸、刷牙，饭后漱口的良好卫生习惯。

④幼儿服装干净整齐，每周剪手指甲 1 次，每两周剪脚指甲 1 次。

⑤工作人员应当保持仪表整洁，注意个人卫生。饭前便后和照顾幼儿前应用肥皂、流动水洗手；不留长指甲，上班时不戴戒指等首饰。

学习笔记

情境问题

有的保育员会定期清洗玩具，但是几乎从来不消毒，认为洗干净就可以了。你认为消毒和清洁是一回事吗？幼儿园里哪些东西需要消毒？

二、幼儿园消毒制度

清洁指去除物体表面的可见污染物，使之变得干净整洁的过程。消毒是指杀灭和清除各种传播媒介上的病原微生物的过程。消毒之前一般都要进行清洁，但清洁不等于消毒。

1. 环境消毒

幼儿的活动室、卧室、卫生间要经常开窗通风换气。等幼儿离园后，可用紫外线灯照射消毒，每周消毒 1 次，呼吸道疾病流行时每天消毒 1 次。

2. 玩具消毒

玩具要每周进行清洁和消毒，发生传染病时每天消毒 1 次。具体的消毒方法是，塑料玩具先用洗涤剂清洗，再用流动水冲洗干净，然后用消毒液浸泡 30 分钟，取出后用流动水冲洗干净，晾干。木质玩具先用清水擦拭干净，再用消毒液擦拭，最后用清水擦干净。

视频：消毒玩具

3. 食具消毒

幼儿食具消毒的主要方式是煮沸消毒法和蒸汽消毒法。注意在使用煮沸消毒法时，水面应浸没所有的食具，水煮沸后 10 分钟消毒完毕。用蒸汽消毒法时，餐具放置要松散，水煮沸冒蒸汽后30分钟消毒完毕。消毒好的食具要注意保洁。

学习笔记

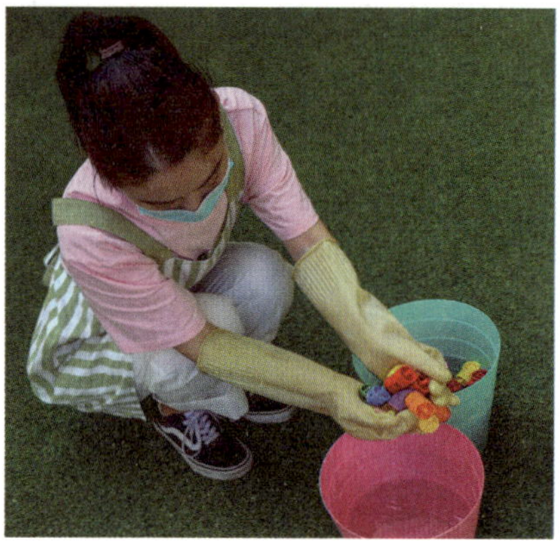

图 7-3　消毒玩具

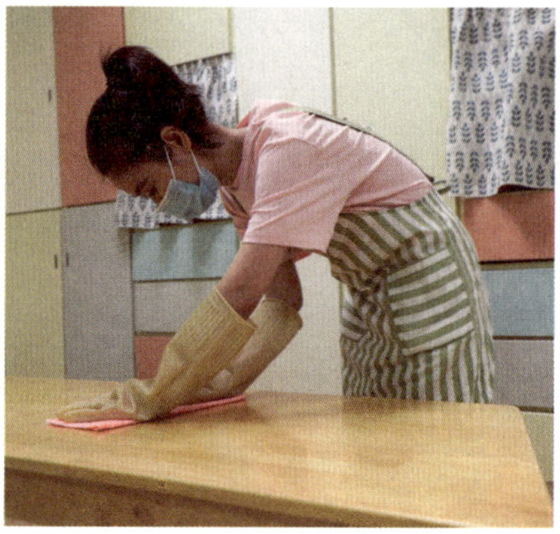

图 7-4　消毒餐桌

4. 被褥、床单消毒

幼儿用的被子、床单、枕套等每月清洗1～2次。被褥、床单每两周晒一次。发生传染病时可以用煮沸法或者一定浓度的消毒剂消毒。

5. 桌子、椅子消毒

桌子、椅子每天要清洁消毒，先用清水抹布擦拭桌子、椅子，再用消毒抹布擦拭，最后再用清水擦一遍。

6. 便器消毒

每天要清洁消毒，用清水随时冲刷，做到无异味。可用含氯石灰或者过氧乙酸溶液浸泡半小时进行消毒。

7. 体温计消毒

用75%的酒精浸泡消毒5分钟，每次用前用棉球擦干净。

相关链接 ▶▶

幼儿园物质环境的创设

狭义的幼儿园环境是指在幼儿园中，对幼儿身心发展产生影响的物质和精神要素的总和。按性质分为物质环境和精神环境。

一、幼儿园物质环境的基本要素

幼儿园物质环境主要包括园舍建筑、设施设备、活动场地、教学器材、玩具学具、图书声像资料、环境布置、空间布置以及绿化等有形的东西，是保证幼儿园各项教育、教学活动顺利进行的必要条件。幼儿园物质环境具有保育和教育的功能。

幼儿园内建筑物的主体是幼儿的直接用房，最好南北朝向，以2～3层为宜。附属建筑与主体建筑要分开。

二、幼儿园户外环境的卫生要求

幼儿园户外环境主要包括自然生态环境、活动场地、大型玩具及体育器材、园艺区、种植区、动物区等。

对幼儿园户外环境的要求：在安全、卫生的前提下，充分绿化、美化和自然化。幼儿园每班都应有单独的、靠近活动室的户外活动场地，场地上可设沙坑及各种游戏设备。各班的户外活动场地之间应用绿篱隔开，以便在传染病流行期间实行隔离。园内最好设有公用的活动场地，以便全园组织活动时使用。

幼儿园应有充分的绿化，最好做到春季有花、夏季有荫、秋季有果、冬季有青。绿化、美化是幼儿园户外环境的突出特色。

三、幼儿园室内环境的卫生要求

幼儿园房舍的空间规划与布置、室内的用具和设备主要构成了幼儿园的室内环境。室内环境应尽可能采用自然光，以自然通风为主。要保证适当的空间密度，因为拥挤的空间会导致幼儿的攻击性行为变多，使活动的参与性与社会交往减少。

每个班级应有一套单独使用的房间，组成独立的单元。以活动室为主，盥洗室、厕所、卧室与其相通，每班都有出口，利于隔离。

四、幼儿园用具设备的卫生要求

拥有合乎卫生要求的用具设备是幼儿教育得以实施的必要物质基础，尤其是与幼儿生活关系密切的桌椅家具、玩具、书籍、文具等，对幼儿的健康发展影响甚大。用具设备总的卫生要求包括舒适美观、便于清洗、安全无害、布置合理。

1. 玩具的卫生要求

（1）大小、重量适宜，结实耐用。

（2）不含有毒物质。

（3）容易清洗和消毒，以塑料玩具为最好。

（4）安全可靠，无锐利的尖角。

2. 书籍的卫生要求

幼儿读物的文字、插图及符号要大而清晰，文字与纸张之间在色调上有明显的对比。纸张要耐用，不易破损，纸面要平整、光滑，而又不反光。书籍的重量适于幼儿。过脏、过破的图书不宜继续使用。

3. 文具的卫生要求

幼儿应选用不含有毒色素或有毒物质的铅笔、蜡笔、绘画颜料、墨水等。铅笔杆上应有不脱落、不溶于水的透明漆膜。铅笔芯不宜太硬，否则字迹太浅，易造成幼儿视力疲劳。

4. 桌椅的卫生要求

幼儿在幼儿园里，绝大部分时间是在课桌椅上度过的。合适的桌椅有助于培养幼儿良好的坐姿，防止脊柱弯曲，保护视力，防止疲劳，有利于幼儿的生长发育。

（1）椅子

椅高：合适的椅高应与小腿高相适应，或低于小腿高 1 厘米（在穿鞋的情况下）。

椅深：适宜的椅深应使大腿长度的 3/4 置于椅面上。

椅宽：适宜的椅宽应是幼儿的臀部宽再加 5 ～ 6 厘米。

椅背：椅背高度应至幼儿肩胛骨下缘，在腰部设有横档，横档以上以向后侧倾斜 7° 为宜。

注意：幼儿坐的椅子不宜太重，以便幼儿搬动。

（2）桌子

幼儿用的桌子必须与椅子相匹配，使桌椅间的高度差适宜，并注意桌子本身的结构和大小。

桌椅高度差：合适的桌椅高度差约等于人体的 1/3 坐高。

（来源：王东红，王洁．学前儿童卫生保健．北京：高等教育出版社，2012：120−123）

学以致用

分组进行餐桌的清洁和消毒训练

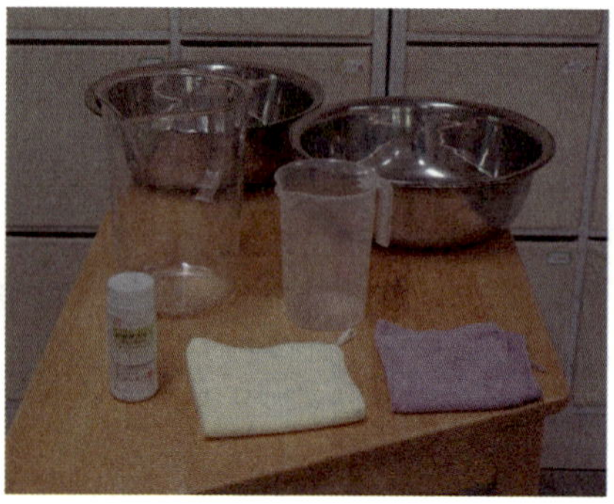

图 7-5　餐桌消毒所需物品

一、活动准备

1. 学习《幼儿园卫生消毒制度》，熟悉幼儿园的消毒要求。
2. 准备两个盆，一个盆装清水，一个盆装消毒水。
3. 消毒剂（一般使用次氯酸钠类消毒剂）、量杯、两条方毛巾。

二、活动过程

1. 按 1∶200 消毒剂与水的比例，用量杯进行配比，浸泡毛巾 10 分钟。
2. 第一遍用清水擦拭桌子，把方毛巾对折再对折，一共四个面，用四个面擦一张桌子。从左到右擦，不要漏擦，四个桌角都要擦。
3. 第二遍用消毒水泡过的毛巾来擦桌子，方法同第一遍。
4. 用消毒水擦拭完后，桌子要放置 20 分钟，以便更好地杀菌。
5. 把第一遍和第二遍擦拭桌子的毛巾用肥皂清洗干净。
6. 第三遍用干净毛巾蘸清水擦拭。

学习效果检测

专题七学习任务 7.2
云测试

一、单项选择题

1. 关于幼儿园的消毒制度，下列正确的是（　　）。

A. 桌子一周一消毒　　B. 餐具一餐一消毒

C. 玩具一月一消毒　　D. 卫生间一周一消毒

2. 关于幼儿个人卫生制度的表述，下列正确的是（　　）。

A. 幼儿每两周剪一次手指甲，每月剪一次脚指甲

B. 幼儿服装整齐，穿得漂亮

C. 幼儿可以合用一床被子

D. 饭前便后要洗手

3. 下列关于环境卫生制度的表述，不正确的是（　　）。

A 幼儿园室内外环境，每周全面检查一次

B. 卧室被褥折叠整齐，日常用品摆放整齐

C. 室外环境要整洁、美观、安全

D. 厕所保持干净，每天一次冲刷

二、简答题

1. 幼儿园建立卫生消毒制度有什么必要性？这与幼儿的健康有什么关系？

2. 为幼儿选择玩具应符合哪些卫生要求？

三、实践题

1. 到幼儿园进行一日活动的见习，观察保育老师是如何进行玩具、餐桌消毒的。

2. 观看玩具消毒视频，并进行实操训练。

学习任务 7.3
疾病防控制度

学习任务单

学习目标	1. 能说出传染病防控制度的基本内容。 2. 熟悉常见病预防管理制度的主要内容。 3. 熟悉发现疑似传染病例的处理方法。 4. 学会细心地做好传染病防控和常见病预防管理工作。 5. 在学习过程中增强卫生保育责任心。	
学习时数	2 课时	
学习方法建议	课前预习：课前根据学习目标，自主学习书本相关知识，并可到附近的幼儿园了解预防疾病的主要措施。 课上学习：带着预习中的困惑参加课堂学习。主要采用讨论法、情境模拟法进行学习和总结。要求积极参与讨论和发言，认真操作以熟悉发现疑似传染病例的处理方法。 课后练习：课后及时复习，并在此基础上关书独立完成“学习效果检测题”。尝试运用所学知识为幼儿园疾病防控献计献策，使理论与实践相结合。	
学习运用	在本任务中学习的幼儿园疾病防控制度知识可以用于保健老师和班级保教人员的保健管理工作中。	
学习收获		同学填
学习反思		同学填

学习情境描述

一天早上，王倩班里的贝贝到幼儿园已经 9 点了，她没有晨检就直接到班级活动室了。在幼儿园时，贝贝感觉头上脸上都很痒，而且还长了痘痘，她就用手去抓，结果抓了手上还有“水”，王倩见状告诉贝贝不要去抓，否则会抓痛的，但没有给予重视。贝贝回家后，妈妈带贝贝去了医院，检查结果是贝贝得了水痘。过了几天，班里又有几个小朋友陆陆续续得了水痘。你觉得王倩有什么地方做得不妥？幼儿园应建立哪些疾病防控制度？怀疑幼儿患传染病应马上采取什么措施防控？

情境问题

有的幼儿园教师发现班里有疑似传染病的幼儿时会手忙脚乱，不知道该怎么办。你认为如果发现班里有疑似传染病的幼儿应该怎么处理比较合适？

想一想

幼儿园疾病防控制度应该包含哪些内容？

学习笔记

学习驿站

一、传染病防控制度

幼儿园应该依据《托儿所幼儿园卫生保健工作规范》制定传染病防控制度，一般应包括以下内容。

①配合疾病预防控制机构做好幼儿常规接种、群体性接种或应急接种工作，积极预防传染病的发生。为每个幼儿建立预防接种卡，每次接种后要及时登记相关内容。

②认真做好日常卫生消毒工作，严格检查监督，积极预防传染病的发生和传播。

③班级老师每日登记本班儿童的出勤情况。对因病缺勤的儿童，应当了解儿童的患病情况和可能的原因，对疑似患传染病的，要及时报告给保健医生。保健医生接到报告后应当及时追查儿童的患病情况和可能的病因，以做到对传染病的早发现。

④家长有责任和义务及时把幼儿生病、吃药的情况告知保健医生和班主任；当发现幼儿患有传染性疾病时，应主动将情况告知幼儿园，积极配合幼儿园进行隔离治疗，避免传染病在幼儿园的传播和蔓延。

⑤保健医生应认真晨检，全面细致地了解幼儿的健康状况。在晨检中发现疑似传染病病例时，应当及时设立临时隔离室，对患儿采取有效的隔离控制措施。临时隔离室内的环境、物品应当实施随时消毒与终末消毒，控制传染病在园内爆发和续发。

⑥一旦幼儿园内发现传染病病例，保健医生应组织人员在第一时间做好园

学习笔记

舍的全面消毒工作。加强晨午检和全日健康观察，并采取必要的预防措施，保护易感儿童。对发生传染病的班级按要求进行医学观察，医学观察期间该班与其他班相对隔离。

⑦保健医生应当定期对儿童及家长开展预防接种和传染病防治知识的健康教育，提高防护意识和能力。传染病流行期间，加强对家长的宣传工作。

⑧建立传染病患儿的疾病档案，及时了解患儿的恢复情况。

⑨患传染病的幼儿隔离期满后，凭医疗卫生机构出具的痊愈证明方可返回幼儿园。

二、疫情防控应急预案和现场处置

通常在当地疾控中心发布重大传染病应急准备通知后，幼儿园就应当立即启动应急预案，指导园内疫情防控和现场处置工作。

应急预案应明确园内疫情防控的组织架构，组建领导小组，明确具体责任人和报告人，并对现场处置进行明确规范。

①及时发布信息。根据实际情况，及时向广大教职员工公布园内疫情及采取的防疫措施，让大家及时了解情况，以便更好地应对疫情，并及时按上级部门要求落实报告制度。

②宣讲疫情知识。依照政府统一部署，针对传染病的症状、特点、传播方式、严重程度和卫生注意事项等开展健康宣教活动，提高防护意识和防护能力。

③管控病患源头。配合医疗卫生部门对传染病患者和密切接触者做好隔离、医学观察和消毒工作。新发现的身体异常者，应及时就医或接受医学观察，暂停上学或上班。

④加强病情监测。对师生健康状况进行监测，登记缺勤人员，及时查明原因。

⑤做好卫生消毒工作。加强公共区域的清洁卫生，对活动教室、卧室、盥洗间、餐厅等公共场所和公用物品进行强化消毒，注意通风换气。

⑥加强门禁管理。严格控制外来人员来往，避免人群聚集和流动。

⑦提供心理支持。安排专人照护隔离患儿，并做好心理支持，消除其紧张、恐惧心理，做好与家长的沟通工作。

⑧总结和善后。疫情得到控制后，应及时将事件的详细情况和处理结果向上级部门报告。

情境问题

有的幼儿园教师认为传染病容易造成传染，我们一定要高度重视，但是对待常见病可以放松一些。对此你怎么看？

学习笔记

三、常见病预防管理制度

幼儿抵抗力差，既容易患传染病，也容易患常见病。常见病也会给幼儿的身心造成很大的危害（如对器官、系统的发育，对营养的摄入，对幼儿自信心的培养等方面），所以对幼儿常见病也要高度重视。

①幼儿园要培养幼儿良好的卫生习惯，并且提供合理平衡的膳食，让幼儿多进行户外活动，加强体格锻炼，以增强体质，提高抗病能力。

②对幼儿进行健康教育，重视五官（如眼、耳、口腔等）的保健工作，发现视力异常、听力异常、龋齿等问题进行登记管理，督促家长及时带患病儿童到医疗卫生机构进行诊断及矫治。

③对患有营养性疾病（如贫血、佝偻病、肥胖、营养不良等）的幼儿进行登记管理，对中重度贫血和营养不良儿童进行专案管理，督促家长及时带患病儿童进行治疗和复诊。

④对患有过敏症、先天性心脏病、哮喘、癫痫等疾病的幼儿进行登记，加强日常健康观察和保育护理工作。

⑤重视幼儿的心理健康问题，开展各项活动，进行儿童心理卫生知识的宣传教育，发现心理行为问题及时告知家长带幼儿到医疗保健机构进行诊疗，并建立记录档案，加强心理保健措施。

相关链接

某幼儿园传染病疫情报告制度

为了认真贯彻《中华人民共和国传染病防治法》、国务院《突发公共卫生事件应急条例》，为了使幼儿园的传染病疫情报告工作统一、有序，保障全体师生的身体健康和公共卫生，保证正常的教学秩序，结合本园实际，特制定传染病疫情报告制度。

某幼儿园传染病防治领导小组名单：

组长：园长

副组长：卫生保健分管

组员：园区园长、园区卫生保健老师

疫情报告人：卫生保健分管

消毒人员：各班老师

一、设立幼儿园传染病疫情报告人

幼儿园园长是传染病疫情报告的第一责任人。幼儿园传染病疫情报告人在园长的领导下，具体负责本园传染病疫情和疑似传染病疫情等突发公共卫生事件报告工作，负责组织开展对全体师生传染病防治知识的宣传教育；负责与指导全园幼儿的晨检与全日观察工作，定期对全园幼儿的出勤、健康情况进行巡查。

当出现以下三种情况时，疫情报告人应当马上向园长报告，幼儿园在第一时间向教育局相关职能处室及卫生防疫部门报告。

1. 同一班级，1 天内有 3 例或者连续 3 天内有多个幼儿（5 例以上）患病，并有相似症状（如发热、皮疹、腹泻、呕吐、黄疸等）。

2. 个别幼儿出现不明原因的高热、呼吸急促或剧烈呕吐、腹泻等症状。

3. 幼儿园发生群体性不明原因疾病或者其他突发公共卫生事件。

幼儿园协助疾病预防控制中心对本园发生的传染病疫情等突发公共卫生事件进行调查和处理，并接受教育行政部门与卫生行政部门对学校传染病疫情等突发公共卫生事件的督促、检查。

二、建立幼儿晨检、因病缺勤病因追查与登记制度

晨检应由保健老师进行，班主任、生活老师配合，对每个幼儿进行观察、询问，了解幼儿出勤、健康状况。发现幼儿有发热、皮疹、腹泻、呕吐、黄疸等传染病早期症状，以及疑似传染病患者时，应及时告知保健老师，保健老师要进行进一步排查，并将排查情况记录在当日的晨检记录本上，以确保做到对传染病患者的早发现、早报告。班主任要密切关注本班幼儿的出勤情况，对于因病缺勤的幼儿，要了解幼儿的患病情况和可能的病因，做到传染病患者早发现。

三、定期体检，建立幼儿健康档案

保健室每年组织、安排好幼儿、教职员工的体检工作，建立并完善幼儿、教职员工的健康档案。

四、报告方式

当出现符合本制度规定的报告情况时，疫情报告人应当以最方便的通信方式向教育局和疾控部门报告。

1. 任何人发现传染病患者或者疑似传染病患者时，均有报告的责任和义务，防止瞒报、漏报、缓报。

2. 畅通报告渠道，建立由教师→卫生保健→部主任→中心办公室→区教育行政部门、区疾控部门的传染病疫情发现、信息登记与报告制度；由卫生保健老师担任疫情报告人（中心主任为法定疫情报告人），

具体负责幼儿园传染病疫情和疑似传染病疫情等突发公共卫生事件报告工作。

3. 一旦发现有 1 例传染病或疑似传染病患者，发现者应根据传染病疫情报告制度在第一时间以最快最方便的通信方式（电话、网络、传真等）逐级上报到中心传染病防控领导小组。

4. 疫情报告内容包括：发病时间、发病地点、发病人数、发病人情况、主要症状、密切接触者、疫情经过、已采取的措施等。

5. 疫情报告人及时填写中心传染病疫情情况报告书，上交中心传染病防控领导小组备案。

6. 除幼儿以外，教职工生病被诊断为传染病或疑似传染病的，要及时主动报告中心传染病防控领导小组。

7. 经医院确诊的传染病病例，要求及时提供患病者的病历复印件交中心传染病防控领导小组备案。

学以致用

小组讨论：如果幼儿园内发现疑似重大传染性病例怎么处理？分组讨论并汇报交流。

1. 幼儿园应第一时间上报上级疾控中心。

2. 保健医生应马上组织人员做好园舍的全面消毒工作。

3. 加强晨午检和全日健康观察，并采取必要的预防措施，保护易感儿童。

4. 对发生传染病的班级按要求进行医学观察，医学观察期间该班与其他班相对隔离。

5. 班级里有两例以上急性传染病患者，全班要停课。疾病痊愈的幼儿要带市级以上医院的病愈证明方可回园。

学习效果检测

专题七学习任务 7.3 云测试

一、单项选择题

1. 下列有关传染病防控制度的叙述，正确的是（　　）。

A. 预防接种是家长的事，幼儿园无需登记

B. 对因病缺勤的幼儿，教师应该了解他的患病情况

C. 家长没有义务，一定要把孩子生病的情况告诉老师

D. 发现幼儿有疑似传染病时，先到班里观察一下再说

2. 对有营养性疾病的幼儿，幼儿园应该（　　）。

A. 让家长带回家调养　　B. 不用理会，正常照顾

C. 登记即可，不用太在意　　D. 登记管理，严重的需治疗

二、简答题

1. 如果幼儿园教师发现班里有疑似传染病的幼儿应该怎么处理？

2. 在当地疾控中心发布重大传染病应急准备通知后，幼儿园应怎么办？

三、实践题

到幼儿园了解为预防疾病幼儿园采取了哪些措施，教师、保育员各自的职责是什么。

致幼儿

亲爱的小朋友，我想对你说：

幼师宣言

若无德，则虽体魄智力发达，适足助其为恶。

——蔡元培

综合云测试

亲爱的同学：

祝贺你顺利完成本门课程的学习！在这门课程的学习过程中，你一定收获颇丰。下面，请检测一下学习效果吧。如果你全会，那恭喜你！如果你未能全部答对，那也没有关系，请从教材中找到相应的内容再复习一下吧。这里一共有 10 套测试题，每套题的答题时间为 120 分钟。现在开始你的自我检测之旅吧。

编号	扫描二维码答题	自我检测记录与改进计划
卷一	云测试一	
卷二	云测试二	
卷三	云测试三	
卷四	云测试四	

续表

编号	扫描二维码答题	自我检测记录与改进计划
卷五	云测试五	
卷六	云测试六	
卷七	云测试七	
卷八	云测试八	
卷九	云测试九	
卷十	云测试十	

【参考文献】

1. 郦燕君，方卫飞 . 学前儿童卫生保健 . 3 版 . 北京：高等教育出版社，2020.
2. 劳动和社会保障部，中国就业培训技术指导中心 . 保育员（基础知识）. 北京：中国劳动社会保障出版社，2003.
3. 黄欣欣 . 托幼机构卫生保健实用指南 . 南京：江苏凤凰教育出版社，2010.
4. 王东红，王洁 . 学前儿童卫生保健 . 北京：高等教育出版社，2012.
5. 张徽 . 幼儿卫生与保健 . 上海：华东师范大学出版社，2014.
6. 张兰香 . 学前儿童卫生与保健——学习指导与能力训练 . 北京：北京师范大学出版社，2015.
7. 周念丽 . 学前儿童发展心理学 . 3 版 . 上海：华东师范大学出版社，2014.
8. 梁雅珠，陈欣欣 . 幼儿园保育工作手册 . 北京：人民教育出版社，2016.
9. 唐志华，汝茵佳 . 幼儿园保教实习指导 . 2 版 . 上海：复旦大学出版社，2013.
10. 葛可佑 . 中国营养师培训教材 . 北京：人民卫生出版社，2005.
11. 贾民谊，刘文钦 . 诊断学（第三版）. 北京：人民卫生出版社，2000.